Reinhard Biederbeck Bernd Kalusche

Motiv Mann

Der männliche Körper in der modernen Kunst

Anabas

1. Auflage Mai 1987

Satz: VA Peter Großhaus, Wetzlar.
Druck und Bindung: Joh. Aug. Koch, Marburg/Lahn.

ISBN 3-87038-135-3

CIP-Kurztitelaufnahme der Deutschen Bibliothek

Biederbeck, Reinhard:
Motiv Mann: d. männl. Körper i. d. modernen Kunst /
Reinhard Biederbeck; Bernd Kalusche. – 1. Aufl. –
Giessen: Anabas, 1987.
ISBN 3-87038-135-3

NE: Kalusche, Bernd

1. Mittendrin

Die folgenden Texte sind Versuche: männliche Homosexualität in der bildenden Kunst des 20. Jahrhunderts aufzuspüren, zu umreißen, zu umschreiben. Dabei geht es nicht darum, bei allen denkbaren Einzelkunstwerken mögliche homosexuelle Impulse, Inhalte und Ausdrucksformen ›herauszukriegen‹, sondern um einen Überblick, den Entwurf des Ganzen. Es gilt, einige wesentliche Aspekte der ästhetischen Suche nach dem sexuellen, in diesem Fall dem homosexuellen Mann aufzugreifen und in ein ›Gesamtbild‹ zu integrieren. Eine Beschränkung wurde bereits angedeutet: ›Motiv Mann‹ im 20. Jahrhundert; jetzt. Die historische Dimension des Themas kann nur in kurzen Hinweisen, in Verständnishilfen aufscheinen.

Die Auseinandersetzung um Kunst und männliche Homosexualität ist eine doppelte. Sie beinhaltet Fragen nach Formen von Sexualität und Erotik in jeglicher Kunst, aber auch vor allem nach Sexualität und Erotik im Spannungsfeld zwischen Kunst und homosexueller Minderheit. Die beiden Gedankenstränge hängen natürlich eng zusammen. Sie werden durch zwei weitere ergänzt· ›Motiv Mann‹ ist en gros die Darstellung des Schicksals menschlicher Leidenschaften, die durch Zivilisation, Religion, Sitte und Moral verdrängt und entstellt werden; en detail wird der gewaltsame Umgang mit dem männlichen Körper, dessen Reduzierung und damit Verstümmelung aufs Klassische, Starke, Heroische, Ideale usw. vorgeführt. Die Auseinandersetzung mit Homosexualität in der Kunst ist damit vor allen Dingen die Frage nach der Akzeptanz des sexuellen männlichen Körpers im Bild durch den Mann. Der Belebte, Erotische, Un-Ideale, Unklassische befindet sich noch stets in Kumpanei mit Hölle, Teufel, Krankheit und Anarchie, da er sich dem Zugriff der überwiegend sinnenfeindlichen Doktrin abendländischer Gesellschaftsstützen wie Kirche und Staat entzieht, sich ihr unter Umständen gar offen entgegenstellt. Es ist nichts Neues: Lebendig-Sein ist Gefährlich-Sein, da es der Kontrolle leicht entgleitet. Und Anders-Sein ist doppelt gefährlich, da es – durch Ausschluß erzwungen – der Kontrolle bereits entglitten ist.

Seit der Antike artikulieren sich in den Kunstprodukten Sexualität und Erotik. Zwischen Sexualität/Trieb/Tier und Erotik/Sublimierung/Liebe hat die Homosexualität ihren von Kultur und von Epoche zu Epoche sich verändernden Stellenwert. Grundsätzlich in Frage gestellt wird sie jedoch zunächst nicht; ist vielmehr – in der Antike – integrierter Teil des sozialen und künstlerischen Lebens, wobei die idealisierte und euphorisierte Sehensweise des sogenannten Bildungsbürgers auch heute noch mit der Annahme offen homosexueller Verhältnisse während dieser Epoche oft ein wenig über das Ziel hinausschießt. Vom christlichen Mittelalter an sehen sich die Künstler zunehmend mehr gezwungen, zu Metaphern, Anspielungen und Verbrämungen Zuflucht zu nehmen, sobald sie sich in ihrer Kunst der Sexualität zuwenden wollen. Für den Bereich des Homosexuellen gilt dies doppelt, da er doppelt tabubelastet wird. So wie sich der ›aufgeklärte‹ abendländische Mensch entwickelt, das heißt, von klerikaler Bevormundung befreit, entwickeln sich auch Ansätze zur Überwindung von Tabus im allgemeinen und des Tabus ›Homosexualität‹ insbesondere. Aber nur Ansätze!

Da Homosexualität nicht völlig losgelöst von einer umfassenderen Sexualität (und den nach wie vor damit verbundenen Tabus) betrachtet werden kann, wirft der Blick auf den künstlerischen Umgang mit ihr auch weitere wesentliche Fragen auf: wie sieht der Mann (auch der Nicht-Homosexuelle) seinen Körper und den Körper der anderen? Akzeptiert er ihn? Das 20. Jahrhundert ist eine Zeit, in der – in unterschiedlicher Qualität – zahlreiche Künstler die Freiheit haben, Sexualität und Homosexualität explizit zu behandeln. Tabus sind ohne direkte Gefahr für die physische Integrität angreifbar. Selbstinszenierung wird selbstverständlich. Minderheiten artikulieren sich. Trotzdem bleiben die Auswirkungen jahrhundertelanger Unterdrückung bestehen: Heuchelei, Verkleidung als Tarnung, Hochstapelei, Gewalt gegen sich selbst… ›Homosexuelle Kunst‹ durchbricht noch immer nur ausnahmsweise den ihr auferlegten Regelkreis dessen, was ›man‹ darstellt und was nicht. Aber auch diese Ausnahmen sind Fortschritte.

Bis in die fünfziger Jahre hinein war diese Kunst fast nur denkbar innerhalb der heroisierten und idealisierten Welt autonomer

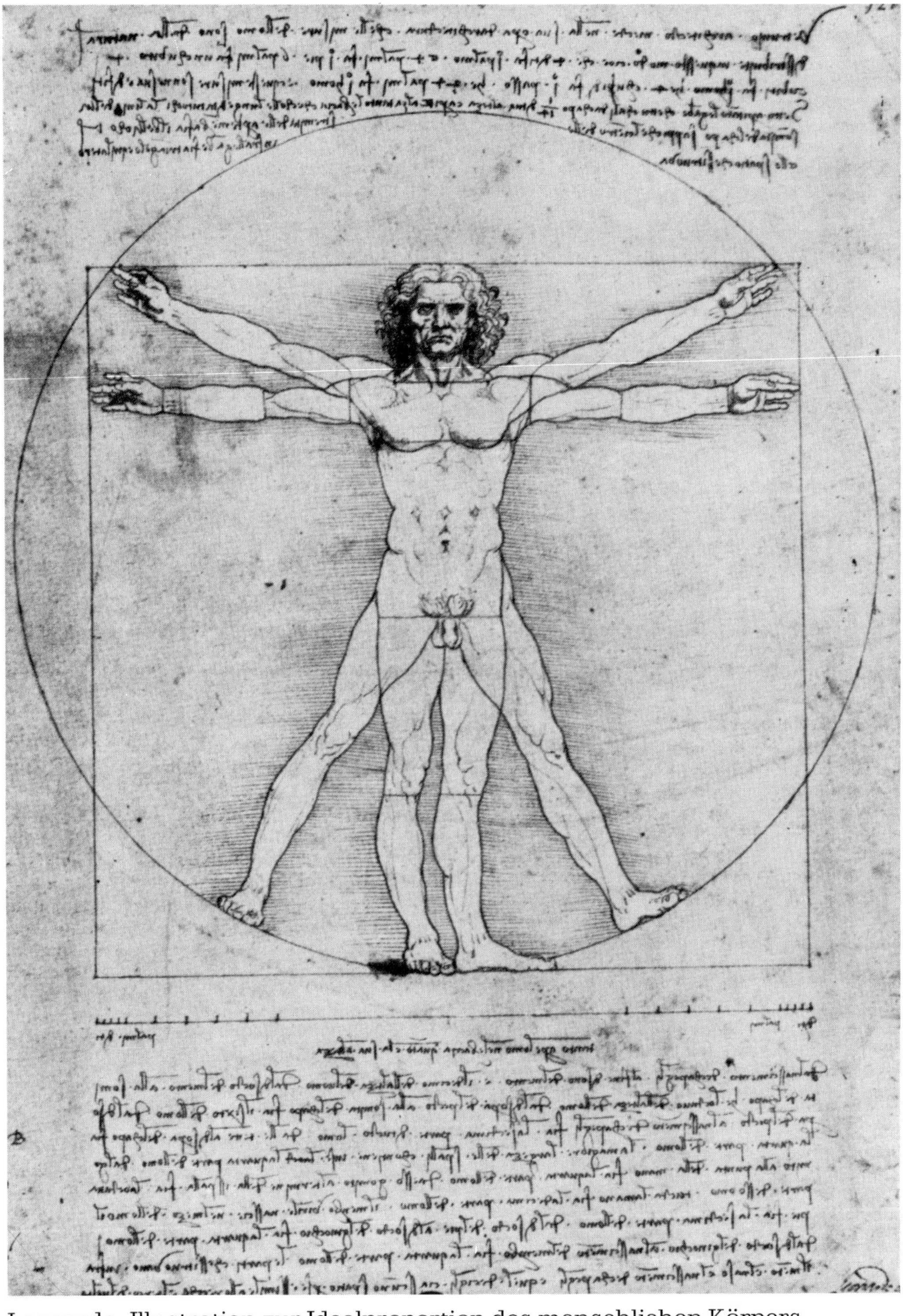

Leonardo: Illustration zur Idealproportion des menschlichen Körpers

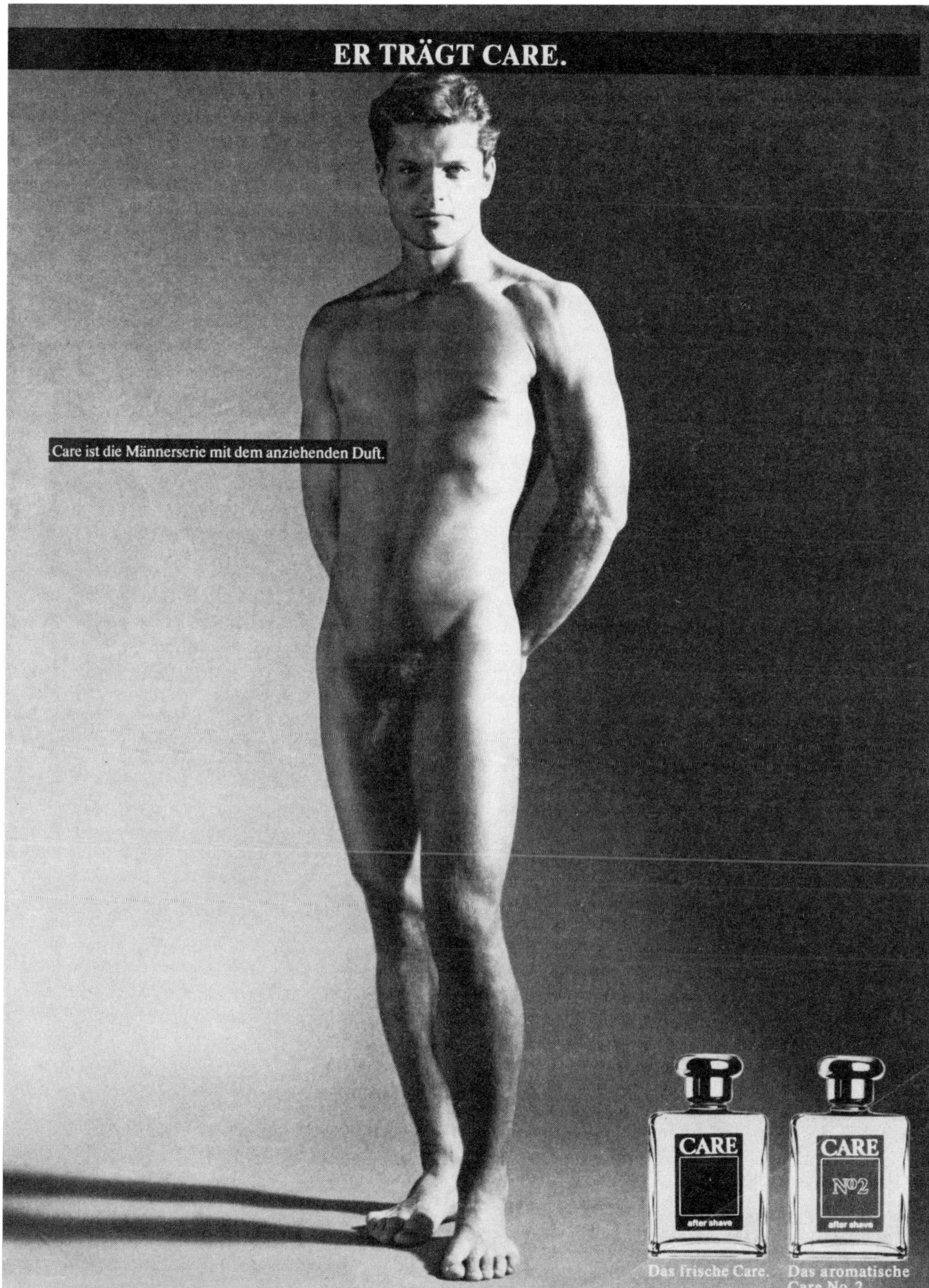

Care-Werbung

Körper, die – geistig konzipiert und ideal gedacht – Sexualität ausgespart hielten. Diese Körper sind sich selbst in der Regel nicht genug: sie sind Allegorien und Symbole, verkörpern Eigenschaften und Vorgänge, die die Dominanz des Geistes vor dem Körper, des Verstandes vor der Psyche, des Ideals vor der Realität beschwören. Man mag sich vergewissern: Die Darstellung des nackten Mannes wird – wenn es sich nur um frontale Nacktheit und nicht um Metaphysisches oder Transzendentes geht – auch heute noch teilweise als obszön empfunden. Margret Walter schreibt in ›Der männliche Akt‹ (S. 220): »Der Penis, sei er noch so stilisiert, schockiert die Hüter der öffentlichen Moral offenbar mehr als die Vagina, der männliche Akt in Frontalansicht mehr als irgendein weiblicher.« Sie zitiert einen amerikanischen Künstler, der mitteilt, daß es Männer sind, die sich über männliche Nacktheit aufhalten: »Sie haben es eben nicht gerne, andere Männer nackt zu sehen. Es ist geschmacklos, sagen sie.«

Erst seit Mitte der sechziger Jahre – nach einer Zeit der Betonung intellektueller Konzepte –, gerät die westliche Kunstszene in Bewegung. Die Motoren? Einmal die Suche nach dem eigenen ›Ich‹, nach dem ganz persönlichen und individuellen Standort, aber auch der Drang zu sinnlichen, direkten Ausdrucksformen, die der Transformation ins Allegorische oder Symbolische nicht mehr bedürfen. Beide Antriebskräfte hängen natürlich aufs Engste zusammen: Persönlichkeit und Ausdruck, Individualität und Selbstinszenierung. Sie äußern sich in den Arbeiten der Körperkunst, in denen der Künstler sich selbst in physischer

Anwesenheit bildhaft darstellt. Performance, Tanz, Video und Photo werden die bevorzugten Ausdrucksmittel. Darstellung des ›Ich‹ findet aber auch statt im erneuten Griff nach Pinsel und Farbe in der Malerei italienischer und deutscher Künstler der Gegenwart. Die ›Neuen Wilden‹ waren und sind so neu nicht, wenn nur der stilistische Apparat, die Formensprache begutachet wird. Auf einer anderen Ebene werden sie ihrem Anspruch jedoch gerecht: Mit ihrer stark erotisierenden Wirkung, mit oft auch eindeutig homosexueller Konnotation, dokumentiert diese Kunst ihre Teilhabe an der Veränderung im Umgang mit dem Körper und so auch mit sexuellen Bildwelten. Ihre Kunst artikuliert ein körperliches Selbstverständnis, das ›aufklärerisch‹ für die Gegenwart genannt werden kann. Männer gewöhnen sich langsam daran, ihre eigenen Körper zu betrachten.

So wie in der genannten Kunst die Grenze zur Pornographie stets verwischt wird, ist auch die Abgrenzung von Kunst und Werbung nicht mehr möglich. Die Gemeinsamkeit der Grenzüberschreitung liegt in der Funktionalisierung von Sexualität/Erotik für die Bedürfnisse der allgegenwärtigen profitablen Warenästhetik. Der Körper wird verkauft. Pornographie ist von daher nur durch die Deutlichkeit des sexuellen Ansinnens von der Werbung unterscheidbar. Beide haben sich längst des kritischen und sinnlichen Potentials homosexuell beeinflußter Ästhetik bemächtigt und für ihre jeweiligen Zwecke dienstbar gemacht. Beide können daher aus einer Bildkunst des 20. Jahrhunderts (und nicht nur der des Homosexuellen) nicht ausgespart bleiben.

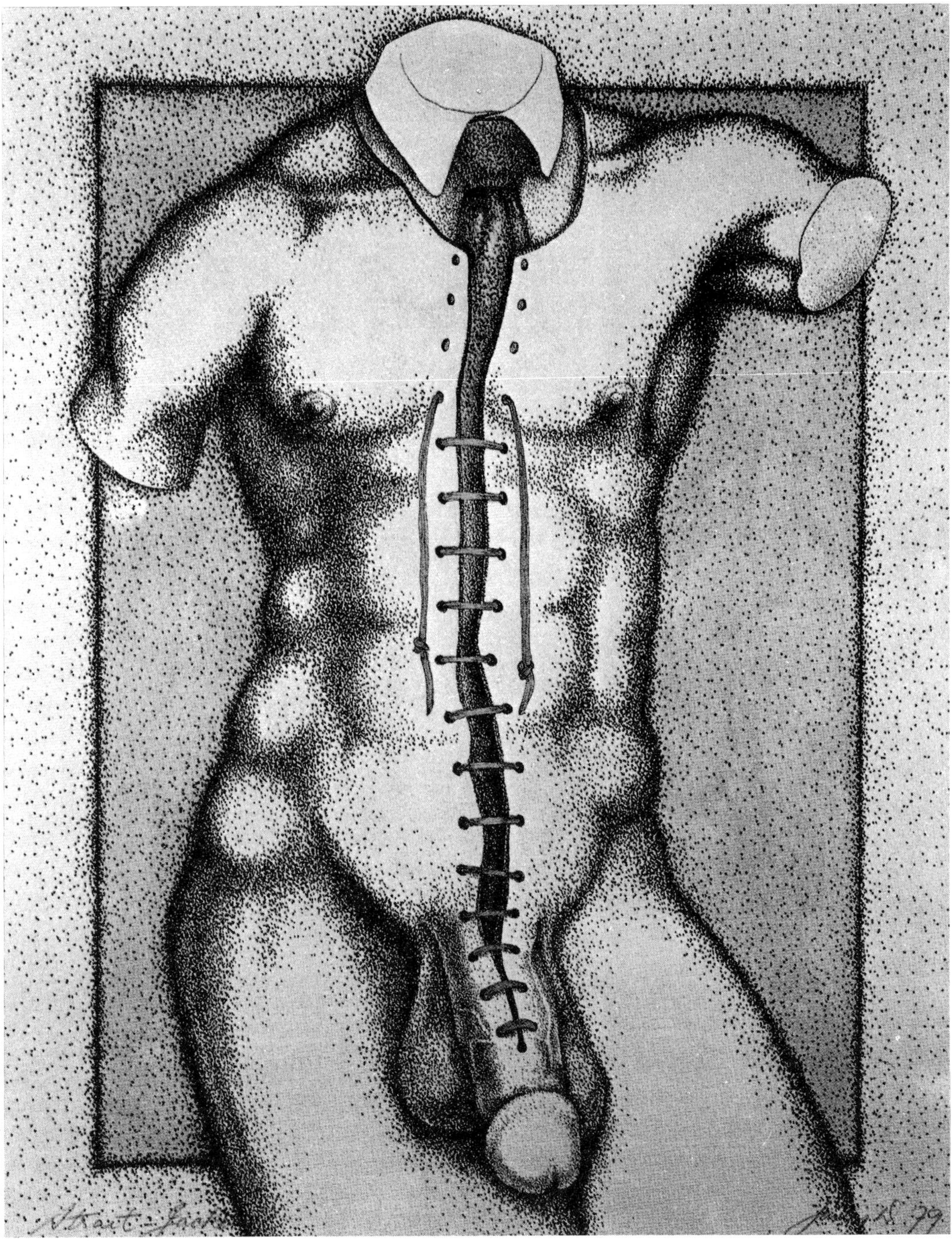

James D., colorierte Tuschezeichnung, 1979

Die aus der Fülle des Bildmaterials hier vorgestellten Beispiele müssen, um Mißverständnissen vorzubeugen, in ihrer Funktion für das Ganze kurz erläutert werden:

Alle Beispiele können selbstverständlich die Weite und die Vielfalt homosexuell geprägter Kunst nur andeuten. Der Wert des Gezeigten wird daher nicht bemessen nach kunstimmanenten Kriterien (künstlerische Qualität), sondern nach seinem Vermögen zu idealtypischer Vertretung der einzelnen Darstellungsaspekte. Daraus wird deutlich: Sexualität ist kein primär ästhetisches Kriterium, darum aber kein minder interessantes.

Kunst kann nur bis zu einem gewissen Grad erklärt, beschrieben und analysiert werden. Die Sprachen der Zeichen und der Worte unterscheiden sich. Die in der Bildsprache enthaltenen Lüste und Gefährdungen oder auch die Anklagen und Leiden sind zwar ansprechbar, nie aber durch Text erlebnishaft übertragbar: Verführungen müssen vollzogen werden...! Auch das wird hier eigentlich nur erwähnt, damit es nicht in Vergessenheit gerät.

Die Bildbeispiele liefern Hinweise auf Sehgewohnheiten, auf Rezeptionshaltungen und auf soziale Realität. Produktion, Rezeption und Wirklichkeit gehen jedoch oft unlösbare Verbindungen miteinander ein, deren Entwirrung nicht um jeden Preis angestrebt wird. Nur im Einzelfall, etwa dann, wenn es um die Rezeption erotischer Kunst als Projektion homosexueller Wünsche geht, wird auf das Problem eingegangen.

Die Darstellung gleichgeschlechtlicher Liebe sagt nicht immer etwas Eindeutiges über die sexuelle Orientierung des jeweiligen Künstlers aus. Gleiches gilt für den Betrachter, den

Reflektierenden. Erotische Kunst lebt zum großen Teil aus dem Angedeuteten, aus dem Unausgesprochenen, aus dem Offengebliebenen. Die Auseinandersetzung mit ihr ist eine Gratwanderung, die viele Fragen unbeantwortet lassen muß.

Da jedes Motiv der Kunst – ob bewußt oder nicht – zugleich auch Abbilder sozialer Wirklichkeiten liefern kann, bieten die nachfolgenden Texte in Teilen auch geschichtliche Rekonstruktionen homosexueller Wirklichkeit. Es entstehen ›Bilder‹ zur vernachlässigten und verdrängten Geschichte einer durch Moral, Religion, Vorurteil und Gesetz stigmatisierten und ins Abseits gedrängten Bevölkerungsgruppe. Sie – die ›Bilder‹ – beziehen ihre Elemente daher in erster Linie aus einer vielseitigen und facettenreichen Subkultur mit all ihren Sehnsüchten, Hoffnungen, Ängsten, Träumen und: dem beachtlichen Potential des Sublimats. Die Treffpunkte des Untergrunds sind genauso dokumentiert wie der Umgang mit ›Traumprinzen‹ und der Einsamkeit.

Erst die weitgehende – aber doch halbherzig gebliebene – ›Entschärfung‹ des § 175 StGB im Jahre 1969 hat die Grundlage für eine legale homosexuelle Subkultur geschaffen. Zeitschriften, Buchverlage, Theaterstücke, Aktionsgruppen, soziale Einrichtungen, Galerien etc. sind entstanden. Lange verinnerlichte Wertvorstellungen scheinen sich im Gefolge der Veränderung von Selbstverständnis und Fremddefinition zu wandeln. Ob das so ist, wird durch ›Motiv Mann‹ vielleicht ein wenig deutlicher. Die einzelnen Kapitel werden sich deshalb nicht zufriedengeben mit der bloßen Darstellung von Entäußerungen des homosexuellen Mannes in der Kunst des 20. Jahrhunderts, sondern auch fragen nach der Beschaffenheit, der Qualität der Erscheinung: Verändern sich Wertvorstellungen? Gibt es spezifisch schwule Wahrnehmungsformen, eine schwule Ästhetik gar? Sind Mythen gefährlich?...

Anselm Feuerbach: Das Gastmahl des Plato

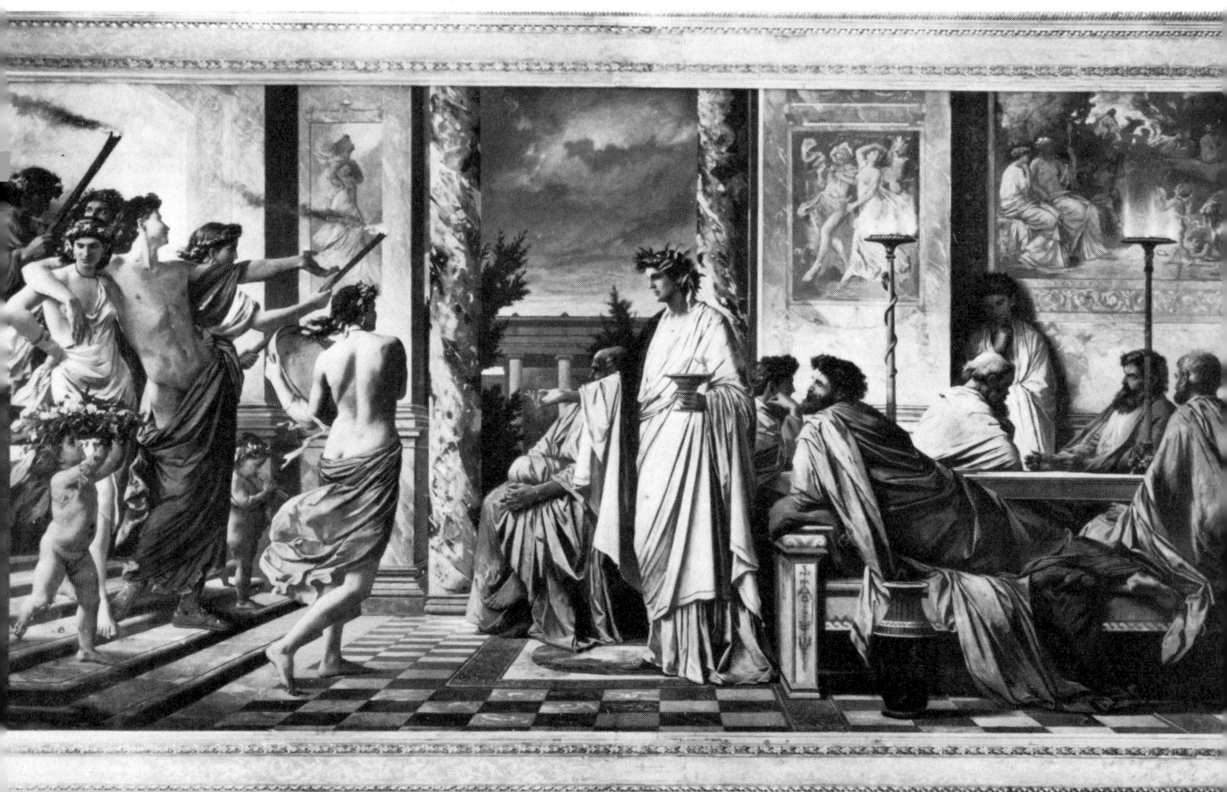

2. Das Ideal – Die verkleidete Erotik

»Die Schönheit«, sagt Georges Bataille, »die in ihrer Vollendung das Tierische ausschließt, wird so leidenschaftlich begehrt, weil gerade sie durch den Besitz in tierischer Weise beschmutzt wird. Man verlangt nach ihr, um sie zu besudeln, nicht ihretwegen, sondern um jenes Geschmackes der Freude willen, der in der Gewißheit liegt, sie zu profanieren«.[1]

Vielleicht hat dieser provokative Satz Gültigkeit insbesondere für all jene Generationen und Zeitgenossen, die ihre Sehnsucht nach dem schönen, dem nackten Körper an Kunstwerken stillen mußten und müssen, vielleicht auch wollen. Kunst und die in ihr enthaltene Schönheit bietet sich an! Ob in der zu ›klassischer‹ Schönheit gesteigerten göttlichen Gestalt eines Apoll, in der überlegenen Kraft und Energie eines Herakles oder Christus: die Darstellung des nackten menschlichen Körpers wurde stets aufgefaßt als Akt, der die jeweiligen zeitlichen oder epochalen Ideale in sich aufzunehmen vermochte.

Das Ideal des Schönen mußte dabei – etwa in der spätmittelalterlichen Kunst – durchaus nicht identisch sein mit dem, was wir heute als

Sie haben schon gehört, daß sich manchmal Personen des gleichen Geschlechts ineinander verlieben. Jetzt wird das als Laster gerechnet, aber im Altertum war das für keinen eine Schande. Im Gegenteil: Das Volk, an der Spitze die Philosophen, glaubte: ein Jüngling, der so schön war, daß Männer vor Liebe zu ihm den Kopf verloren, bedeute etwas so Erhabenes, daß er zum Gotte ausgerufen werden müsse. Haben Sie davon gehört? (Elena Nagrodskaya: Die bronzene Tür)

›ideale‹ Schönheit bezeichnen. Die haben uns erst die italienische Renaissance und ein in der Folgezeit zunehmend starrer werdender Akademismus definiert. Der Schmerzensmann einer mittelalterlichen Kreuzigungsgruppe spricht auch von anderen ›Schönheiten‹ als solchen, wie sie die Anatomie zu bieten hat. Die Moderne schließlich hat uns die Schönheiten des Häßlichen wieder neu erschlossen.

Dennoch, unser heutiges Schönheitsideal orientiert sich in wesentlichen Teilen an den Vorgaben der Renaissance: nackte Körperlichkeit, die sich durch Proportion, Symmetrie und Ebenmaß auszeichnet.[2] Das sind – bezogen auf den realen Menschen – körperliche Ideale. Mit anderen Worten aber

Anne–Louise Girodet de Roucy-Trioson: Le sommeil d'Endymion

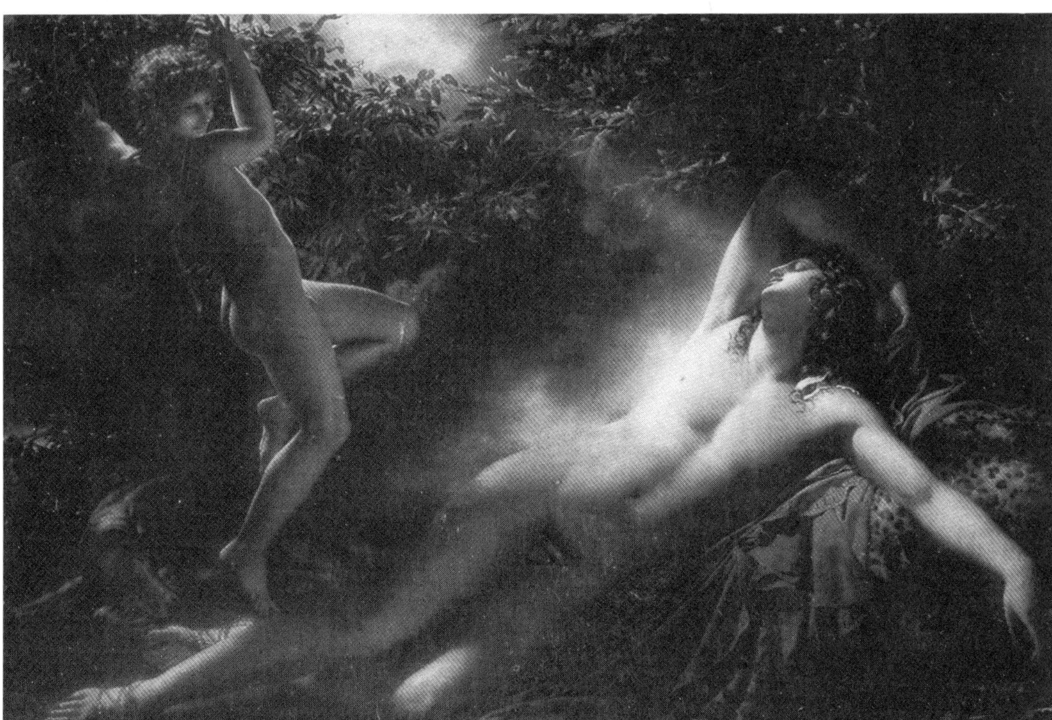

Ich habe immer das starke Geschlecht geliebt und halte seine Bezeichnung als schönes Geschlecht für berechtigt. (Jean Cocteau: Livre Blanc)

Dich lieben alle, dir lächeln alle zu, dich bewundern alle. Ich habe nie gedacht, daß ich lieben könnte ... Ich habe niemand geliebt ... Aber jetzt will ich sterben, denn zum Leben brauche ich dich. Sage mir: soll ich leben oder sterben? (Elena Nagrodskaya: Die bronzene Tür)

Niemals hatte der Priester so eine vollkommene Liebe, so ein Vertrauen gesehen, wie es ihm jetzt aus diesen geliebten Augen entgegenleuchtete, jetzt, während er mit zurückgeneigtem Kopf den Tod aus den Händen desjenigen empfing, der ihm das Liebste auf der ganzen Welt war. Hierauf kniete Roland neben ihn und leerte den Kelch bis zum letzten Tropfen. Er setzte ihn nieder und legte seine Arme um die wundervolle Gestalt seines geliebten kleinen Ministranten. Ihre Lippen begegneten sich in einem Kuß vollkommener Liebe. (Oscar Wilde: Der Priester und der Meßnerknabe)

Lieblicher, wohin, wohin? –
Über Gluthen, über Sehnen,
Über Küsse, über Reize
Treibet dich dein kühner Sinn,
Nach verbotnem Himmel hin.
(August von Sachsen: Ein Jahr in Arkadien)

auch Hirngespinste, denn den ideal schönen Menschen gibt es nicht. Wirklichkeiten sind nicht ebenmäßig, sondern schief. Aber wen interessiert schon die Wirklichkeit, wenn es um Schönheit geht? Eine stilisierte, phantomartig gebildete, unrealistische, mit anderen Worten ›ideale‹ und nicht ›reale‹ Körperlichkeit ist uns seither der Inbegriff des Schönen, des klassisch Schönen eben. Die Renaissanceästhetik ist – wie die heutige auch – hochmütig und künstlich und daher auch vorbildlich. Realität ist nicht Vorbild, sondern Alltag. Vorbildliche Künstlichkeit dagegen lädt ein: zu Projektionen. Künstlichkeit ist Sehnsucht.

Die von Homosexualität beeinflußte Kunst ist hierfür besonders anfällig. Die idealistische Veredelung des männlichen Aktes, die Suche nach dem Schönen und Vollkommenen, wird geradezu ein Movens. Hier – im Ideal – schaffen sich die tabuisierten sexuellen Bedürfnisse für lange Zeit ihr Ventil und damit Erleichterung im doppelten Sinne:

Zum einen bleibt die sexuelle Komponente durch den ästhetischen Aspekt des Vorgangs fast gänzlich sublimiert. Zum anderen bietet der Umgang des Homosexuellen mit dem klassisch Schönen nicht nur voyeuristische Freuden, sondern auch vollkommene Legitimation: Hand in Hand mit der Propagierung ästhetischer Normen und Körperideale vollzieht sich der ständige Rückgriff auf antike Traditionen, die eine umfassende Schönheit des gesamten Lebens, also nicht nur der Kunst, propagieren. Durch vielerlei Anspielungen wird daher vorzugsweise auch jenes ›goldene Zeitalter‹ heraufbeschworen, in dem die Knaben- und die Freundesliebe nicht nur geduldet wurde, sondern eine gesellschaftlich

Nur selten hatte ich Gelegenheit zur Befriedigung meiner sexuellen Neigungen. Dafür schwelgte ich im Anblick von Bildern und Statuen männlicher Körper und konnte mich nicht enthalten, geliebte Statuen abzuküssen. Ein Hauptärgernis waren mir die Feigenblätter auf deren Genitalien. (R. v. Krafft-Ebing: Psychopathia Sexualis)

Zuerst einmal, daß ich öfter und lieber und wohl genauer Männer male, hat damit zu tun. Der männliche Körper ist mir näher, für mich auch schöner. (Francis Bacon: Man tötet das, was man liebt)

Vor allem die Dominanz eines bestimmten männlichen Körperteils, auch an den Torsos geflissentlich in Augenhöhe gerückt, läßt sich nicht übersehen. Das Genialische aber an den Skulpturen, die sich um die künstlerische Bewältigung des männlichen Körpers als geistige Aussage bemühen, ... tritt jedenfalls gegenüber dem Genitalischen zurück. (Kritiker. Aus: Hrdlicka: Alfred Hrdlicka)

Nur oberflächliche Menschen urteilen nicht nach dem äußeren Erscheinungsbild. Das Geheimnis der Welt ist das Sichtbare, nicht das Unsichtbare. (Oscar Wilde. Klappentexte 5)

anerkannten Bestandteil der Erziehung, des sozialen Umgangs bis hin zur Kriegsführung darstellte.[3]
Solcherart gedanklich beflügelt, fand auch der deutsche Baron Wilhelm von Gloeden, der 1880 dem sittenstrengen wilhelminischen Deutschland entflohen war, im süditalienischen Taormina sein ›Arkadien‹. Er schaffte photographische Jünglingsbildnisse, die der

Wilhelm von Gloeden, Photographie

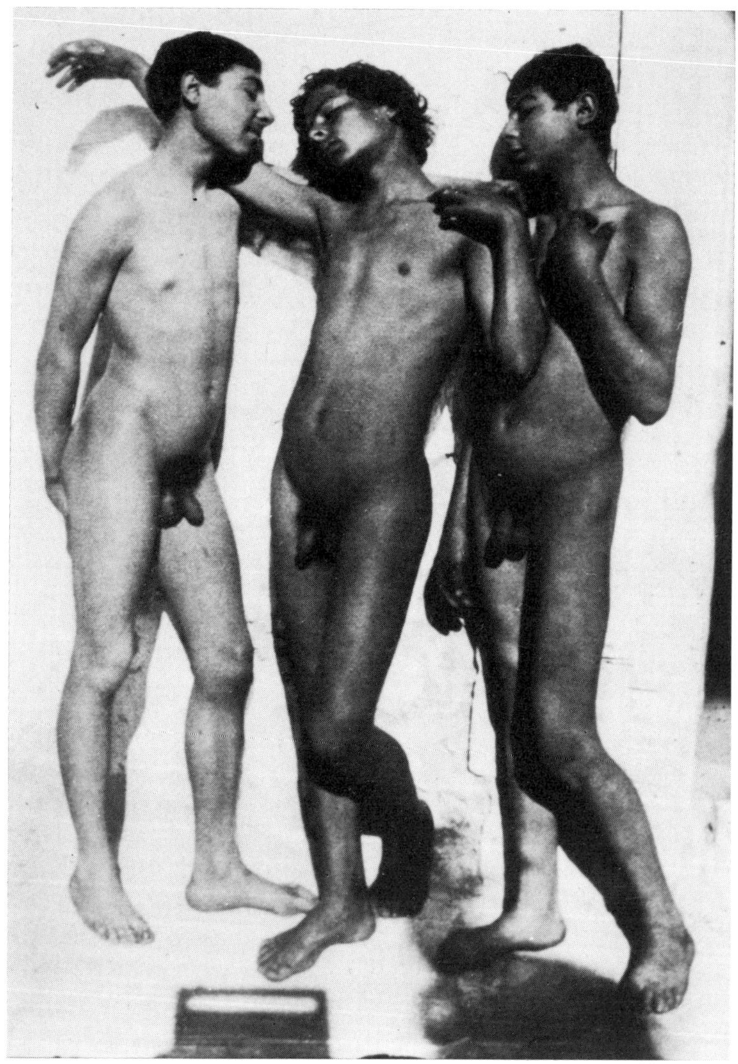

Bremen, Überall:
Boy, 23/180/60, gutaussehend und vielseitig, sucht den aktiven und gutgebauten Freund bis 27 Jahre. (Boy, 23/180/60. Torso, Nr. 11/83)

Und wirklich, es macht mehr Spaß, wenn man sehen kann, wie der Muskel arbeitet. Wer unter den Lesern schon einmal »muscle beach« in Kalifornien besucht hat und dort unter freiem Himmel trainiert hat, weiß was ich meine. (Joachim Strzeletz: Body-Building)

In einem Palais, wo ich diente, streichelte ich oft ungesehen über die Schamgegend am belvederischen Apoll. (Magnus Hirschfeld: Homosexualität)

Im März lösen wir uns aus der Realität, der Summe kollektiver Phantasielosigkeiten, und verwirklichen – denkend – den Traumprinzen. Sei es Lotti Hubers derzeitiger ständiger Begleiter, ... oder sei es der Sohn vom türkischen Hauswart. Den Traumprinzen müssen wir in unseren Köpfen nicht auferstehen lassen, dort lebt er eh sein ewiges Leben. Wir müssen häufiger unseren Kopf aufsuchen, ... um unser Ideal zu beschlafen. (Detlev Meyer. Siegessäule, Nr. 1/86)

klassischen Antike nachempfunden und in homosexuellen Künstlerkreisen und deren Umfeld außerordentlich begehrt und erfolgreich waren – und sind. Seine arkadischen Szenen und Akte und das gesamte ikonographische Programm der Bilder kommen dem Zeitgeist der Jahrhundertwende

George Quaintance: Spartanische Soldaten im Bad. Titelseite, 1956

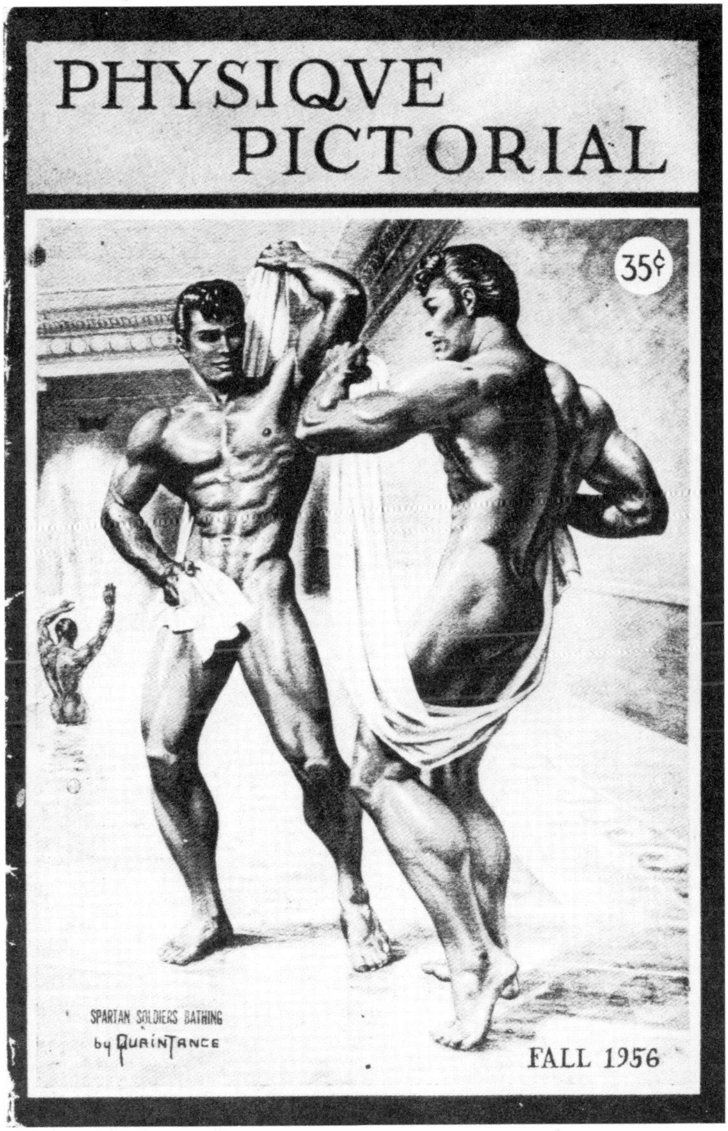

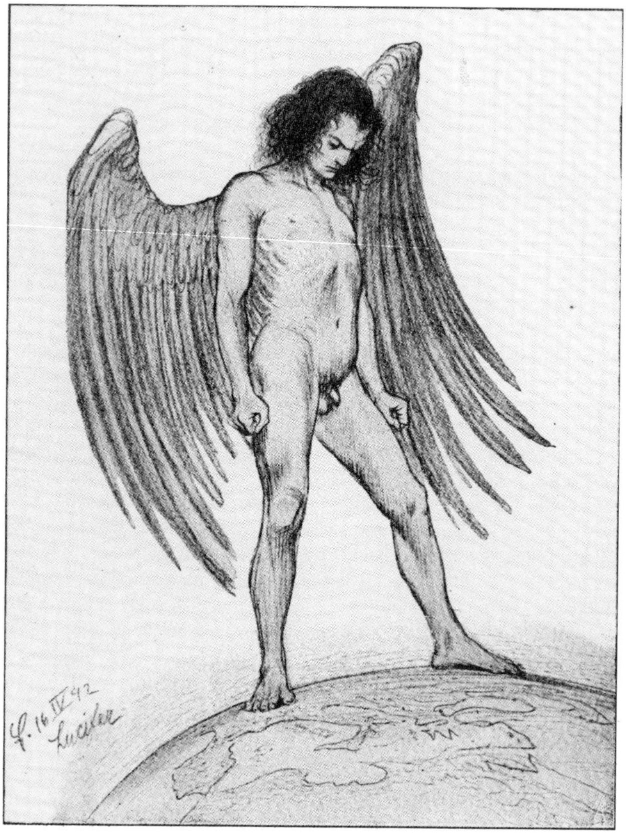

Fidus: Lucifer

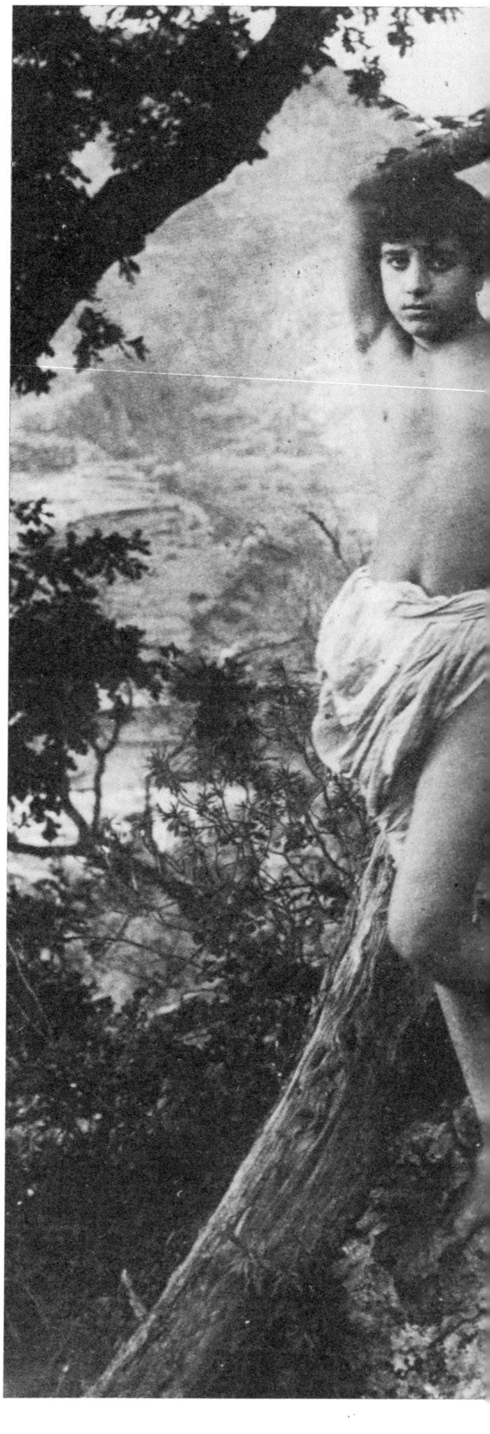

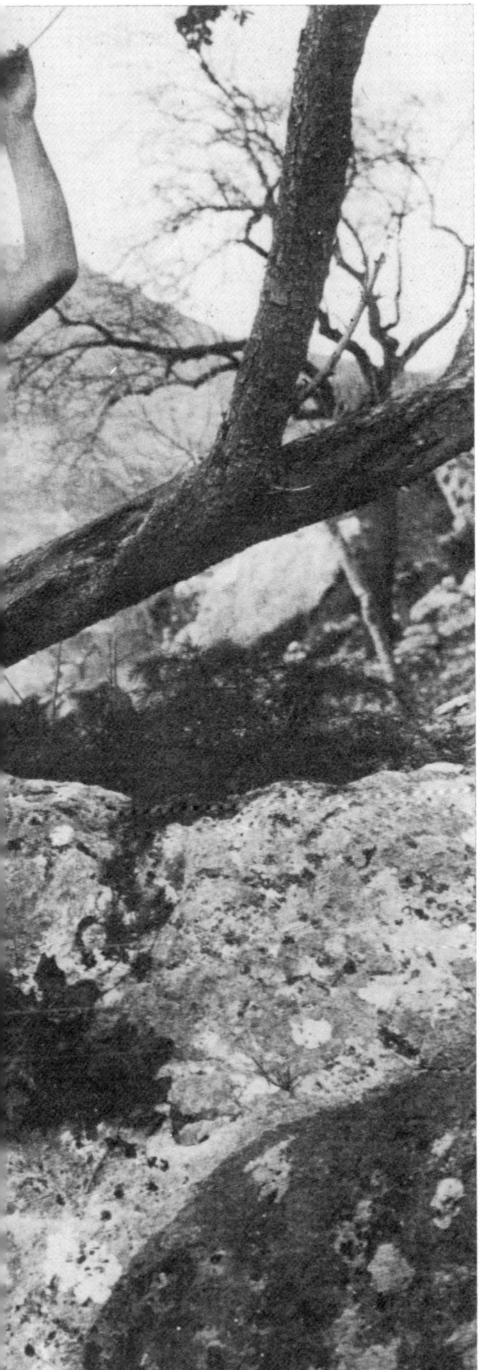

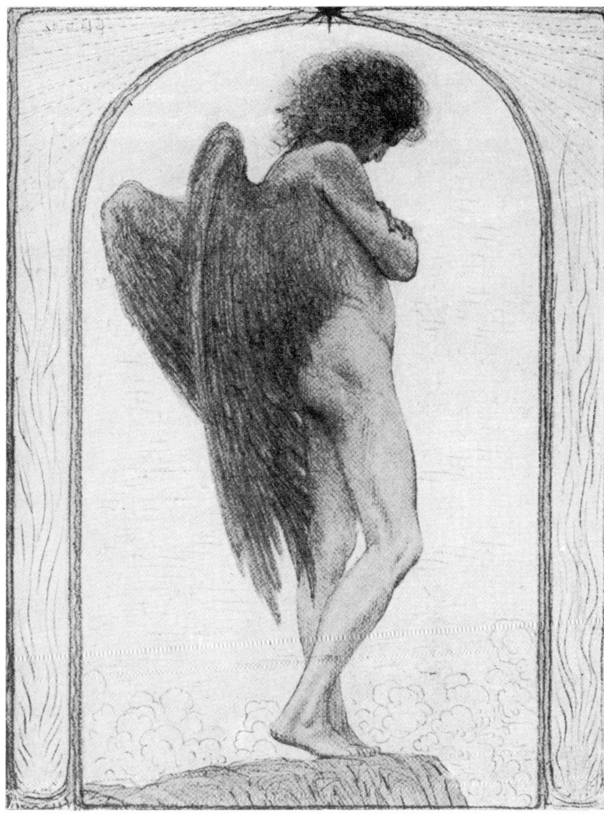

Fidus: Der verlorene Sohn

Wilhelm von Gloeden: Junge mit erhobenen Armen neben einem Olivenbaum

Künstlerische Schöpfung ist also nicht die unmittelbare Befriedigung, welche die Halluzination gewährt. Sie ist ebenso wenig die langwierige Veränderung der Außenwelt. Sie ist eine Kreuzung von Phantasie und Symbol. Freud spricht von einer »Versöhnung« von Realitätsprinzip und Lustprinzip. (Xaviere Gauthier:Surrealismus und Sexualität)

und dessen Reform- und Rückzugsbewegungen entgegen, soweit diese auf die Ideale von Jugend und Schönheit reflektieren (also nicht ausschließlich sozial oder politisch engagiert sind) und soweit sie nicht völlig anderen Kunstrichtungen (etwa der beginnenden abstrakten Kunst oder dem Expressionismus) angehören. Hier entladen sich – hübsch hergemacht – die Stimmungen von Jugend und Aufbruch gegen die Konventionen und Prüderien der bürgerlichen Gesellschaft. Der Zusammenhang von Reformbewegung, Kunst und ästhetischer Praxis ist in dem Buch über den Künstler Fidus untersucht und dargelegt worden.[4] Auch der Ausstellungskatalog der Berliner Akademie der Künste zu ›Monte Veritá, Berg der Wahrheit‹ von 1979 ist in diesem Zusammenhang noch aktuell und lesenswert.

Die Frage nach dem idealen Menschen ist im Verlauf des ›technisch‹ dominierten 19. Jahrhunderts und dessen Akademismus bereits zur Frage nach dem idealen Menschen-Typ degeneriert, sie pervertiert endlich im Nationalsozialismus zur behaupteten Dominanz einer bestimmten ›Rasse‹. Schönheit wird zur seelenlosen Kombination bestimmter körperlicher Merkmale, wird gewissermaßen selbst zum Anhängsel des Körperbaus. Meint man die Schönheit zu Beginn unseres Jahrhunderts – etwa in Gloedens Photographien – noch in Griechen und Italienern, den Südländern also, zu finden, so verengt sich die Optik immer mehr: sie endet bei der nordisch-arischen ›Rasse‹, von der heute niemand mehr so recht weiß, wodurch sie sich eigentlich ausgezeichnet haben soll. Oder besser: wer ihr eigentlich angehörte.

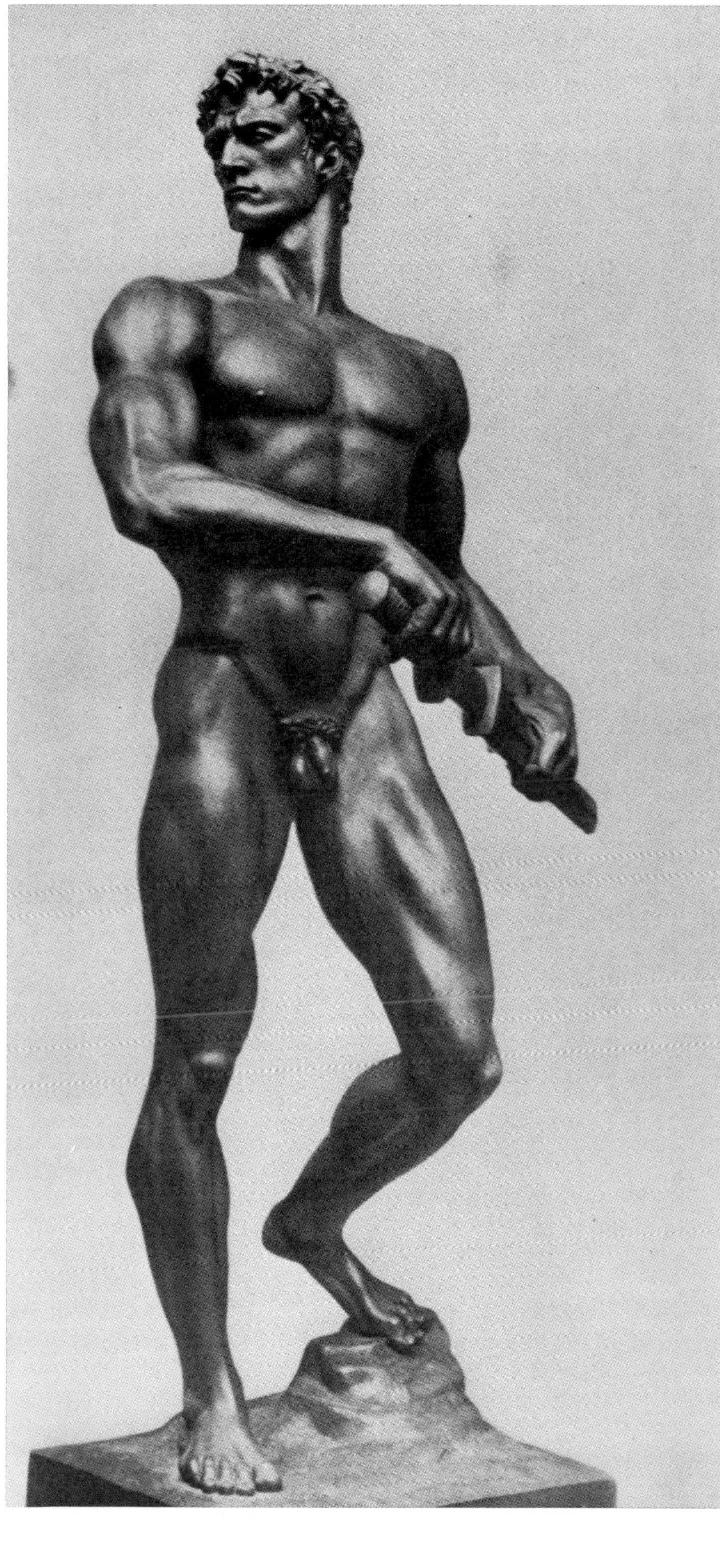

Arno Breker:
Bereitschaft, 1939

Die Bildhauerarbeiten Josef Thoraks oder Arno Brekers – um nur zwei der bekanntesten Vertreter nationalsozialistischer Kunst zu nennen – verweisen, wenn auch stilisiert im Sinne von heroisiert, auf eine weitere wesentliche Seite idealisierter männlicher Körperästhetik: Spätestens seit den zwanziger Jahren verwandeln sich die schönen Jünglinge des Fin-de-Siecle in kräftige, athletische Männer, werden zu Athleten, Soldaten – zu Siegern.

Das Spiel der Muskeln ist sichtbar und Selbstzweck. Kraftvolle Schönheit elitärer Menschen wird heraufbeschworen. Die Wandlung vom Knaben zum Mann ist allerdings, vom äußeren Formenapparat her betrachtet, nicht neu: die Gestalten jugendlicher Heiterkeit der Renaissance haben während der Epoche der Barockkunst ähnliche Dynamisierungen und Heroisierungen über sich ergehen lassen. Neu aber ist das Ansinnen: Der Held ist Selbtzweck, die Muskeln sind nicht nur Schönheitsideal (das es durch geistige Schönheit zu ergänzen gilt), sondern auch häßlich usw. ... Irrtümern sei gleich vorgebeugt: solche starken Worte (und Typen) beschränken sich nicht auf das nationalsozialistische Deutschland. Mit dem Slogan »Schwäche ist Verbrechen – Sei kein Verbrecher« wirbt bereits zu Beginn des Jahrhunderts Bernard McFadden für seine keep-fit-Zeitschriften im angelsächsischen Raum. Faschismus – in jeglicher Form – kann mit schönen Knaben nicht viel anfangen.

Und dennoch: Sie sind sich ähnlich, die Helden und die Knaben. Unwirklich schön sind sie. Ihre Körper sind gegen das Einsickern der Wirklichkeit hermetisch abgedichet. Ideal und bewundernswert: das Ideal kann zum Fluch werden, da es stets gefährdet ist, in Bereiche des Stereotyps und schlimmstenfalls der Karikatur abzugleiten. Aufgeblasene Body-Builder, jugendlich hergemachte Endfünfziger... Opfer von Männer-Idealen und damit auch von potentiell schwuler Körperästhetik.

Die Werbung hat die Prototypen männlicher Schönheit und deren Vorbildcharakter längst in die keimfreie Welt des Konsums entführt. Hier führen sie heute ein sorgenfreies Leben. Sie erscheinen – wie gehabt – über allen Alltagsschmuddel erhaben, verheißen eine Welt und eine Position in der Welt, die gerade auch dem homosexuellen Mann im Bewußtsein all seiner Gefährdungen begehrenswert erscheinen muß: makellos, sauber, schön, erfolgreich und stark.

Die Ideale des schönen Jünglings und des starken Mannes bestimmen bis in die erste Hälfte unseres Jahrhunderts hinein nahezu ausschließlich die körperästhetischen Vorlieben der Homosexuellen. Spezifisch ›schwules‹ Bewußtsein hat sich bis dahin nicht manifestiert, Bedürfnisse haben sich nicht artikuliert. Die Ursachen dafür, daß die idealen Männerbildnisse völlig unkritisch als scheinbar den homosexuellen Bedürfnissen entsprechende akzeptiert worden sind, können nur im übermächtigen Tabu der Homosexualität selbst aufgespürt werden: Anpassung um jeden Preis, da nur Anpassung das Überleben in sozialer, psychischer und manchmal auch physischer Hinsicht ermöglicht. Schwule Identität versteckt sich hinter den ›offiziellen‹ Bildnissen, die Bildungsbürgertum, Klerus und Faschismus (in verschiedenen Mischungen und Konzentra-

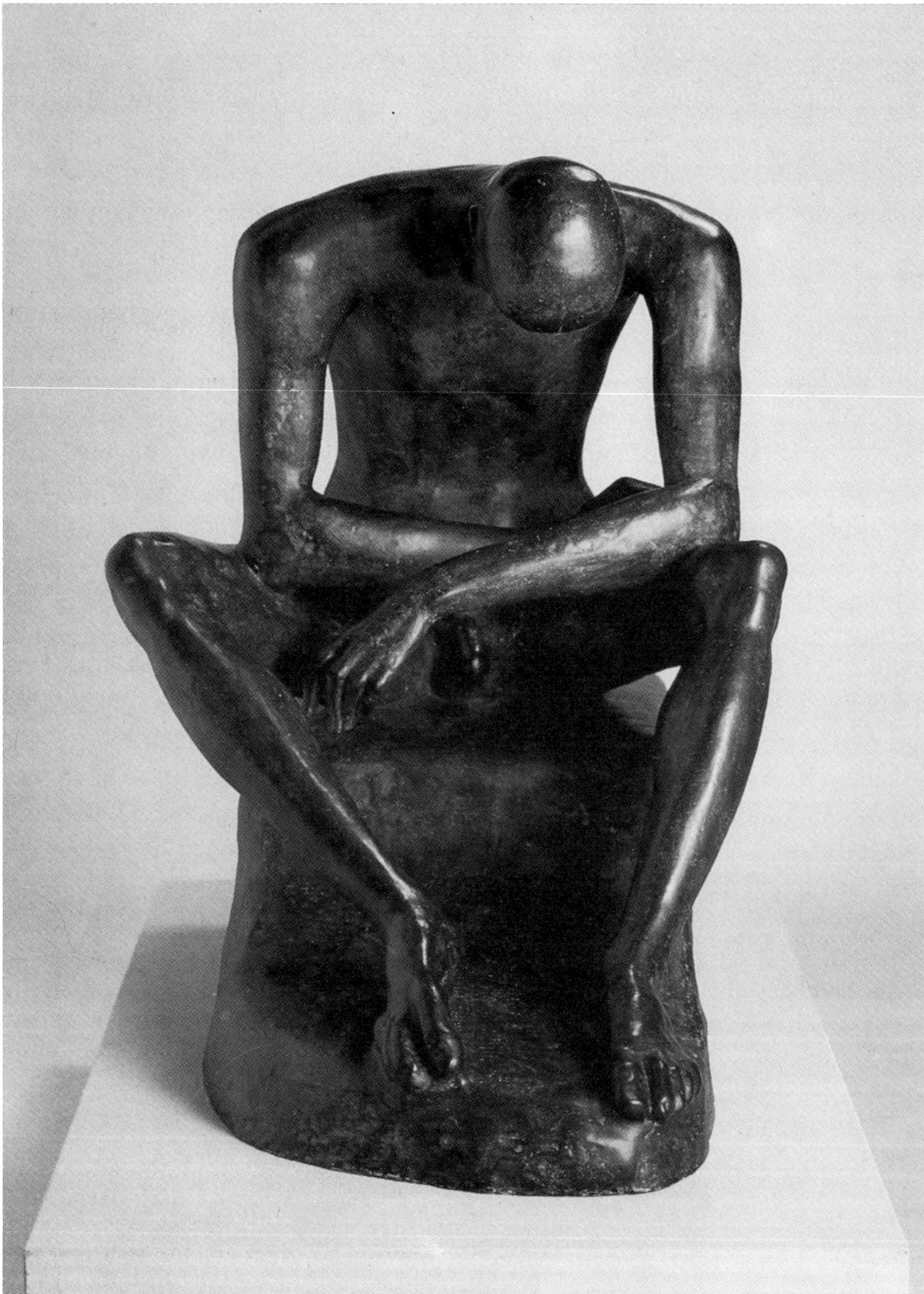

links:
Wilhelm Lehmbruck:
Sitzender Jüngling,
1916

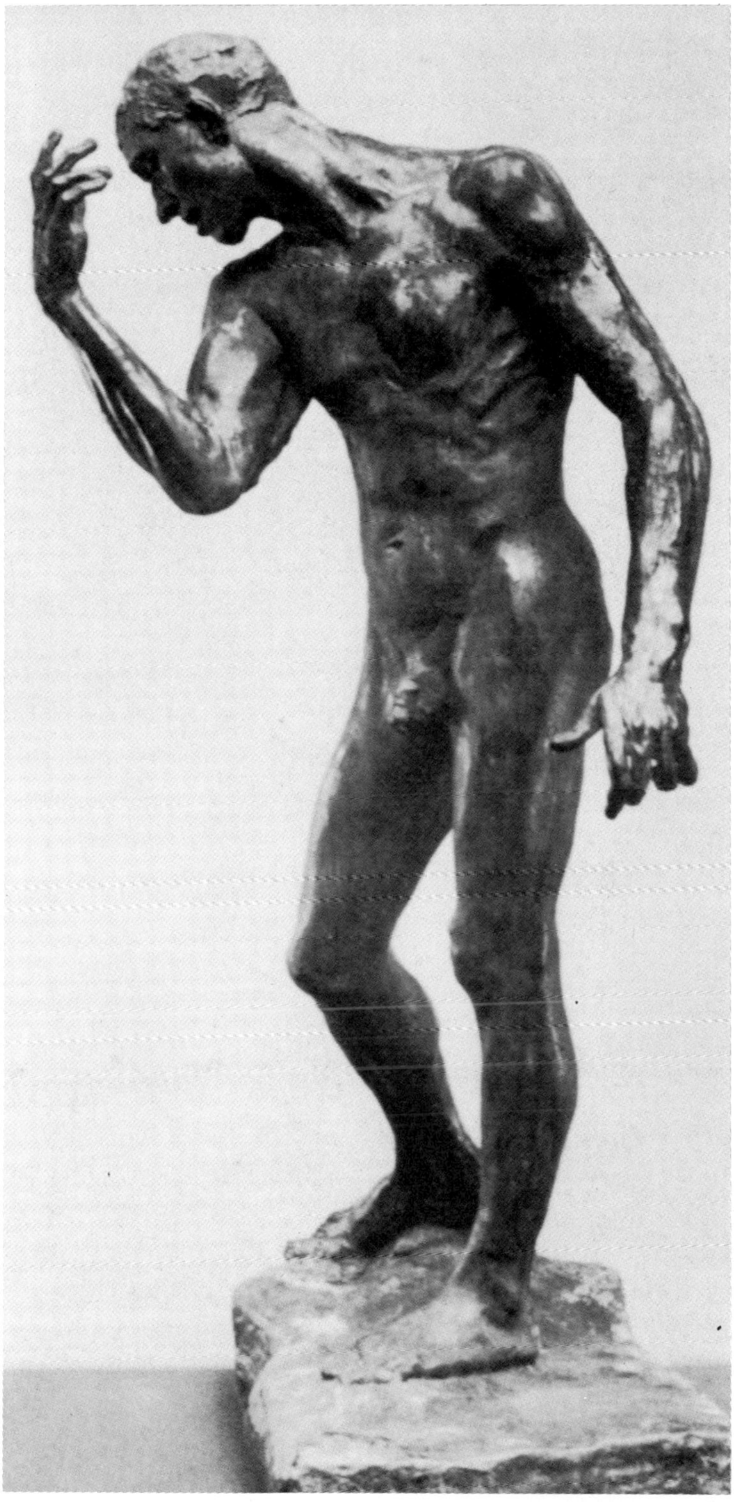

Auguste Rodin: Pierre
de Wissant, 1866

Von der Sexualität spreche ich wie vom Traum, der mir durch seinen Mechanismus und nicht durch seinen bildlichen Vorgang dienlich ist. Ich spreche von der Sexualität der Tinte, von einer männlichen Kraft, die das Schreibzeug zur Erektion bringt, und ich verabscheue jede Art von touche-pipi. (Jean Cocteau: Brief)

Als Winckelmann seine Lehre verfaßte, war er alles denn impotent, seine ganze Schönheitslehre gilt der Schönheit der männlichen Gestalt, allerdings in verklausulierter und kompensierter Form, obgleich er es in der Praxis mit Gestalten zu tun hatte, die besser in einen Roman von Jean Genet hineinpassten als in seinen Formenkanon, was schließlich zu seinem »schaurigen« Ende führte. (Alfred Hrdlicka: A. Hrdlicka)

Überschwemmt von Duftstoffen, den wirklichen Gerüchen auf der Spur, angesicht entsetzlicher Mißbildungen an Herz und Geschlecht, an jenen, die kaum in der Lage sind, das Schöne von dem zu unterscheiden, was liebenswert, begehrenswert, sexuell erregend ist... (Bernd Gaiser: Nekrolog auf einen Schriftsteller. Aus: Klappentexte 5)

tionen) als ihnen gemäße Ausdrucksmöglichkeit hervorbringen. ›Harmonisierung‹ mit dem Vorgegebenen heißt die Devise. Daß sie – die Harmonisierung – letztendlich unmöglich ist, da sie die Gleichschaltung von Unterdrückern mit den Unterdrückten, von Tätern und Opfern beinhaltet, wagt man noch nicht auszusprechen.

Homosexuelle Aspekte der Kunst verbleiben – gleichgültig, wie offen sie für uns heutige Betrachter in den Bildnissen zutage treten – in den Bahnen der offiziellen Kunst. Der ›inoffizielle‹ Bestandteil wird nicht ausgesprochen und ist nur einer kleinen eingeweihten Minderheit bekannt. Unfreiwillig verweisen daher die Bilddokumente immer wieder darauf zurück, daß die erhoffte Anerkennung von Homosexualität – trotz Anpassung – ausbleibt. Mehr noch: Homosexualität wird, vordergründig jedenfalls, nicht einmal zur Kenntnis genommen.

Eine fatale Ähnlichkeit der Verhaltensmuster in Katalogtexten, Eröffnungsreden und Rezensionen gegenwärtiger Kunstereignisse soll an dieser Stelle wenigstens erwähnt werden: Homosexualität des Künstlers wird in der Regel ausgespart. Jeder weiß unter Umständen davon; viele sehen auch ganz offensichtliche Zusammenhänge von Sexualität und Werk; und dennoch: Das Tabu verweist die Kenntnis in die Sprache des Tratsches – und der hat noch immer funktioniert. Die Beteuerung der Kunstkommentatoren, daß die Homosexualität dieses oder jenes Künstlers doch in Bezug auf das Werk völlig belanglos sei, wird spätestens dann unglaubwürdig, wenn man die Anhäufung von aufgeblasenen Nichtigkeiten, die andernorts

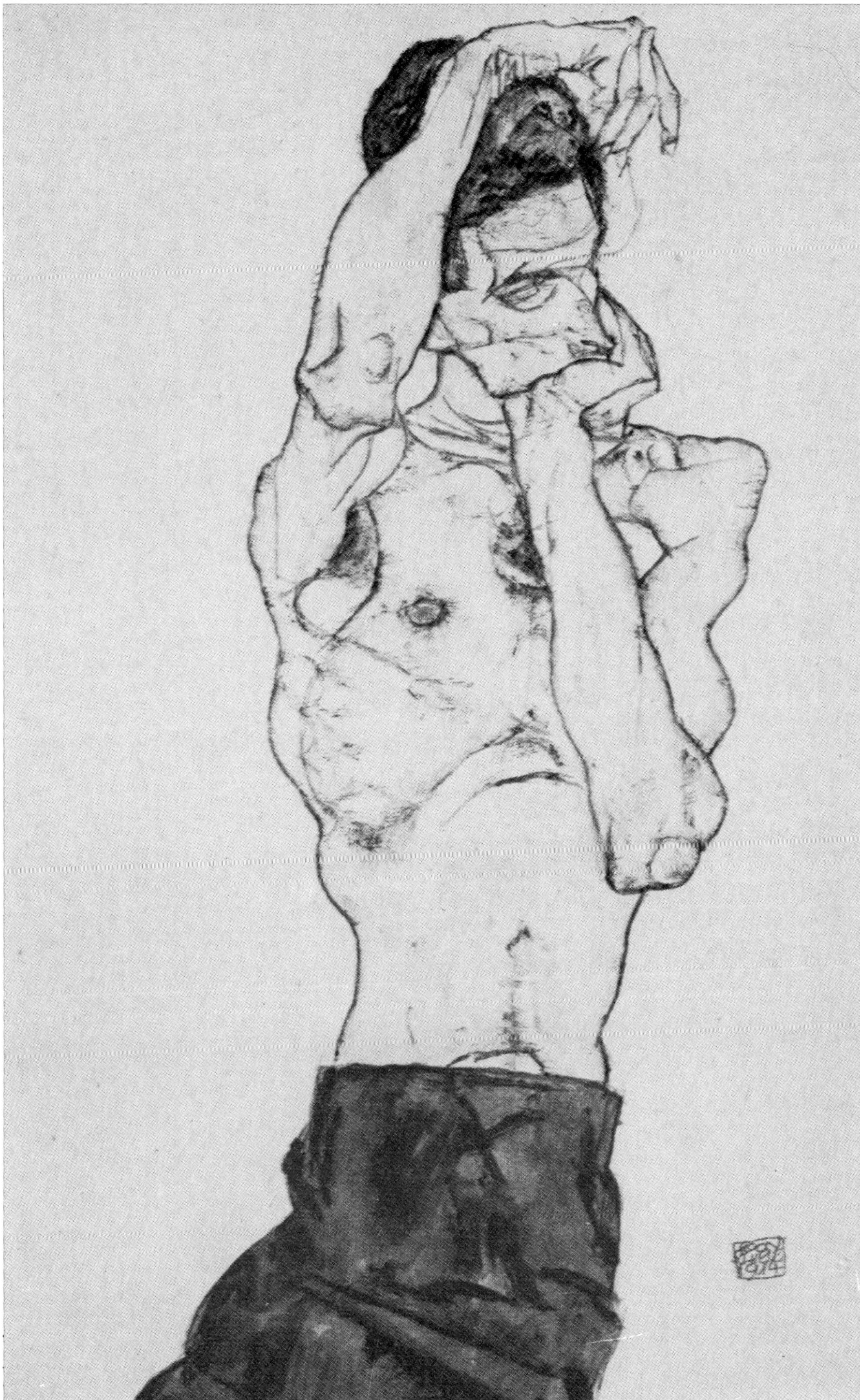

Egon Schiele: Männlicher Halbakt mit rotem Lendentuch, 1914

über den Künstler als kunsterläuterndes Beiwerk verkauft werden, verwundert zur Kenntnis nimmt.

Eine spezifisch homosexuelle Körperästhetik wird erstmals während der sechziger Jahre diskutiert. In diesem Zusammenhang ist interessant, daß auch diese Diskussion eingebunden bleibt in allgemeinere Tendenzen der Kunst: Der menschliche Körper war während der vorangegangenen zwanzig Jahre in ganz genereller Weise kein bevorzugter Gegenstand künstlerischer Auseinandersetzungen gewesen. Das hatte seine Gründe: Er – der männliche besonders – war von der Kunst des Dritten Reiches ideologisch derart mißbraucht worden, daß der weitere künstlerische Umgang mit ihm den zeitgenössischen Künstlern als nicht oppurtun erschien. Hinzu kam, daß die Befreiung vom nationalsozialistischen Kunstdiktat auch die Wiedergewinnung der künstlerischen Freiheit zeitigte. Diese aber wendet sich – internationalen Tendenzen folgend – dem Experiment mit der ›geistigen‹, der naturunabhängigen Form zu. Gegenständlichkeit und damit die Körper sind außer Mode.

Der Neuansatz der sechziger Jahre findet daher seine Vorbilder weder in den ›idealen‹ Körpergestaltungen des 20. Jahrhunderts noch in den Kunstprodukten der unmittelbar vorangegangenen Zeit. Nur wenige Künstler kommen in Betracht: Egon Schiele (Abb. S. 33), Anton Kolig, einige realistische Maler und Bildhauer der Weimarer Zeit. Sie bezeugen einen Umbruch in der Sehweise, der Bewertung und der Darstellung des nackten männlichen Körpers, der sich jedoch schon im 19. Jahrhundert, etwa mit Manet, Daumier, Degas oder Cézanne, angebahnt hatte. Sie werden damit zu Wegbereitern einer Kunst, die sich erstmals als eine nicht ideale, sondern auch sexuelle entwickeln will.

Der Vorgang weist auf eines sehr deutlich hin: homosexuelle Körperästhetik ist so wenig greifbar wie es eine heterosexuelle wäre. Greifbar und sichtbar sind Formen. Dicse aber bieten nur Möglichkeiten, bestimmte Anliegen mehr oder weniger adäquat darzustellen. Dennoch: waren und sind die idealen Formen ein Instrument der Verdrängung von sexueller Realität, so eröffnet der sich neu entwickelnde Formenapparat die Möglichkeit, auf Realitäten physischer Natur einzugehen, Realitäten differenziert darzustellen und auszudrücken.

In weniger als zwei Minuten ist auch er entkleidet und nun steht er da, ohne jede Hülle, in seiner entzückenden, weil unbewußten herben Knabenschönheit. Den feinen Hals etwas zurückgebogen, schweift sein dunkler Blick auf die silberleuchtende Flut vor ihm, von der ein ziemlich großes Stück – die eigentliche Badestelle – durch das dichte Gitterwerk des Schilfes von der großen Wasserfläche draußen getrennt wird. Seine ziemlich gebogene Nase ist leicht gebläht, und in dem zarten dunklen Flaum auf der Oberlippe perlen ganz kleine Schweißtröpfchen. Seine Haltung ist natürlich und graziös; die Hände leicht am Hinterkopf verschränkt und die Ellenbogen etwas zurückgenommen, ist er ein vollendet schöner Künstlertraum, würdig eines Praxiteles oder Michelangelo. (Hanns Fritz: Hanns – Geschichte einer Freundschaft)

2.1 Jugend und Schönheit

Die Kunst um den männlichen Körper – damit zumindest potentiell homosexuelle Kunst – ist zu Beginn unseres Jahrhunderts eng mit den ästhetischen Vorlieben der Jugendbewegung und Freikörperkultur verbunden: Ein neues Schönheitsideal gelangt zum Durchbruch, das angeblich ›Natürliche‹, ›Unverdorbene‹, ›Reine‹... Es steht – oder besser: es versucht, sich in krassen Gegensatz zum traditionellen, akademisch ›idealen‹ Akt des 19. Jahrhunderts zu stellen, der gewissermaßen als Kulminationspunkt für alles Reaktionäre, Bourgeoise und Repressive gesehen wird.

Man spürt das befreiende Ethos der Reform jener Jahre zwischen 1905 (als die Künstlervereinigung »Die Brücke« in Dresden enstand) und 1933. Das ›falsche‹ Pathos des endenden 19. Jahrhunderts sollte überwunden werden. Paul Klee schreibt in seinen Tagebüchern:

Du bist jung, du bist hell und schön ... du warst uns nah ... wie sollte sie dich nicht lieben, du ... du Schöner, du Junger, wie sollte sie dich nicht lieben ... Ich ...« Plötzlich begann seine Stimme zu zittern. Und er beugte sich nahe, so nah, daß ich seinen Atem spürte. Wieder fühlte ich die warme Umfangung seiner Blicke, wieder dies seltsame Licht, so ... wie in jenen seltenen sonderbaren Sekunden zwischen ihm und mir. Immer näher kam er heran. Und dann flüsterte er leise, kaum regten sich die Lippen. »... ich liebe dich doch auch«. (Stefan Zweig: Verwirrung der Gefühle)

Von diesen Perlen, aus denen die Sträflinge von nebenan Friedhofskränze machen, habe ich für die makellosesten meiner Verbrecher sternförmige Rahmen hergestellt. Am Abend, wenn ihr euer Fenster zur Straße öffnet, drehe ich zu mir die Rückseite der Gefängnisordnung. Ihr Lächeln und ihre Schmollmünder, beide gleich unerbittlich, dringen durch alle Öffnungen, die ich darbiete; ihre Kraft durchströmt mich ... In der Nacht liebe ich sie, und meine Liebe beseelt sie. (Jean Genet: Notre-dame-des-fleurs)

Wieder allein geschlafen letzte Nacht – erotische Phantasien in der Badewanne. Wieder so viele Traumprinzen gesehen letzte Nacht. (Salomé – Selbstdarstellung)

»... ich sollte so einfach sein, wie ein kleines Volkslied. ... Wozu drangvoll weg von einer freudigen Diesseitigkeit?« (Tagebucheintragung von 1909). Und so ist die Bewegung mit dem nackten und meist jungen Mann in der Kunst verstanden: als Rückkehr zur Natur als dem Ursprung menschlicher Existenz, als Protest gegen die alten Hüte des in seinen ›bedeutungsschwangeren‹ Formen erstarrten und triebfeindlichen Bildungsbürgertums sowie dessen akademische Kunst. Eine allgemeine Zivilisationsverdrossenheit mischt kräftig mit.

Der in der Kunst des Jahrhundertbeginns immer wieder auftretende Männertyp, jener ›natürliche‹ und damit ›reine Mann‹, übt jedoch auch erotische Faszination aus: die zahlreichen Knaben- und Jünglingsmotive werden bevorzugt auch von homosexuellen Männern produziert und rezipiert, die sich durch die Bildnisse ›legale‹ Befriedigung einer ›illegalen‹ Leidenschaft verschaffen. Die Verherrlichung des nackten männlichen Körpers trägt erotische Züge, die nur mühsam durch das Mäntelchen der nun propagierten Idealität von Natürlichkeit und der Utopie vergeistigter Männerliebe verdeckt werden. Sie vermag den homosexuellen Mann in zweierlei Hinsicht anzusprechen, da sie Erotisches und Ästhetisches geschickt vermischt. Der Mythos von Jugend und Natur erzählt von beidem: Schönheit und Liebe.

Und von beidem sind homosexuelle Männer in höherem Maße abhängig als ihre heterosexuellen Geschlechtsgenossen. Partnerschaftliche Verbindungen sind nicht gesellschaftlich eingebunden, von daher gefährdet; Liebe ist etwas, was man sich bewußt erhalten,

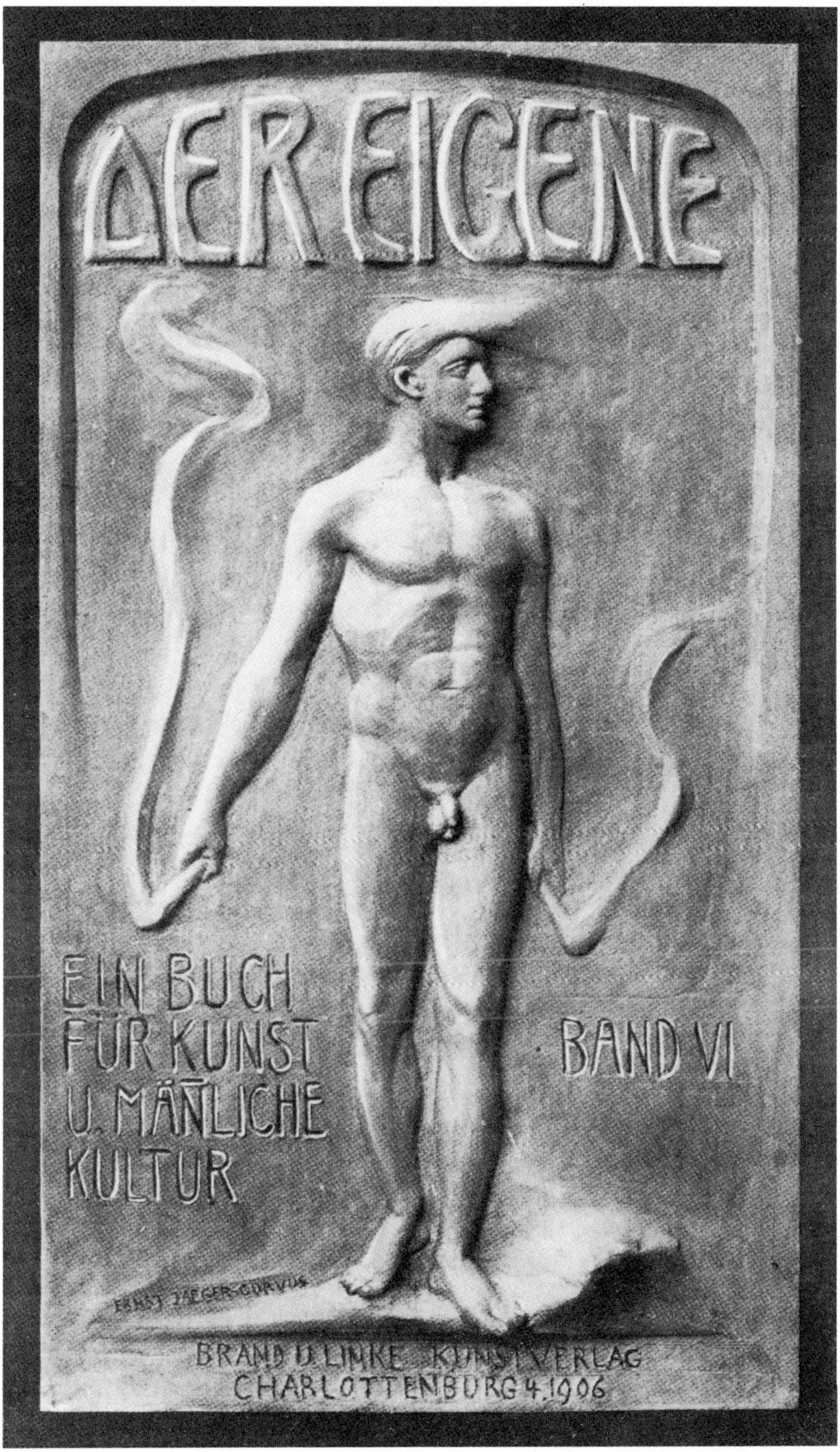

Titelbild des ›Eigenen‹

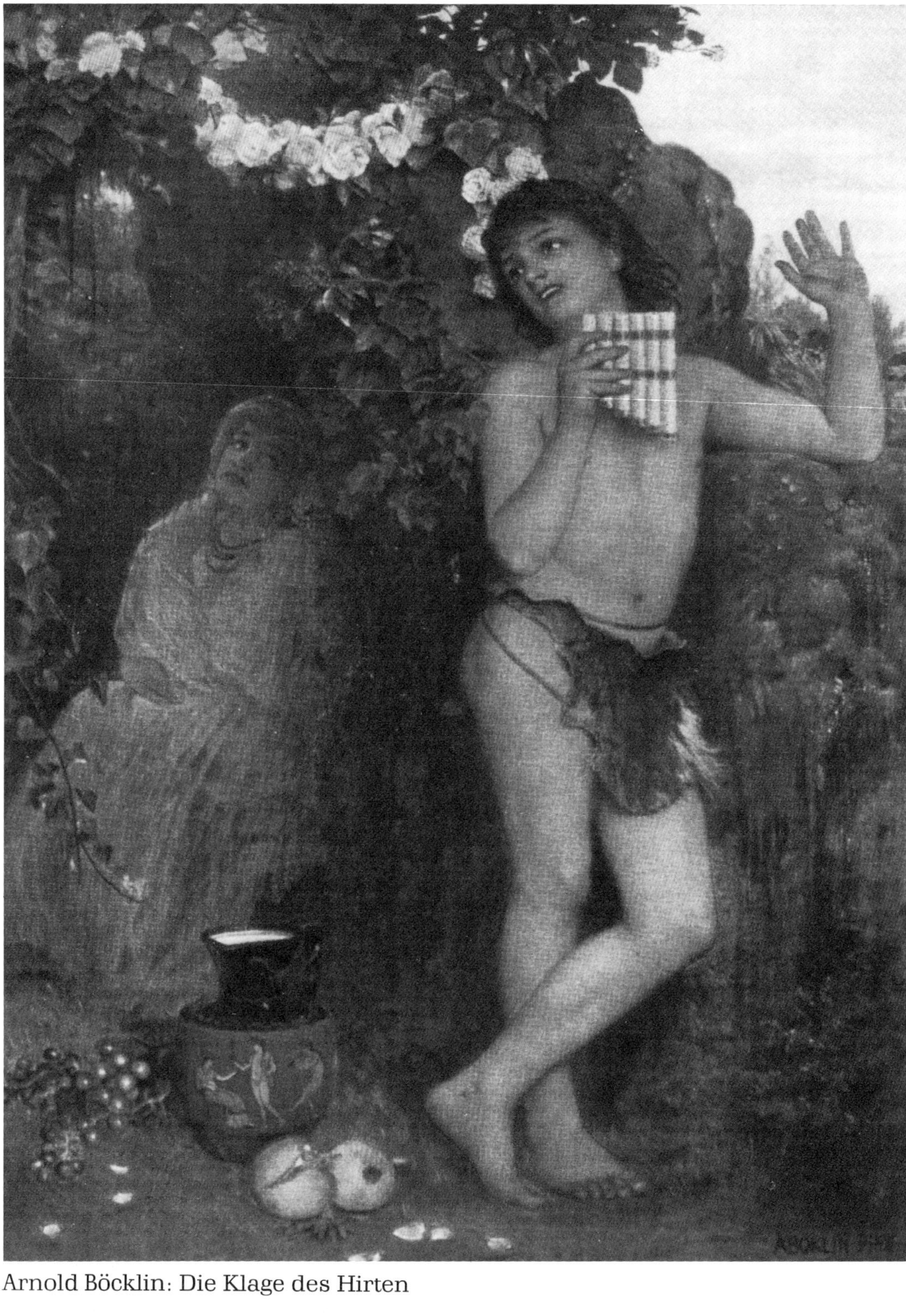

Arnold Böcklin: Die Klage des Hirten

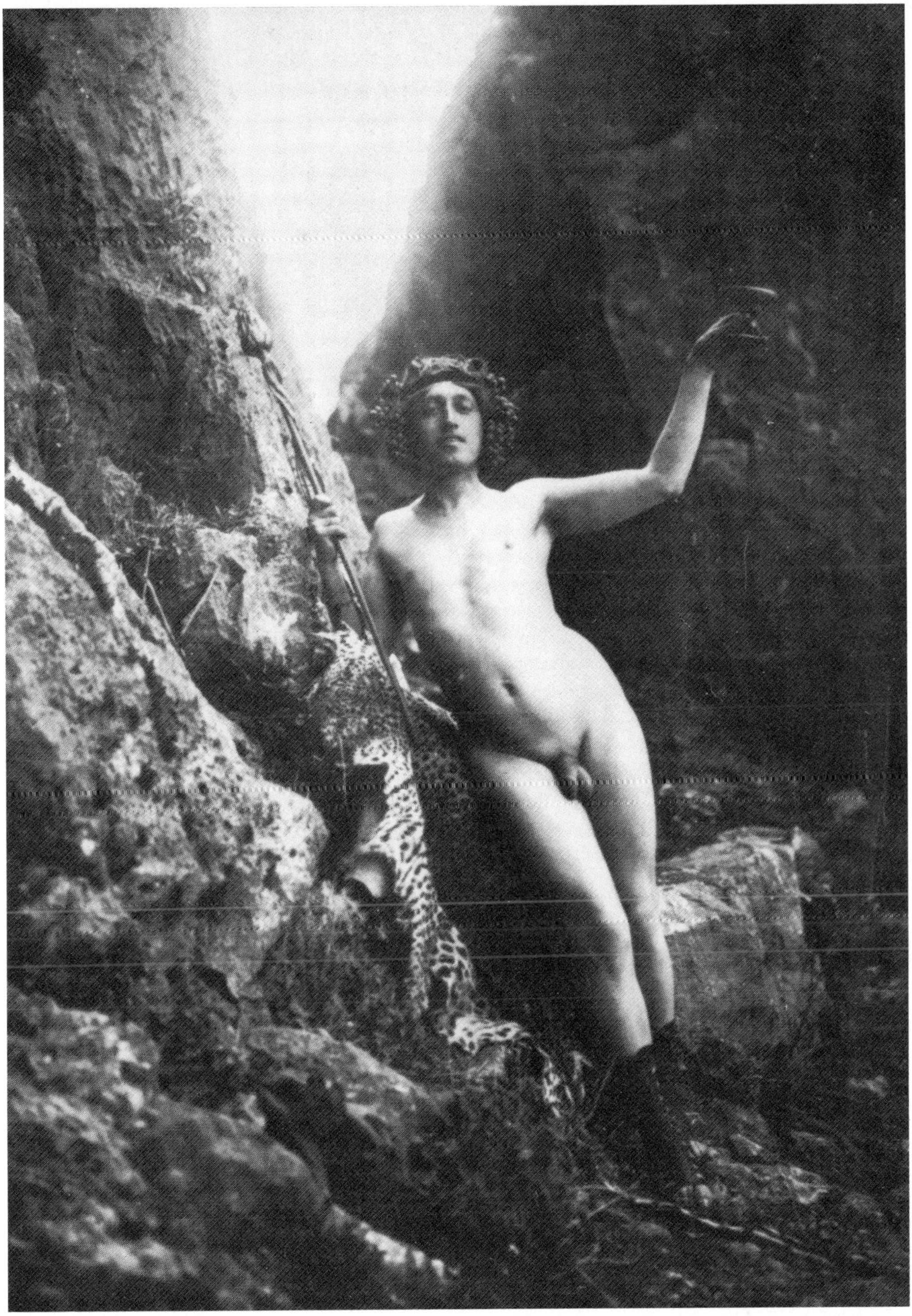

Elisar von Kupffer: Selbstportrait als griechische Jünglingsgestalt, 1905/06

Die Bar. Der Job. Keine Zeit. Faß mich nicht an. (Salomé – Selbstdarstellung)

Trocadero
An der Bar ein Junge
der aussieht als hätte ihn
Botticelli sich erdacht
nach Zeichenstudien in SO 36.
Er hat Arbeiterhände
wie aus einem Defafilm
und das Profil von
den Prae-Raffaeliten.
Außen fast Florenz
aber innen nur Kreuzberg
denkt neidisch sein Nachbar
der außen sehr Hannover
und innen ganz Hellas ist.
(Detlef Meyer: Heute Nacht im Dschungel)

Nackte Go-Go-boys tanzen auf den verschiedenen Theken, um die dicht gedrängt ... frustrierte Männer stehen. (Rosa von Praunheim: Sex und Karriere)

Die Mädchen wollen einen immer davon überzeugen, daß sie nicht das mindeste lesbische Begehren empfinden. Genau. Ich richte es so ein, daß es ihnen entsteht, daß es wächst, daß es sie verbrennt. Ebenso ist es mit den schönen Jungen: nichts Homosexuelles? Dali will, daß sie Päderasten sind, und sie werden es. (Salvador Dali: Meine Leidenschaften)

erkämpfen muß. Im Kampf um die Liebe spielt – Frauen und homosexuelle Männer wissen es am besten – die inszenierte Schönheit eine fetischhafte und unbarmherzige Rolle.

Drohende Kunstzensur und nahezu vollständige Illegalität homosexueller Existenz können erklären, warum die Kunst der Homosexuellen sich weiter in Formen des Anerkannten, des durch Bildung und Sozialreform Erwünschten flüchtet. Keine Pose, kein Dekor, kein ikonographisches Zeichen oder literarischer Entwurf ist zu vordergründig, um nicht doch – trotz aller Befreiung und trotz aller Aufbruchstimmung der Zeit – zur ›Rechtfertigung‹ des nackten männlichen Körpers herangezogen zu werden. Als solcher, nackt im doppelten Sinne also, ist er nicht präsentabel. Nacktheit muß sich gewaltsame Überhöhungen durch die Kunst gefallen lassen, um in Erscheinung treten zu dürfen, um wenigstens andeuten zu dürfen, daß Begierde und Leidenschaft mehr sind als »tierische« Entgleisungen der Menschheit. Wer kennt es nicht, das Gerede vom ›heiligen Mysterium‹ der Nacktheit, das doch oft nicht mehr ist als der fachkundig ausgestellte Passierschein durch die engen Barrieren der Sittengesetze. Die unglückliche Verbindung von hoher Kunst und niederer Körperlichkeit schafft einen bis heute unaufgelösten Komplex, der es der tabubeladenen Homosexualität besonders schwer macht, den ihr angemessener Platz in der Kunst zu finden:[5] sie vermag zwar mittlerweile optischer Aufreißer in Kunstwerken zu sein, die auf Öffentlichkeitswirksamkeit angewiesen sind, kann daraus aber nicht die Selbstverständlichkeit der eigenen Existenz herleiten. Das Andere wurde von jeher gerne

In der unbeschwerten Nacktheit seiner Jugend leistete er mir noch eine halbe Stunde Gesellschaft. »Das Ansehen ist die innigste Umarmung, die wir haben; jene, die in unser Inneres fällt und sich darin lebendig erhält für alle Ewigkeit« hat einmal die Schweizer Dichterin Cecile Lauber in einem ihrer schönsten Bücher gesagt. Dann zog er sich wieder an... (R. Young: Die innigste Umarmung)

Heinz nickte ihnen zu: – Märchen. Wo bist du, mein schöner Märchenprinz, wo bist du? – Weilst in der Ferne und hast mich wohl längst vergessen. (Walter Nitsche: Es schienen so golden die Sterne)

Das Wort Päderast ist unzulässig, wenn man es auf mich bezieht. Es ist eine Beschimpfung meiner Erziehungsmoral, und selbst wenn es mir einfiele, mich in sexueller Hinsicht auszusprechen, so bliebe die Vereinigung viriler Kräfte, wie sich für mich die Homosexualität darstellt, milchstraßenweit... von André Gide und der Sittenpolizei entfernt. (Jean Cocteau: Brief)

Diese Worte berühren die Wahrheit so wenig, sie kamen aus einer anderen Welt. Gut hieß er diese Liebe vielmehr ganz und gar, er lobte sie, wie alles, was Gott gab. (Klaus Mann)

genossen, solange der Genuß abgetrennt von der eigenen Person blieb.

Die Erhöhung des ›Niederen‹ durch die Kunst, als Mittel der Legitimation des Genusses, ist gerade zu Beginn des 20. Jahrhunderts weit verbreitet. Unter dem Primat einer nicht näher definierbaren sentimentalen ›Schönheit‹ kultiviert die Ästhetik des ›Fin de siècle‹ die elitären Stimmungen von Weltschmerz und Schicksal.[6] Den schönen Knaben und nackten Männerkörpern kommen dabei – allerdings nie direkt eingestanden – mehr als Statistenrollen zu: Böcklin und Feuerbach, Marées und Klinger, Stuck und Slevogt, Burne-Jones und Moreau bringen in Motivwahl und Arrangement homosexuelle Aspekte einer nicht offen schwulen, aber schwülen Welt zum Ausdruck. Die Quellen der Mythologie und der Geschichte scheinen in solchen Zusammenhängen oft überstrapaziert. Ganymed und Antonius[7] werden herangezogen und ebenso überhöht wie etwa die verführerische und leidenschaftliche Schönheit des Heiligen Sebastian.[8] Libido und künstlerische Vision sind hier unauflösliche Verbindungen eingegangen.

Kultur und Sitte der ›Alten‹ muß auch in den zahlreich erscheinenden homosexuellen Zeitschriften dafür herhalten, den schönen Mann vorzeigen zu dürfen. Die bekanntesten Blätter homosexueller Subkultur des beginnenden 20. Jahrhunderts sind ›Der Eigene‹, ›Das Freundschaftsblatt‹, ›Uranos‹, ›Die Insel‹ usw. Zahlreiche der hier erscheinenden Bildnisse verkleiden die sexuellen Ambitionen doppelt. Zum einen ist der Körper des erotischen Mannes anatomisch ins Ideale erhöht und zusätzlich dann inszenatorisch in

Sein ganzes Schaffen ist nichts anderes als ein ewiger Jubelhymnus auf den schönen Menschen, in erster Linie auf den schönen Jüngling und Knaben. (Otto Kiefer über Fidus)

Für mich, der ich die Lust nur von Angesicht zu Angesicht begreife, wechselseitig und ohne Zwang, und den genau wie Whitman der flüchtigste Kontakt zufrieden stellt... (André Gide: Selbstzeugnisse)

die Bereiche der Klassik, der Historie und des Mythos entrückt: Reinkarnationen der Götter und Helden. Fast ein wenig wie pin-up: ein Gott für jeden Tag. Die ›Helden‹ der Bilder, die Modelle also, sind meist Südländer. In malerischen Posen beschwören sie das alte Griechenland herauf, vorzugsweise natürlich das Ideal der mann-männlichen Liebe,[9] die jedoch beschränkt bleibt auf die Phantasie des Betrachters. Gleiches gilt auch für die ersten Zeitschriften der Body-builder und für die verschiedensten sogenannten Gesundheitsmagazine. ›Health and Efficiency‹ oder ›Physique Pictorial‹ waren in weiten Teilen nichts anderes als Pin-up-Magazine für Homosexuelle.

Obwohl selbst die seriösen und engagierten Zeitschriften ein erstaunlich großes Publikum erreichen, kann ihnen – und besonders ihren Bildern – nicht die gleiche politische Bedeutung beigemessen werden wie etwa den zeitgleichen wissenschaftlichen Bemühungen und den politischen Emanzipationsbewegungen.[10] Die Bilder bleiben Ausdruck und Dokument für die Normierung von Sexualität, für die Flucht in die Anpassung. Herausragende Vertreter einer solcherart beschaffenen Körperästhetik in der Kunst sind die verschiedenen Maler, Grafiker und Photographen der wohl wichtigsten Homosexuellen-Zeitschrift ›Der Eigene‹ (Abb. S. 43ff.). Verwiesen sei auch auf Künstler wie August Kattentridt, Georg Kolbe oder Wilhelm von Gloeden, die jedoch selbst nicht homosexuell sein mußten. Ist es in diesem Zusammenhang nicht interessant, daß Gloedens Bilder vom arkadischen Männerglück auch heute – wieder – von einem

Mich langweilen ästhetische Portraits oder Atelier-Aktstudien adonishafter Modelle. Alle Magazine sind voll davon. (Jean-Manuel Vuillaume. Rosa Flieder, Nr. 43/85)

nicht-homosexuellen, bildungsbürgerlichen Publikum genossen und völlig problemlos verdaut werden?

Surt Suttung: Kopfstudie

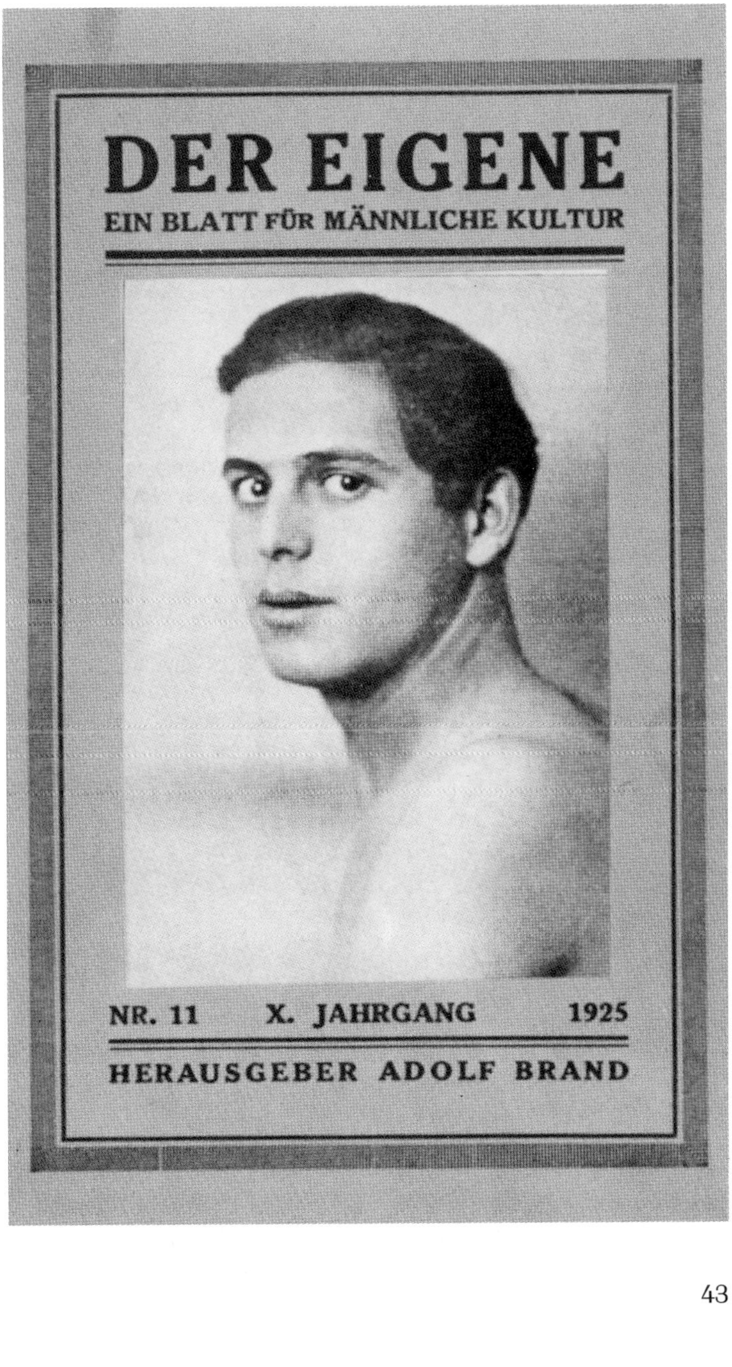

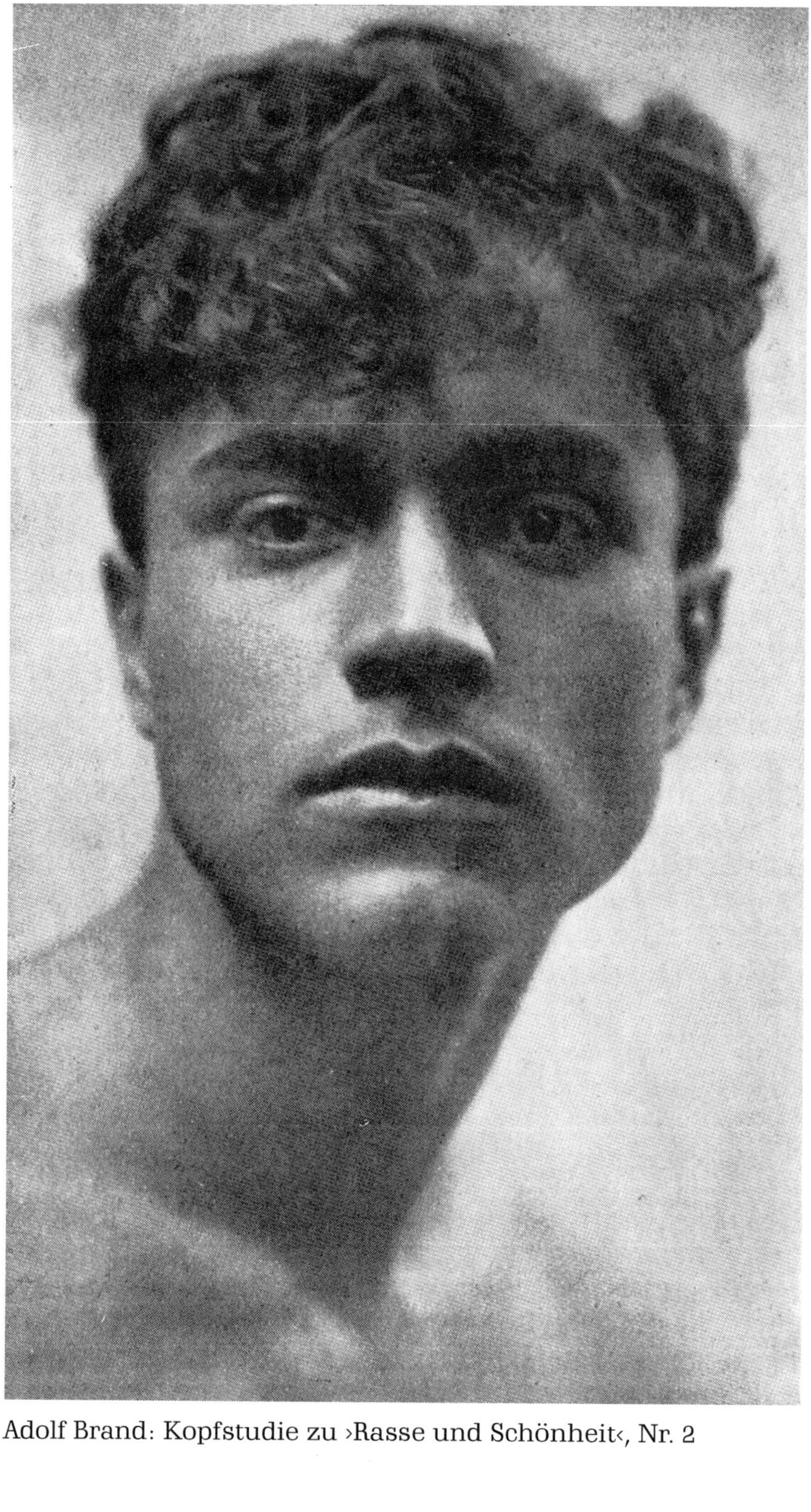

Adolf Brand: Kopfstudie zu ›Rasse und Schönheit‹, Nr. 2

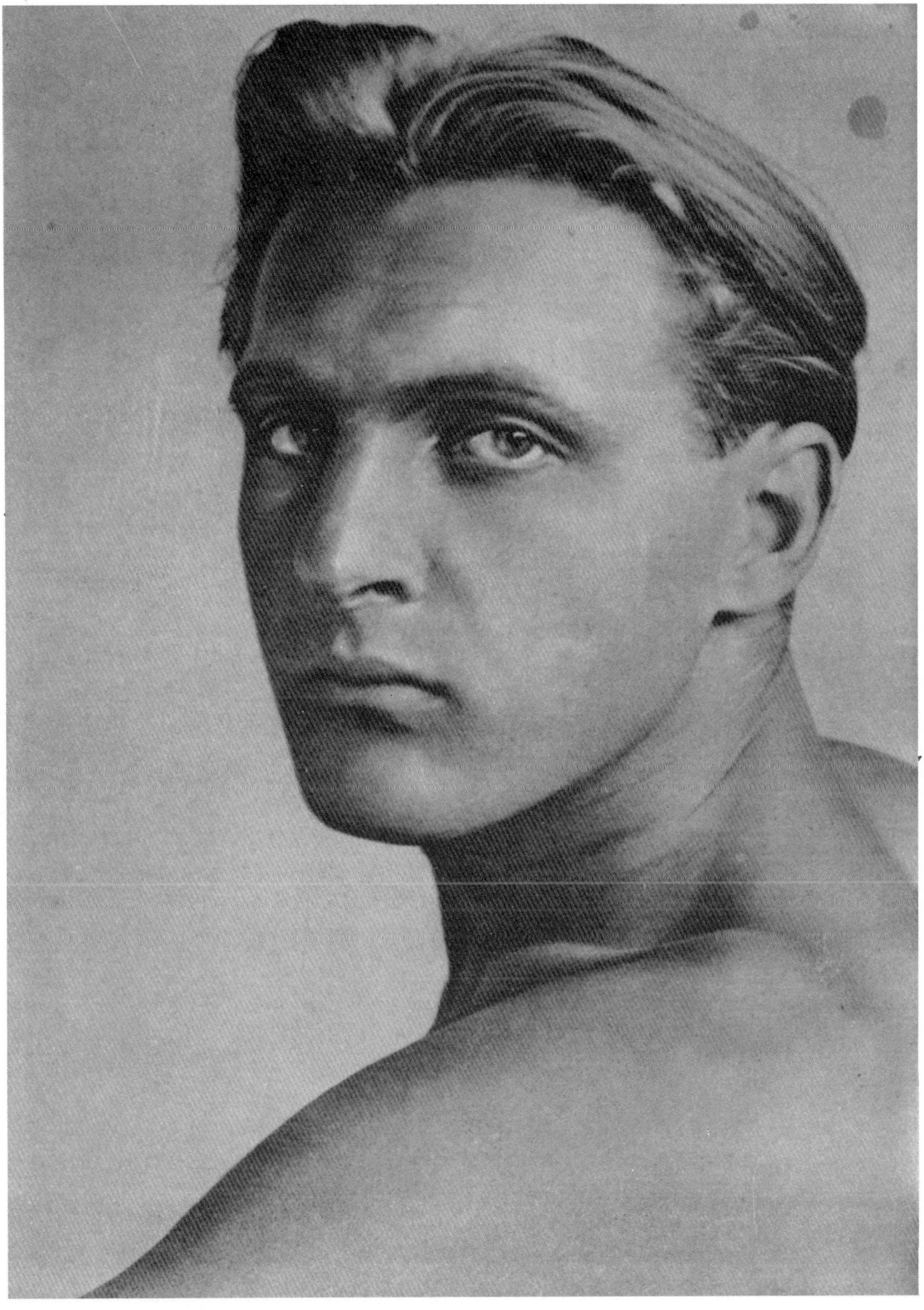

Adolf Brand: Kopfstudie aus der Sammlung ›Deutsche Rasse‹

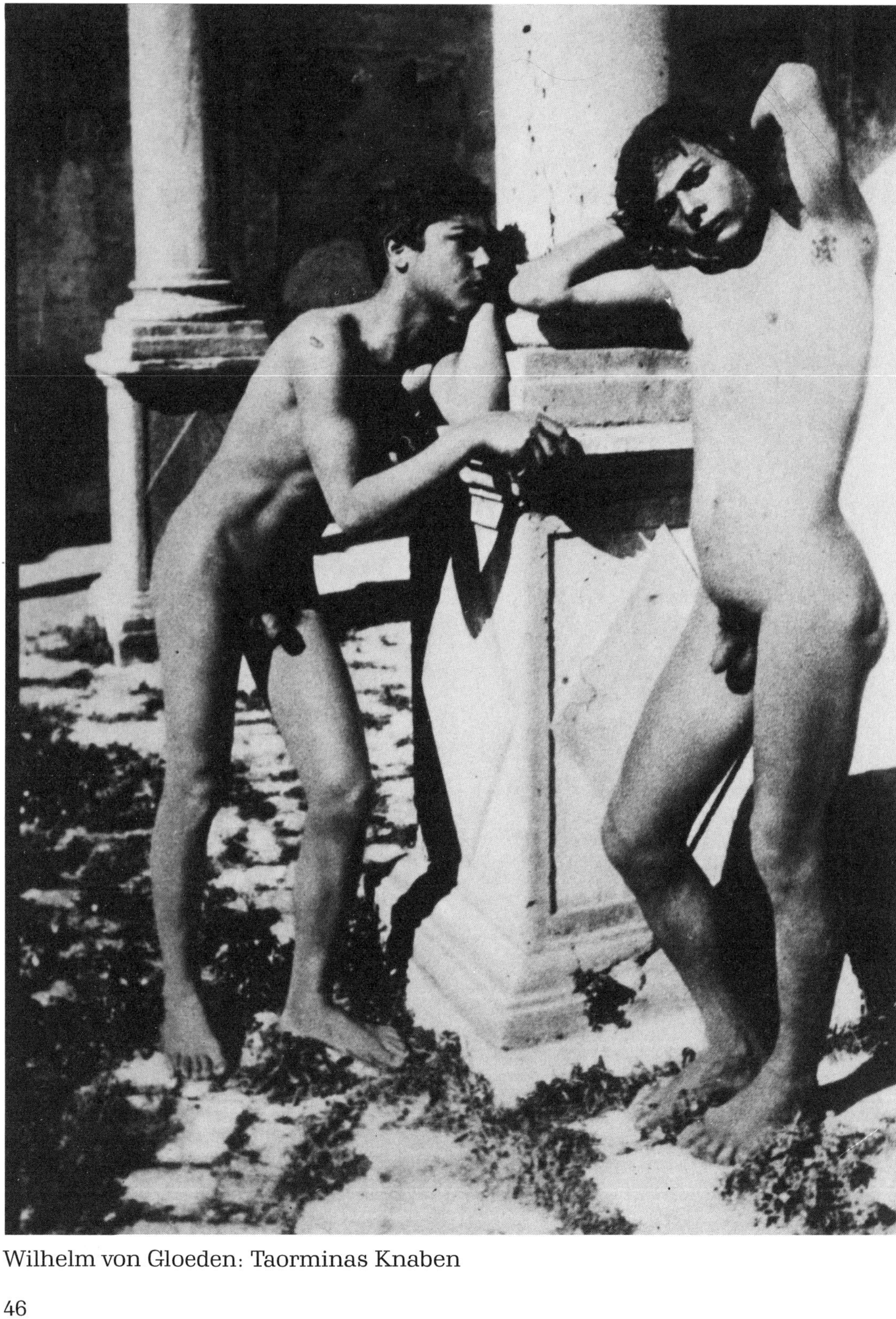

Wilhelm von Gloeden: Taorminas Knaben

Hast du eine Zigarette? Der Mann nickte und reichte ihm eine Zigarette, reißt ein Streichholz an. Für Augenblicke ist das Gesicht des Boys erhellt von rötlichgelber Flamme. Er hat Sehnsucht in den Augen, auf deren Grund die Liebe wohnen könnte. (Kai Larsen: Schattengestalten)

Winckelmann ist sehr abenteuerlich zugrunde gegangen. Fernab von der Schönheit, die er gepredigt hat. (Alfred Hrdlicka: Selbstdarstellung)

Und so wie heute das beste Kunstwerk dasjenige ist, das klassische Grazie mit absoluter Realität verbindet, so bin ich überzeugt, daß aus einer Kombination des griechischen Schönheitsideals mit dem deutschen Gesundheitsprinzip ... (Oscar Wilde. Funke: Oscar Wilde)

... und rotblaues Knabenkraut, und über ihm schwankende, von grün-goldenen Libellen umgaukelte Schilfdolden und das zitternde Laub der weißrindigen Birken, gleicht er ganz und gar Balder, dem jugendschönen Frühlingsgott der altdeutschen Mythe. (Hanns Fritz: Hanns – Geschichte einer Freundschaft)

2.2 Taorminas antike Knaben

Wilhelm von Gloeden (1856 in Wismar geboren) siedelte, durch Krankheit bedingt, 1878 nach Taormina/Sizilien um. Dort entdeckte er durch seinen Onkel Wilhelm von Plüschow ein für ihn völlig neues Kunstmedium, die Photographie. Für viele Homosexuelle wurde von Gloeden durch sein photographisches Werk zum Propheten: des Traumes von körperlicher Schönheit und Freiheit des Menschen. Seine Bilder erzählen bis in unsere Tage hinein von einer Traumwelt, die in den Männern Taorminas, besonders in den jüngeren, die Verkörperung vermeintlich antiker Lebenswirklichkeit aufspürt.

Ursprünglich nur zum privaten Vertrieb unter Kennern bestimmt, fanden Gloedens Bilder bald Aufnahme bei Sammlern, Künstlern und Zeitschriften. Nach seinem Tod, während des Faschismus, wurden die meisten Photographien wegen des angeblich pornographischen Inhalts zerstört oder beschlagnahmt.[11] Der gegenwärtige Kunstbetrieb greift das Werk Gloedens wieder auf: Taorminas antike Knaben werden in zahlreichen Ausstellungen und Editionen der Öffentlichkeit vorgeführt.

Bei aller Vielfalt der Details liegt Gloedens Kunst ein stets gleiches Strukturmuster zugrunde: griechischen Vorbildern nachempfundene Modelle in antikisierender Umgebung. Modelle und antikes Ambiente führen eine Welt vor, die es eigentlich nur im Norden Europas als vage Hoffnung und Sehnsucht gibt: das Arkadien gebildeter Homosexueller. Es ist ausstaffiert mit Lorbeer-

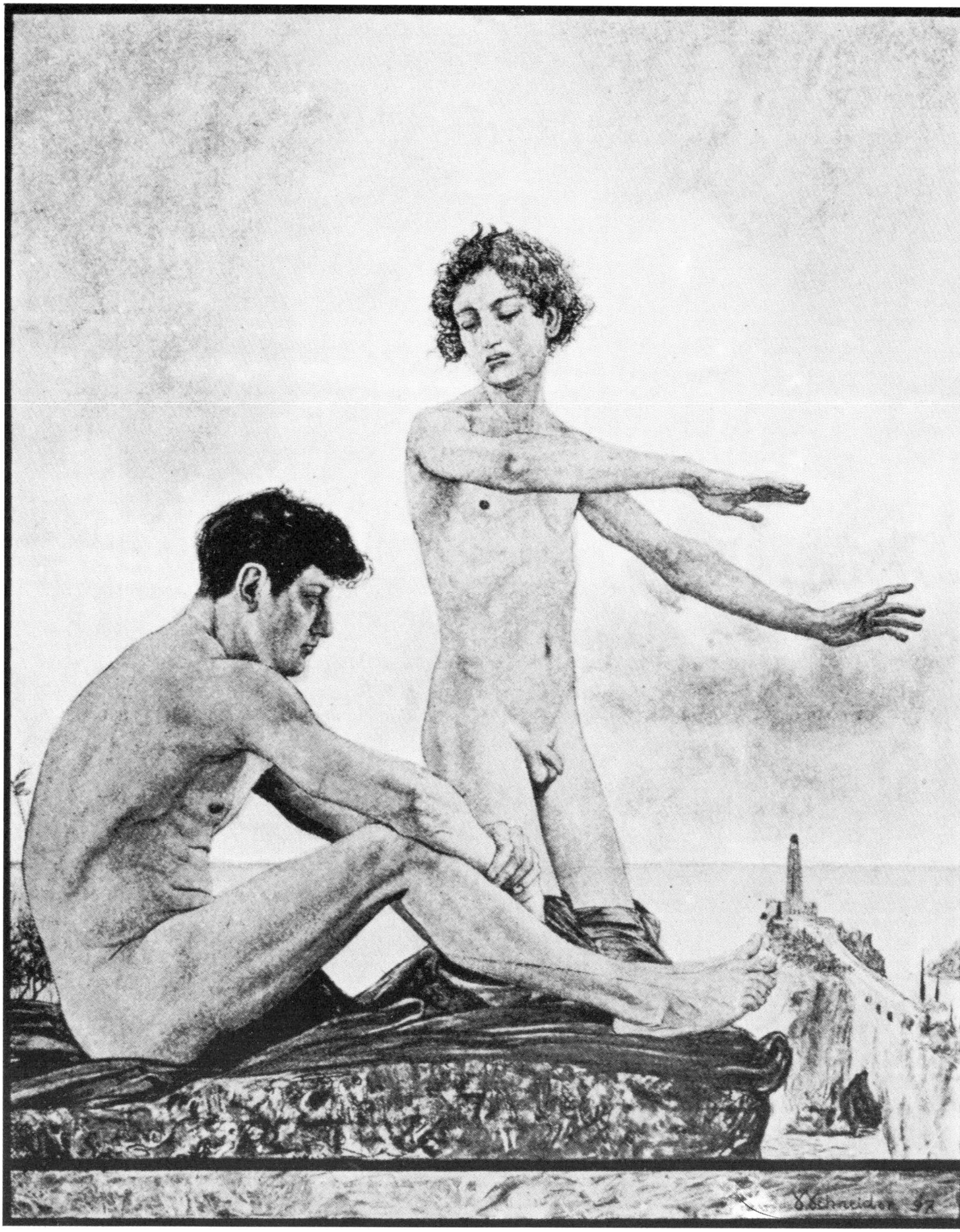

Sascha Schneider: Morgendämmerung

Aber auf den Straßen, bei der Arbeit oder gegen Abend beim Spaziergang kann man die gleichen jungen Männer sehen wie noch vor etwa 10 Jahren auch in Italien: jene würdevollen und einfachen Söhne mit ihren schönen Hälsen, den schönen, klaren Gesichtern unter stolzem Haarschopf. (Pier Paolo Pasolini: Freibeuterschriften)

und Blütenkränzen, mit mäanderartig ornamentierten Gewändern, Wandelgängen und Terrassen. Die einzelnen Requisiten helfen dem Photographen dabei, ein homerisch antikes Lebensideal heraufzubeschwören. Das griechische Ideal des jungen männlichen Körpers und die in der Vergeistigung tabufreie Knabenliebe bilden die elementaren thematischen Fixpunkte der Bilder.

Mit der zeitlichen und räumlichen Entfernung und der geistigen Überhöhung der Körperlichkeit ins Ideale, wird dem Betrachter ein ›bloß‹ ästhetisches Interesse evoziert, das in Wirklichkeit auch ein handfest erotisches ist: Die Knaben von Taormina (Abb. S. 46) sind vor ›antiken‹ Säulen nicht nur ›antikisch‹, sondern auch bewußt erotisch in Pose gesetzt. Nacktheit heißt hier Allegorie und Symbol, aber auch körperliche Präsenz. Sie ist – in beiden Wesensformen – zentraler Bestandteil des Bildes. Durch starke Licht- und Schattenkontraste wird die Plastizität und Geschmeidigkeit, die Stofflichkeit der Körper inszeniert, ihre Theatralik ausgespielt und ausgekostet. Nicht nur das Auge des Betrachters ist angesprochen, sondern auch dessen Tastsinn, oder allgemeiner: dessen gesamte Sinnlichkeit. Es zeigt sich damit: Das Bild ist durch die Kenntnis der Bedeutungs-Zeichen nur halb erschlossen. Die Bereitschaft zur Kontaktaufnahme, zum Einbezug physischer Anwesenheit in die Kommunikation zwischen Bild und Betrachter betrifft die ergänzende, die lebendigere Hälfte.

Das Unbelebte (Architekturfragmente), die am Boden wuchernden Pflanzen und der teilweise sehr deutlich sichtbare Zerfall des statischen Materials schaffen einen optischen

Gegensatz zu den Körpern der Knaben. Sie sind organisch, glatt, fast makellos. Genitalien, Brust und Achselhöhlen sind besonders betont, oder besser: sie sind nicht besonders – wie sonst üblich – verdeckt oder idealistisch ›verschwiegen‹.

Der erotische Aspekt des Bildes tritt offen zutage in den Kommunikationswegen, die das Bild vorgibt: einladende Gesten und Blicke. Obwohl direkte körperliche Berührungen fehlen, sind die beiden Körper durch Blickkontakt aufeinander und auf den Betrachter hin bezogen. Sie vermitteln ein Gefühl der Vertrautheit. Der Blickkontakt zwischen dargestellter Person und Betrachter ist – und hier wird der Kontrast zum klassizierenden Ambiente besonders deutlich – intim, unklassisch. Er beinhaltet eine Einladung: den Körper zu betrachten, das Betrachtete zu genießen; ohne ›Sinn‹...

In nahezu allen Photographien nutzt von Gloeden immer wieder das gleiche Gestaltungsmittel: Gleichzeitigkeit von historischer Entrücktheit und körperlicher Präsenz, von erotischer Nähe und Sicherheit schaffender, verklärender Distanz.

Seit Kindheit an hatte ich eine Schwäche für Männer vom Typ der Preiskämpfer, mit mächtigen Gliedmaßen, ausgeprägten Muskeln, spielenden Sehnen; regelrecht für brutale Kraft. Mein erster Schwarm war ein junger Herkules von Fleischer, der unserem Mädchen den Hof machte – einem hübschen Ding, soweit ich mich erinnern kann. Er war ein stämmiger, athletischer Bursche mit starken Armen, der aussah, als könnte er mit einem Fausthieb einen Ochsen fällen. (Oscar Wilde: Teleny)

2.3 Manneskraft und Manneszierde

War das Ideal des körperlich und geistig schönen Jünglings in den Ästhetenzirkeln der Jahrhundertwende gepflegt worden, so entstammt das des gesunden, starken Körpers in erster Linie der körperaktivistisch orientierten Jugendbewegung. Das erste lebt in den

Seine blanken Muskeln und seine reine Stirn, sein regelmäßiger Atem, das kräftige aber doch leichte Sich-heben-und-senken seiner Brust: alles zusammengenommen, besaß er einen gesunden und kräftigen Körper, eben den Körper des vollkommenen Mannes. (Robert Desnos: Die Abenteuer des Freibeuters Sanglot)

Mich interessiert ausschließlich der männliche Körper, d.h. die Kraft, die ich aber auch schon im Knaben liebe. Kraft ist für mich Schönheit, und ich denke das so radikal, daß ich eine höchst entwickelte Muskulatur für absolut schön halte. Des Mannes Schönheit ist seine Kraft. Der schöne Mann ist mir der stärkste. (Der Maler Sascha Schneider. Ausstellungskatalog: Eldorado)

Ich, 27, suche Bodybuilder oder Ledertyp, der in seiner oder meiner Folterkammer in Aachen die Grenzen seiner Belastbarkeit kennenlernen möchte. Unterkunft für lange Wochenenden vorhanden. (Kontaktanzeige)

Wir küssten uns. Er nahm mich in seine ungeheuer starken Arme, drückte seine schwere behaarte Brust an mich. Ich fühlte seinen weichen vollen Bart. Seine schönen Augen schauten mich an. Ich berührte seinen Kopf, strich über die wenigen Haare ... (Rosa von Praunheim: Sex und Karriere)

›erhabenen‹ und oft recht angepaßt noblen Produkten der Kunst und Literatur,[12] das andere in den gymnastischen Tanz- und Körperschulungslehren der gleichen Zeit. Beide leben bis heute fort.

Die Vitalität des nackten Körpers und die Ästhetik der physischen Überlegenheit vermitteln – zusammengedacht mit dem Sport – »den Schein von Zwanglosigkeit, Gesundheit, Kraft, Gewandtheit und trainierter Schönheit«.[13] Deren Kriterien sind jedoch nicht erst im 20. Jahrhundert definiert worden, sondern schöpfen aus der langen Tradition des Kampfes zwischen akademischer, unpersönlich-klassischer Strenge und lebendiger Realität. Winckelmann, Goethe, Schopenhauer und Nietzsche können hier bedingt als Vordenker genannt werden,[14] da ihnen der schöne Mensch – in nur teilweiser Anlehnung an die Antike – auch der körperliche, der vitale, der kräftige, manchmal sogar der gewaltige und gewalttätige Mensch ist. Aber erst in den Arbeiten der ihnen folgenden Generationen, etwa bei Munch, Bonnard oder Kirchner, verändert sich der Mensch auch in der Bildkunst: Naturwesen Mensch; der Mensch wie er ist und gesehen wird – und nicht wie er sein könnte. Die »sinnliche Lust am Gesehenen« (Kirchner) emanzipiert sich – auch wenn das Geschaute alles andere als ›schön‹ ist. Eingepfercht, eckig und entpersönlicht führt Kirchner seine ›Artilleristen‹ von 1915 (Abb. S. 52) vor.

Das Engagement für eine paradiesische Zukunft, die das Reale und das Unklassische akzeptiert, hat jedoch seine Folgen: Der Begriff der Schönheit erfährt eine gefährliche gewandelte Wertung, da die Verantwortlichkeit

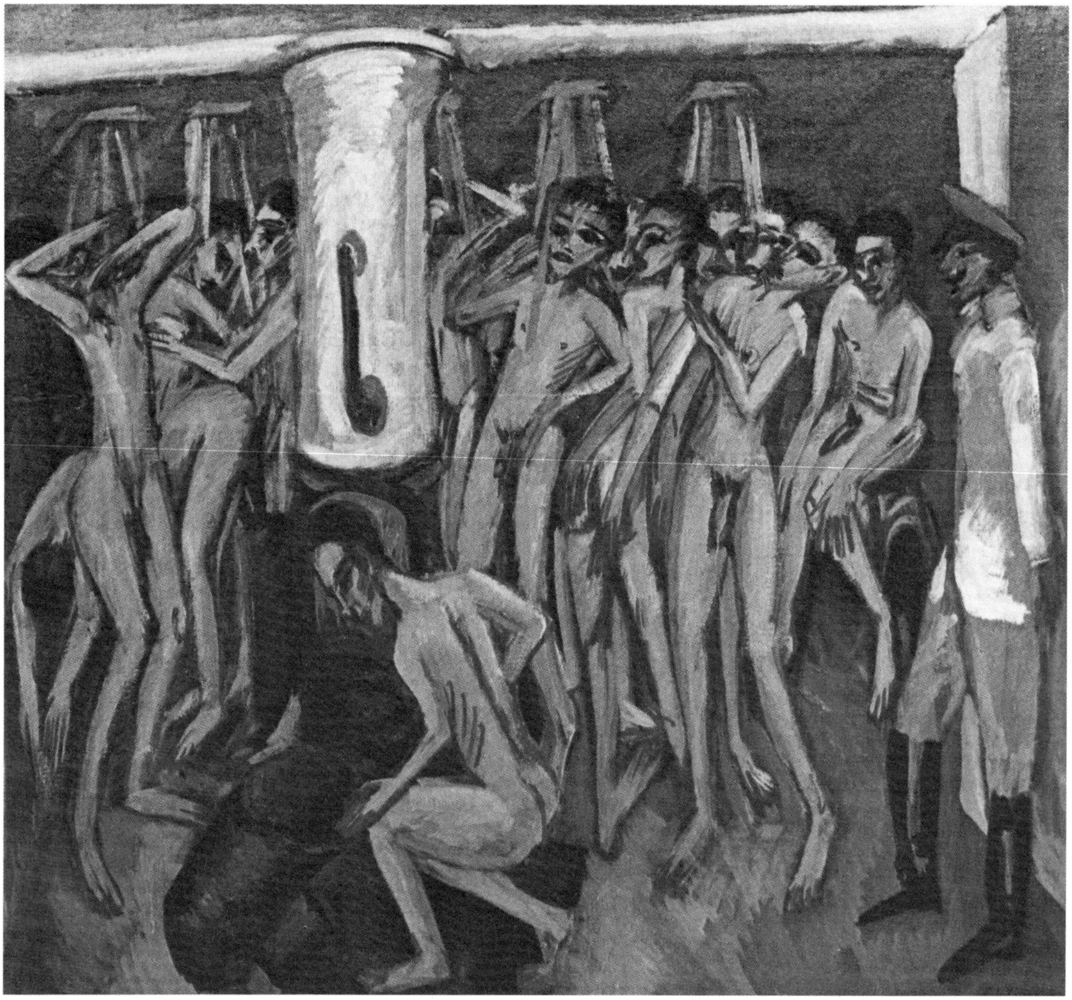

Ernst Ludwig Kirchner: Artilleristen, 1915

Jeder faßt jeden an. In Leder und Cowboyausrüstung, als Arbeiter verkleidet mit Baugrubenhelm, einer in Naziuniform, tragen sie reaktionäre Männlichkeit zur Schau... (Rosa von Praunheim: Sex und Karriere)

des Menschen und seiner Potenzen gegenüber Gott oder den götterzentrierten Instanzen der Idealität (Religion, das Schöne und Gute...) weitgehend geleugnet wird. Die Maße der Kunst sind bislang auch Maße der Sittlichkeit gewesen. Sie orientierten sich an der vermeintlichen Ebenbildlichkeit des Menschen mit Gott. Wird der Mensch selbst zum Gott, so besteht die Gefahr der Willkür, der Verselbständigung menschlicher Bedürfnisse und Triebkräfte im Sinne der Verabsolutierung des

Meine Hoffnung, durch die homosexuellen Aktionsgruppen emanzipierte und geistig adäquate Sexualpartner zu bekommen, mußte ich bald begraben. Man redete, aber man fickte nicht miteinander.
(Rosa von Praunheim: Sex und Karriere)

zunächst nur Relativen. Der Gott-Mensch wird definiert: Mann ist er, stark ist er. Und damit tritt etwas ein, was durch Künstler wie Munch, Bonnard oder Kirchner nicht gewollt war. Das Bekenntnis zum realen Menschen war für sie ein humanistisches oder wenigstens humanes. Nun aber ist die zentrale Position des Menschen pervertiert im Sinne einer Machtposition, die den Gottmenschen – als neues Ideal – hervorgebracht hat. Auf den unglücklichen Zusammenhang zwischen Nietzsches Menschheitsvisionen und denen des Nationalsozialismus kann hier nur hingewiesen werden. Klaus Wolberts Buch ›Die Nackten und die Toten des »Dritten Reiches«‹ berichtet über die Resultate: die göttergleichen Gestalten der NS-Skulptur und

Thomas Eakins: Eakins students at the site of ›The Swimming Hole‹, 1883

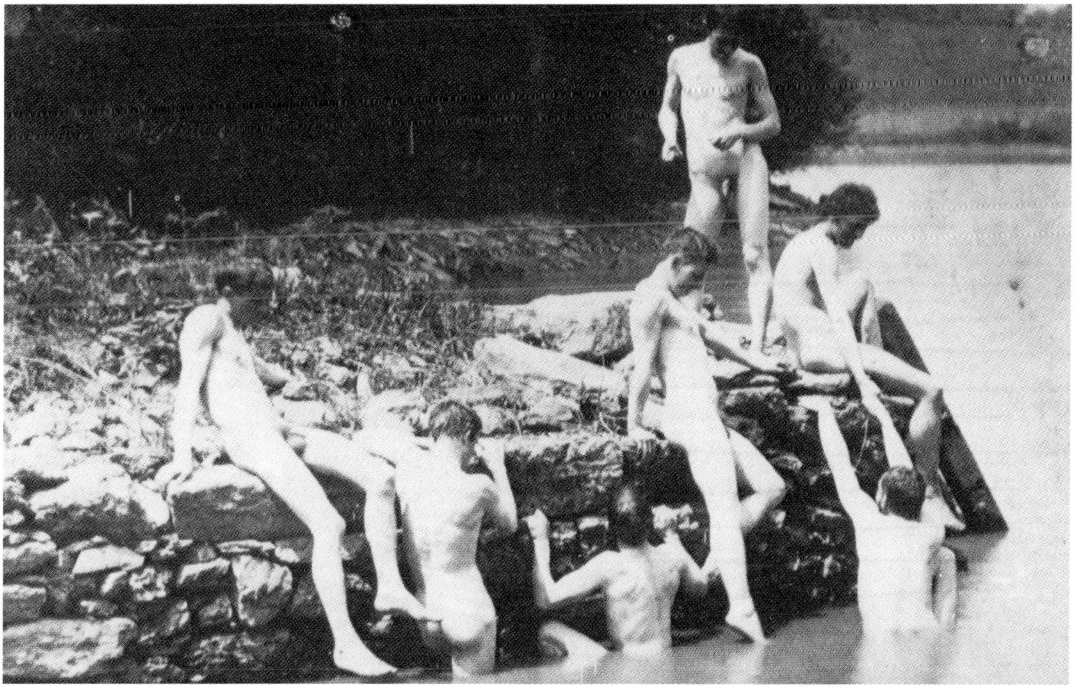

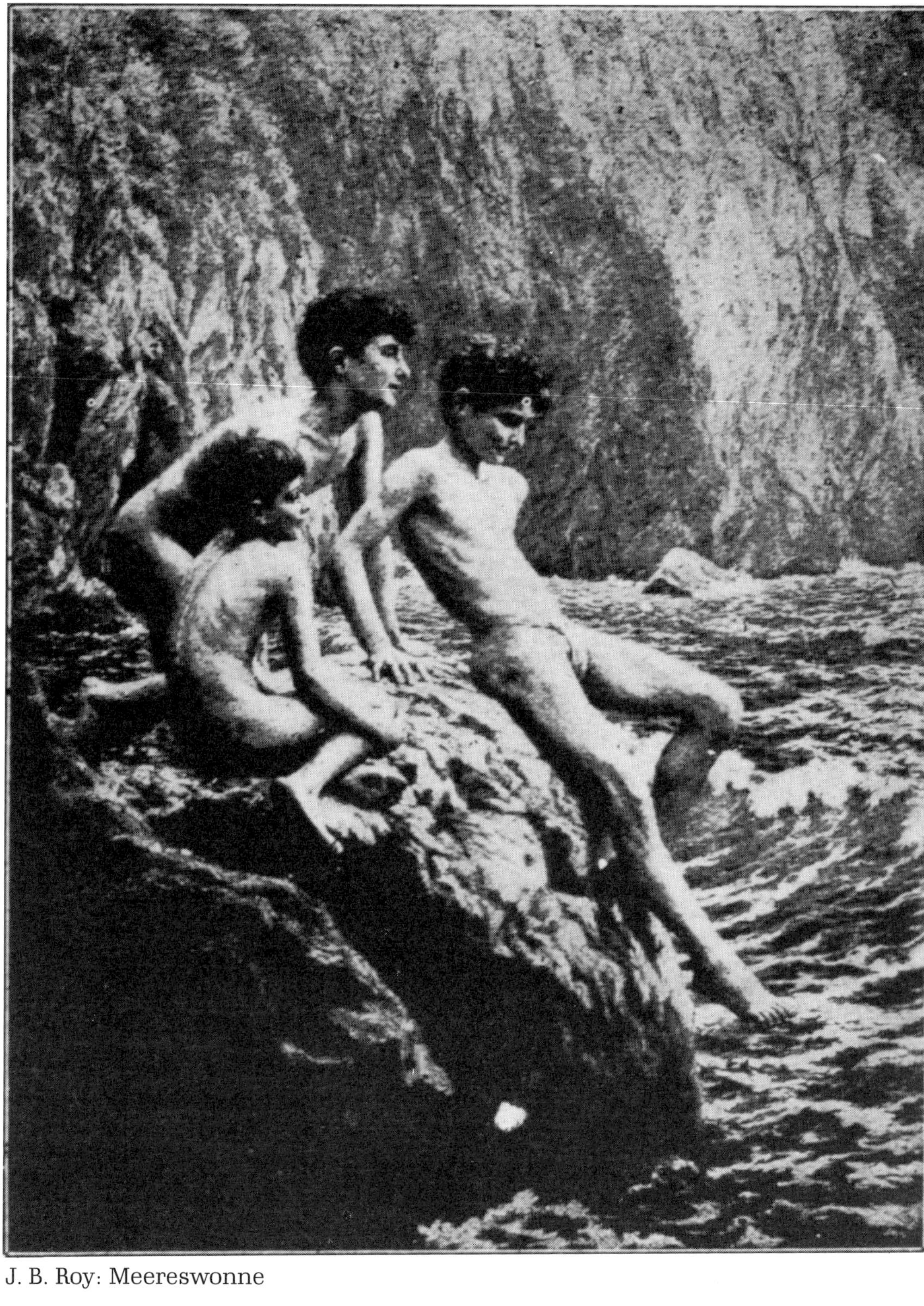

J. B. Roy: Meereswonne

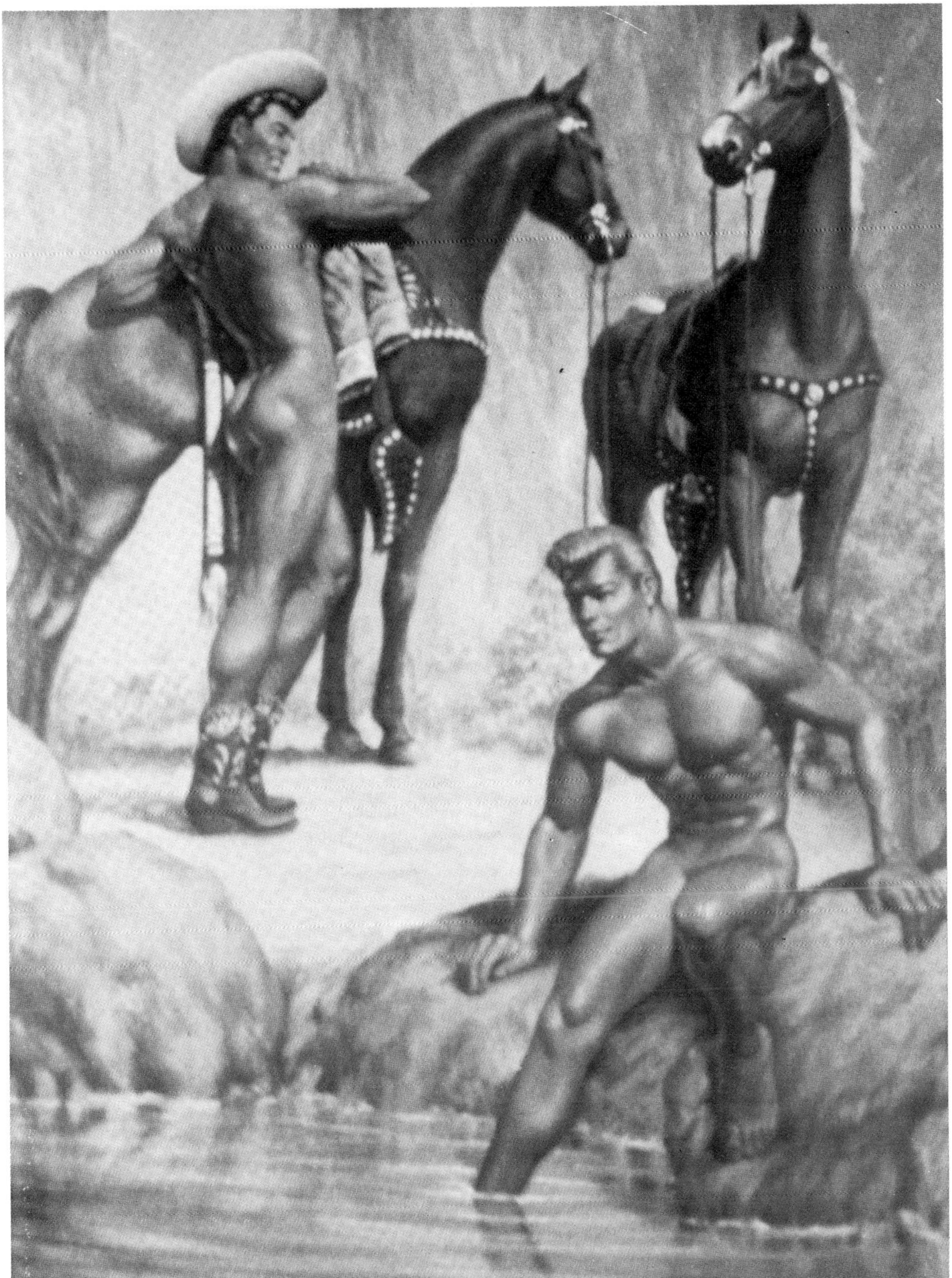
George Quaintance: Apache Lake, 1954

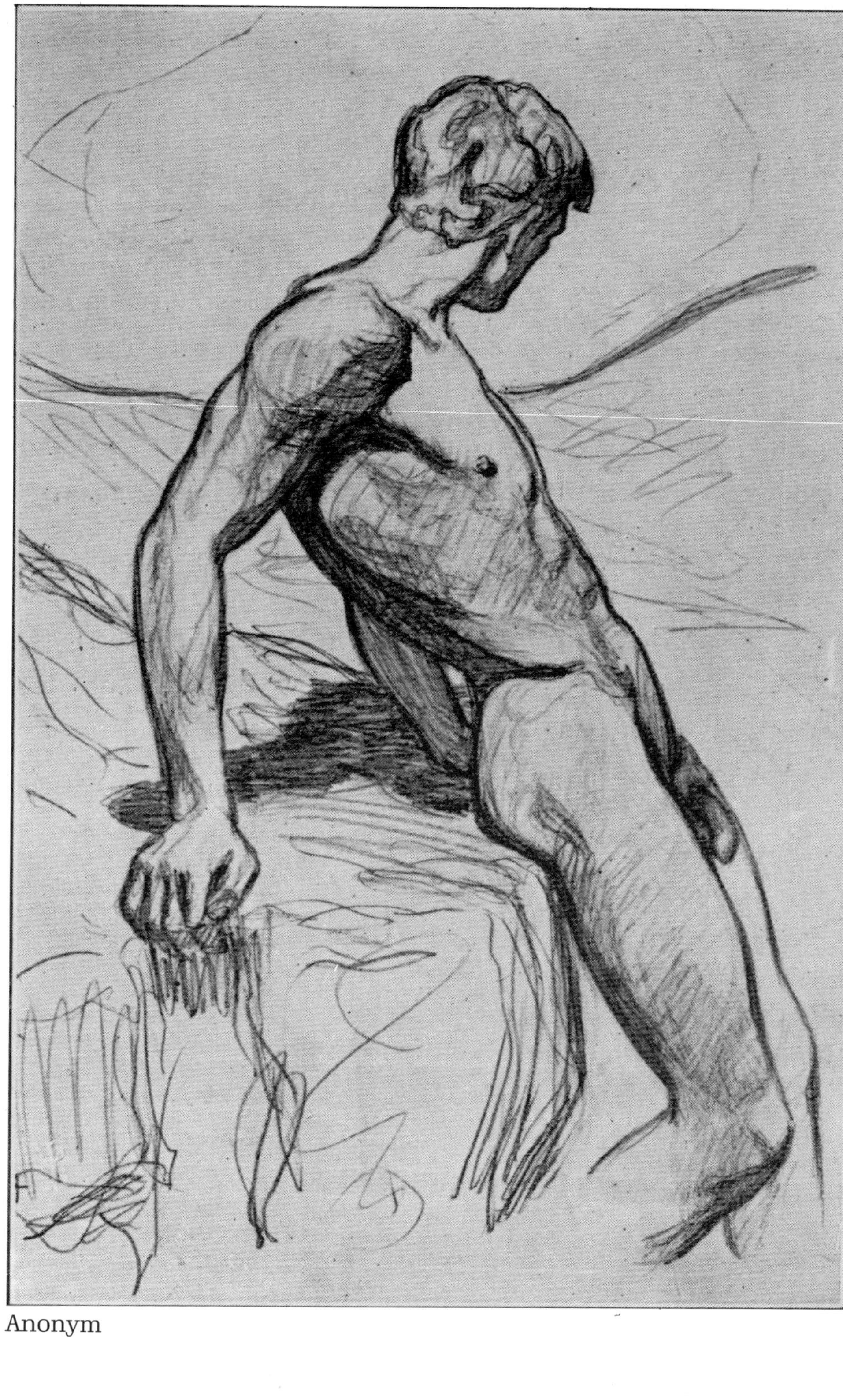

Anonym

deren Botschaft vom unmenschlichen Menschen; von dem Menschen, dessen Intellekt wurzellos und dessen Instinkte zu Instrumenten der Tyrannei geworden sind. Und noch einmal Kirchner: Seine Kunst – und damit sein Bild vom Menschen – wurde 1933 von den Nazis als ›entartet‹ diffamiert und damit der künstlerischen Öffentlichkeit entzogen; und das, obwohl »viele Kunstprinzipien und manche politisch-sozialen Einstellungen (...) Völkische und Modern-Orientierte gemeinsam« (hatten).[15] Kirchner beging 1938 Selbstmord.

Zu Beginn des Jahrhunderts noch weitgehend von historisch gewachsenen Kategorien wie Proportion und Symmetrie bestimmt (Abb. S. 53), entwickelt sich das Ideal des kraftvollen Körpers zu einem überbetont männlichen. Die Zeichen von Manneskraft und Manneszierde beherrschen das Gesamtbild. Da Manneskraft (und Mannbarkeit) aber vorzüglich die Zeugungskraft meint, ist ›Manneszierde‹ das Werkzeug: Der Penis. Darauf ist der Mann stolz, und so geht es endlos weiter: Mannesstolz und Manneswürde...

Der männliche Körper fungiert jetzt als Darsteller von Potenz und Potenzmaximierung, etwa so, wie Besitz oder Kapital nicht mehr nur dem standesgemäßen oder ›schönen‹ Leben dienen. Vermehrung, Leistung, Ertrag sind die neuen Herren der alten Knechte. Männer müssen nun immerzu etwas leisten: sich anstrengen, kämpfen... Und wenn es gerade nichts zu kämpfen gibt, dann werden zumindest dressierte Muskeln vorgeführt.

Gleichzeitig mit dieser Entwicklung und in sie eingebunden verstärkt sich seit den zwanziger Jahren – trotz beständiger Moralzensur – die Tendenz zur Vermarktung der Aktphotographie. Kaschiert durch ästhetische, sittliche, sportliche und auch medizinisch-wissenschaftliche Erörterungen, erscheint eine Vielzahl von Magazinen mit männlichen Modellen. Besonders die Homosexuellenzeitschriften profitieren davon und drucken Beilagen und Sammelwerke für ihre Leserschaft.

Die weiterentwickelte Photographie und der hocheffektive Druck bleiben seither – bis in die heutige Zeit des Pin-ups und der Pornos – die vorherrschenden technischen Medien zur Verbreitung des imposanten Männer-Ideals: »Ihr Körper ist vervollkommnet und poliert mit allen Mitteln der modernen Technik – Beleuchtungseffekten, Filtern und Schminken, die alles Unvollkommene eleminieren.«[16]

Für viele Homosexuelle – aber natürlich nicht nur für sie – ist jedoch das virile Männerideal nicht nur Traum und Wunsch-Objekt, sondern zugleich auch konkreter Anlaß, die eigene Identität zu überdenken: Das Bild vom Epheben ist ein absolut Ideales. Es ist nur träumbar, nicht zu erreichen im Sinne von ›Machbarkeit‹. Der neue Gott dagegen ist technisch zugänglicher, er ist als Schönheit weniger von der stets schon vergangenen Jugendlichkeit abhängig und damit konkreter, anstrebbarer, eben ›machbarer‹ – in bescheidenen Grenzen natürlich. Die Ephebenkultur ist eine absolut exklusive, die Macho-Kultur schon demokratischer.

Und so werden denn auch vermeintliche Allerweltstypen vorgeführt und zur Identifikation freigegeben. »Der supermännliche Mann ... (wird) zum Idealbild im Homosexuellenmilieu: kurzes Haar, Schnurrbart oder Bart, muskulöser Körper (Abb. unten). Die mythischen Gestalten, die in der homosexuellen Presse und in den einschlägigen pornographischen Magazinen am häufigsten dargeboten werden, sind der Cowboy, der Fernfahrer und der Sportler. Der Macho-Stil beherrscht die Szene.«[17]

Die Charakterisierung von Michael Pollak ist auf die Gegenwart hin gedacht, hat aber ihren Wert auch schon für die vorangegangenen Jahrzehnte. Dennoch: die Gegenwart ist

Aktstudie: Jim French, 70er Jahre

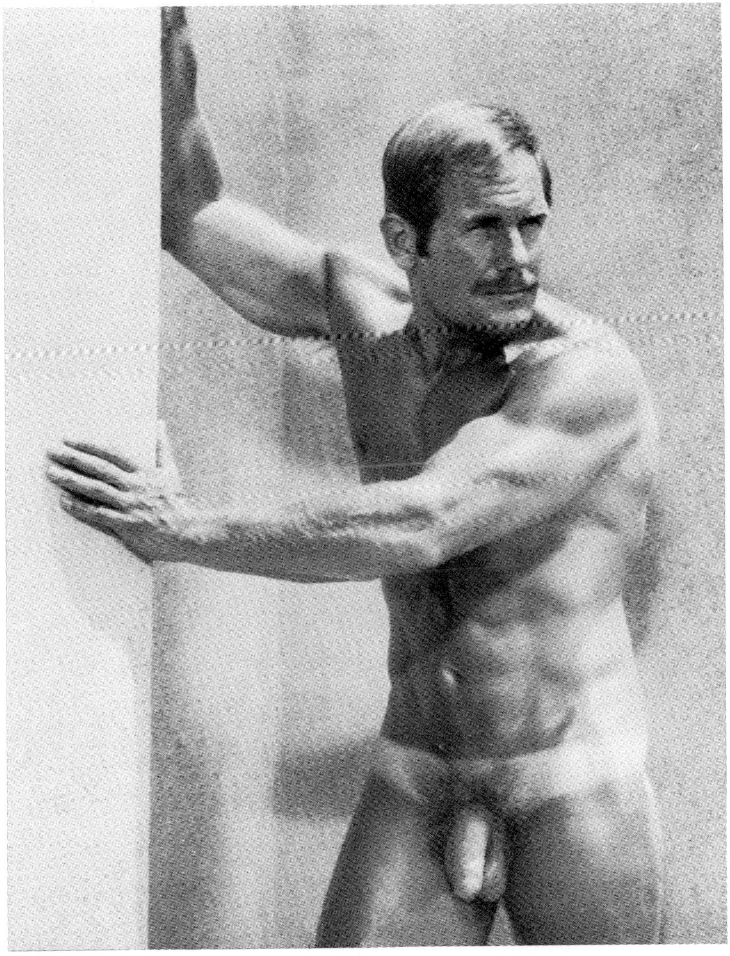

Alles, was ich sehe, bezieht sich auf Mannspersonen...
(Raoul Hübner: Blickwechsel)

...eine Art von Schärfe, ein scharfer Geruch von Schweiß und Leder und Körper. Manche Leute schätzen Parfum. Ich glaube dieser Geruch aus Schweiß und Leder und Körper ist eine Art von Parfüm.
(Hans Eppendorfer: Der Ledermann)

Männlicher – von den Frauen bewundert, von den Freunden respektvoll gewürdigt und von vielen heimlich beneidet! Dank: Super Mascula!
(Anzeige)

Diese Herren, die die bürgerliche Tradition noch vor der Pubertät gelehrt hat, die Liebe, die man empfindet, von der Liebe, die man macht, zu unterscheiden...
(René Crevel: Le clavecin de Diderot)

unüberboten krass, deutlich. Der Körper, zu gesund entseelter Fitness getrimmt, ist degeneriert zur Potenzgebärde, die nur noch verspricht, beziehungsweise die Überprüfung des Versprochenen nicht mehr für möglich und auch nicht für nötig erachtet. Die Zeichnungen eines Tom of Finnland, eines Rick van Holland oder eines George Quaintance (Abb. unten) und auch die zahlreichen Muskelmänner der Homosexuellenzeitschriften machen das seit den fünfziger Jahren in der ihnen eigenen eindeutigen

George Quaintance: Saturday Night, 1954

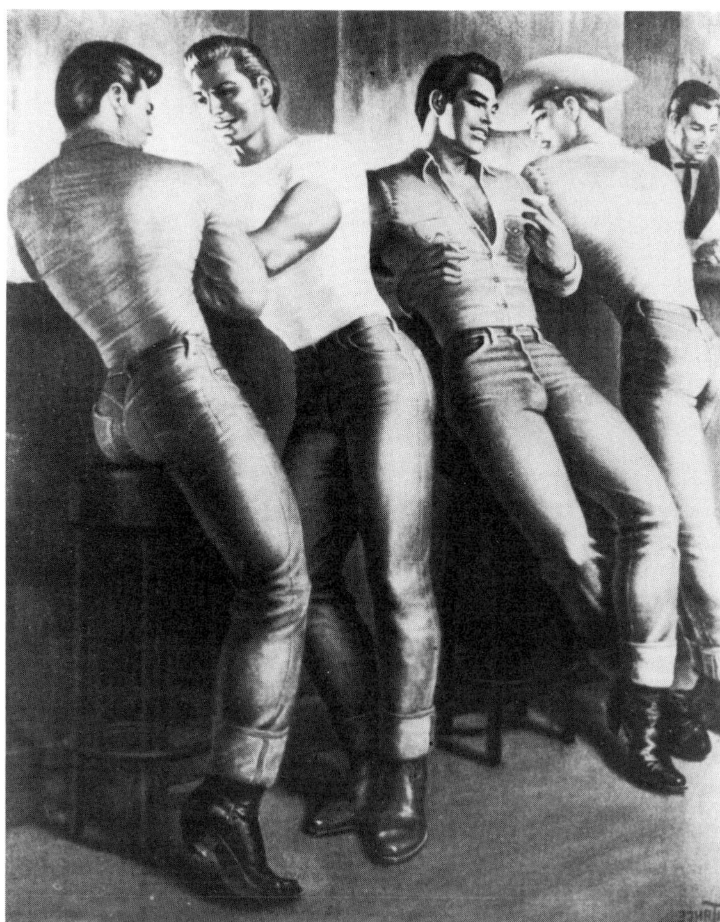

Insofern bietet sich Thomas Manns Strategie, mit der eigenen Homosexualität umzugehen, ... als ›vorbildlich‹ oder ›repräsentativ‹ an, als mit ihr artifiziell auf die Spitze ästethischer Vollkommenheit getrieben wird, was Usus ist im gesellschaftlichen Umgang der Männer: Machtstreben und Heimtücke.
(Gerhard Härle: Hinter-sinn)

Ich habe keine Lederfreunde. Das ist eine Form von Dressur und Peitsche.
(Hans Eppendorfer: Der Ledermann)

Alles, was Breker gestaltet hat, ist leer, wie die Bilder von Mondrian oder Newman. Abgesehen von einigen Portraits von frappanter Ähnlichkeit, hat Breker nie versucht, irgendein Menschenbild zu gestalten, der Mensch ist bloß Vorwand.
(Alfred Hrdlicka: Schaustellungen)

Gott ist die Schönheit und Arno Breker sein Prophet
(Salvador Dali. Kunstzeitschrift: Art 5/80)

Sprache deutlich. Ob sich hier Ansätze einer spezifisch schwulen Körperästhetik manifestieren,[18] sei zunächst noch dahingestellt. Sind es Bilder der Sehnsucht, die auch aus Mangel, aus Not gespeist wird und sich deshalb besonders heftig äußert? Sind es Bilder von Männern, die ihre Sexualität und ihre erotische Anziehungskraft nicht über Frauen, sondern über Männer definieren und deshalb dazu neigen, die primären und biologischen Signale der Männlichkeit im Bild zu potenzieren? Antworten können nicht immer eindeutig sein. Ein Beispiel:

Die Magazine der fünfziger Jahre stellten für viele homosexuelle Männer oft die einzige Möglichkeit dar, begehrenswerte Männer zu betrachten. Not macht blind und erfinderisch zugleich. Kein Wunder also, daß die im Bild gebannten Ideale mit der biologischen Wirklichkeit in Konflikt gerieten. Aber: sie tun es heute noch, jetzt. Auch nach der Modifizierung des § 175 StGB im Jahre 1969 erschienen zahlreiche kommerziell orientierte Zeitschriften für homosexuelle Männer auf dem Markt, die keineswegs ›entkrampft‹ waren. Der Markt verlangte nach immer neuen ›Athleten‹, Traumprinzen, Über-Männern. Je mehr Mann, desto besser. Sind Mr. Universum und Mr. Olympia schön? Erotisch gar? Scheinbar doch, denn die Bewunderung für Arnold Schwarzenegger[19] und für den Body-Builder (Abb. S. 62) in der städtischen Badeanstalt ist offensichtlich; manchmal nur mühsam durch spöttische Bemerkungen überdeckt.

Die Wirklichkeit, die auch Menschlichkeit heißen könnte, wird hier zurecht gestutzt. Der körperlich Stärkere gibt den Ton an. Es ist

Wortlos trennten sie sich, sehr erfüllt und trunken vom Genuß des anderen, daß keine Trauer und Verzagtheit in ihnen aufzuwachen wagte.
(André Cords: Feuerwerk)

schon erwähnt worden: »Schwäche ist Verbrechen«. Stärke ist schön. Leistungsfähigkeit ist schön, auch die rein organische. Seien wir uns klar darüber: die schönen Heroen – auch die schwulen –, die kultisch gefeierten Körpereliten stehen faschistischer Ideologie ziemlich nahe. Oder besser: haben ihr schon immer nahe gestanden.

Vorentscheidung für die Wahl zum Mr. Olympia 1973

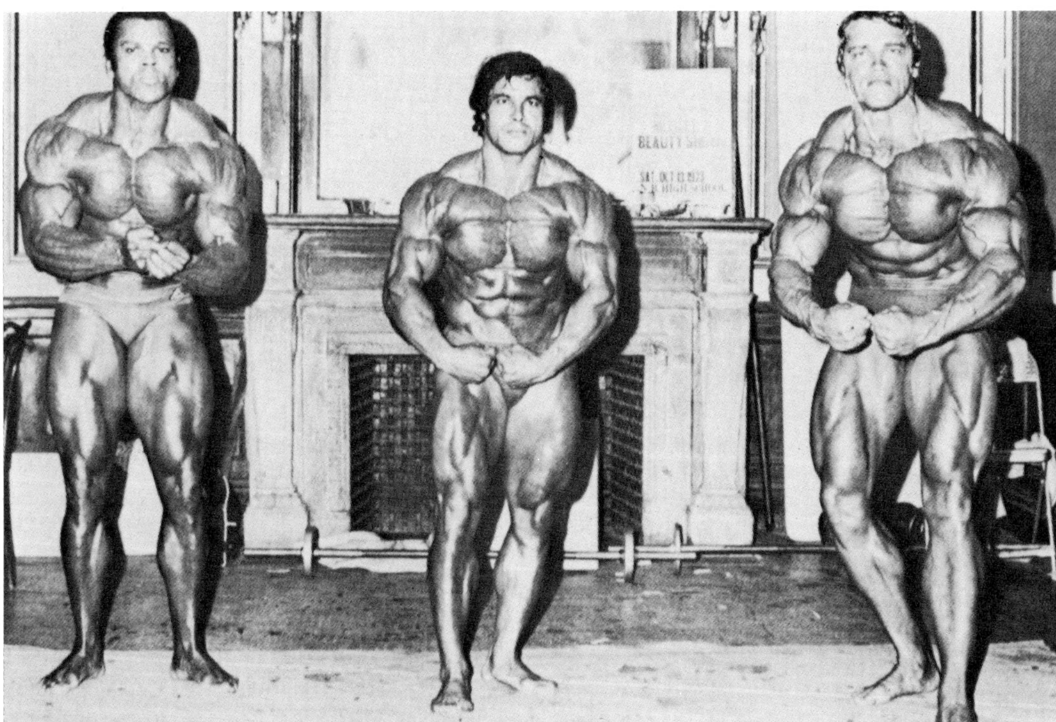

Noch immer ging seine Stimme fest ... jetzt begann sie sich leicht zu verwirren. »Oder ... ich frage dich nochmals ... hat irgend jemand dir irgend etwas über mich zugetragen ... etwas, das du als niedrig, als ... abstoßend empfindest ... etwas, was dich mich verachten läßt?« (Stefan Zweig: Verwirrung der Gefühle)

Der strenge Herr Direktor hatte von seiner Neigung erfahren. Von seiner stillen heimlichen Liebe zu seinen Kameraden. Von seiner großen Freude an ihrer Schönheit und an ihrer männlich holden Jugendfrische, die ja doch der Traum gewesen war, dessentwegen er Lehrer werden wollte. (Walter Nitsche: Es schienen so golden die Sterne)

... mit dieser starken Sehnsucht nach einem männlichen Wesen. Aber ich konnte mir nicht darüber klar sein, daß das schwul ist. Ich habe immer gedacht, das ist was Gutes, was Ernstes ... (Arbeiter. Rosa Flieder, Nr. 35/84)

Ich machte mit Epstein in Spanien Urlaub – und schon behaupteten die Leute, er und ich hätten etwas miteinander. (John Lennon. Playboy, Feb. 81)

Ich wünschte oft, ich wäre asexuell, denn Schuld und Minderwertigkeitskomplexe machten es mir schwer ... (Rosa von Praunheim: Sex und Karriere)

2.4 Kameradschaft

Wie sehr das Schönheitsideal des virilen Körpers pervertiertes Vorbild für die Plastik der nationalsozialistischen, oder allgemeiner: der faschistischen Kunst wurde, formulierte Arno Breker, einer der bevorzugtesten Künstler der NS-Zeit, selbst:

»Wir wissen, wie schön der Mensch sein kann. Daraus ergibt sich für den Bildhauer eine hohe Verpflichtung: den physisch vollkommenen Menschen darzustellen, den edel gebildeten, straffen und kräftigen Körper unserer Zeit immer wieder vorteilhaft zu gestalten.«[20]

Schönheit reduziert sich auf den schönen Körper, und der schöne Körper reduziert sich auf die Kraft. Und ist es nicht eigenartig: Die Kunstwerke prominenter Bildhauer des Faschismus, Arno Breker und Josef Thorak sind die bekanntesten, gelten auch heute und gerade in der aktuellen Gegenwart als ›schön‹ und werden von geschäftstüchtigen Galeristen einer solventen – gerne auch homosexuellen – Käuferschaft angeboten. In einem Beitrag für das antifaschistische Jahrbuch stellt Fritz Haug fest, daß Breker zwar vom ›Menschen‹ spricht, vor allem aber den männlichen Körper gestaltet. Er bedient damit auch nicht ›Menschen‹, sondern Männer und deren Wünsche und Herrschaftsansprüche in Politik, Wirtschaft, Kultur und Familie.

Brekers Kunst ist in ihrer Mannes-Zentriertheit stets auch Objekt für den eingestanden oder uneingestanden homosexuellen Voyeur,[21] ist Wunschziel gleichermaßen für das Haben und das Sein. Und hierin liegt ein Widerspruch: Das Objekt ist vordergründig

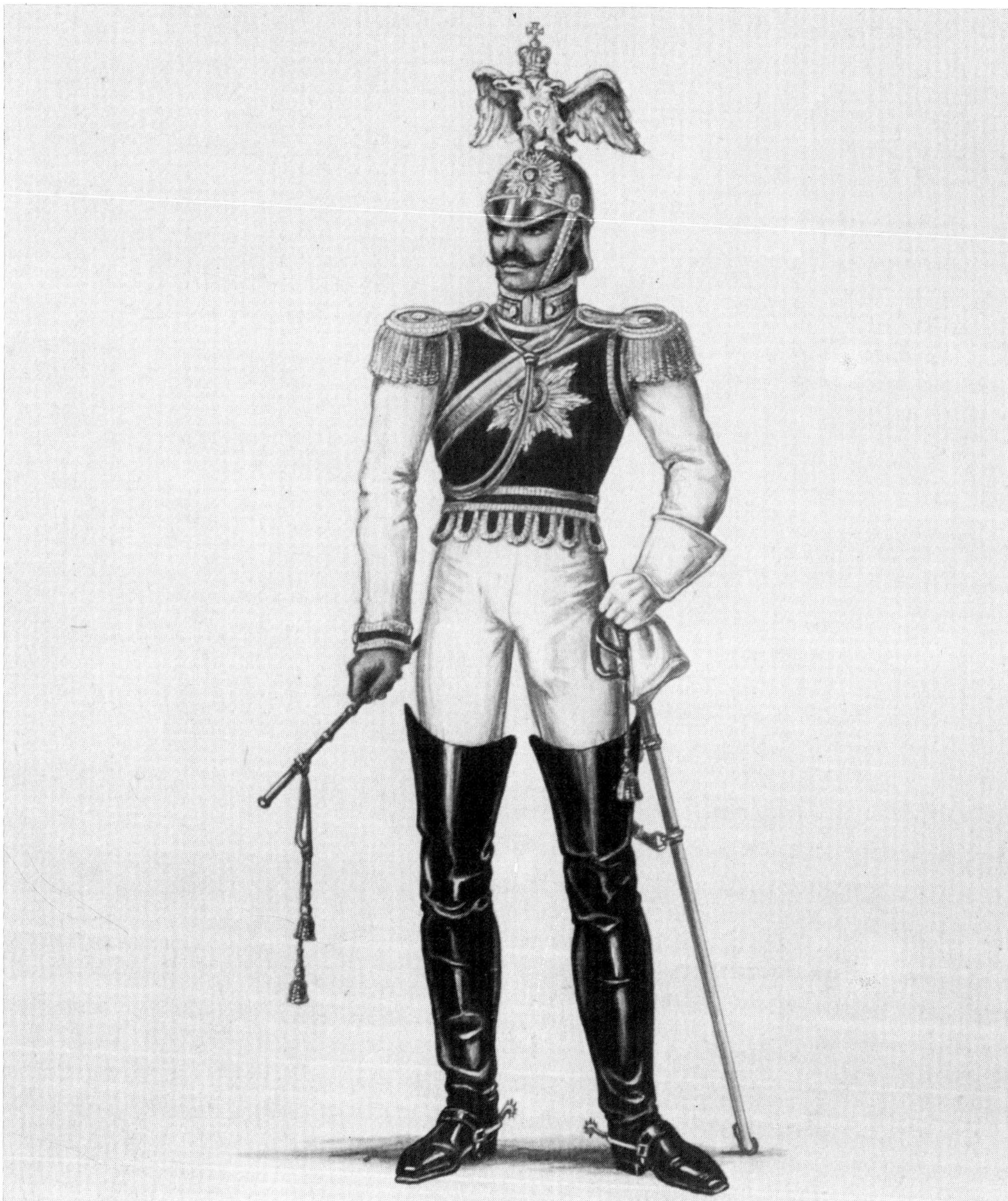

Orsen, Gouache, 1979

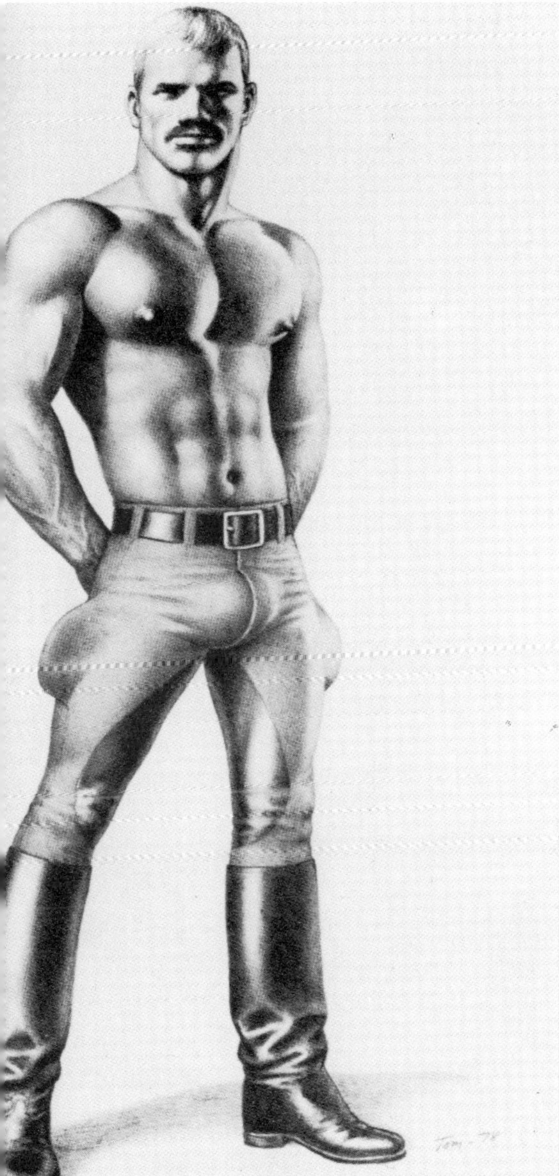

Tom of Finland, Bleistiftzeichnung, 1978

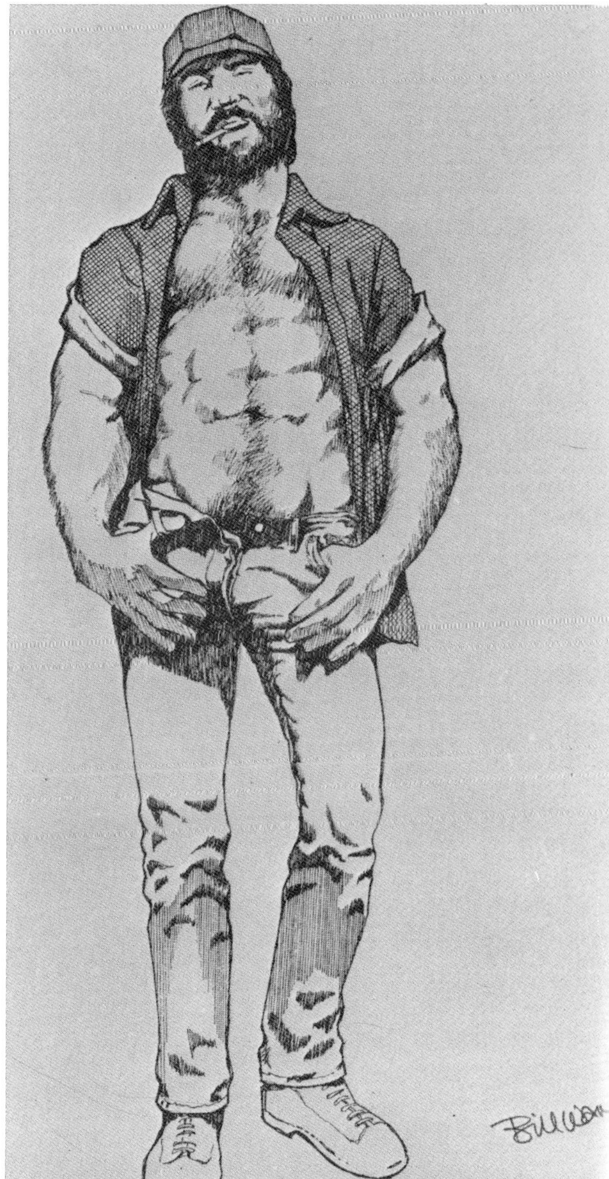

Bill Ward, Tuschezeichnung, 1970

Die Bilder zwischen Aquarell und Graphik in eher düsteren Farben haben einen folkloristischen Touch. Ich sehe Leute vom Land, viele Alte, Paare verschiedenen Alters, auch ältere, viele Frauen, seltener mehrere Männer, wenn, als Bärtige der Jahrhundertwende kostümiert; nur einmal zwei Landarbeiter, mit was in der Hose, ja, der eine dem anderen einen Sack aufhelfend. Sichtlich schwul scheint mir diese Kunstproduktion nicht zu sein, und in kaum einer Weise radikal. (Raoul Hübner: Blickwechsel)

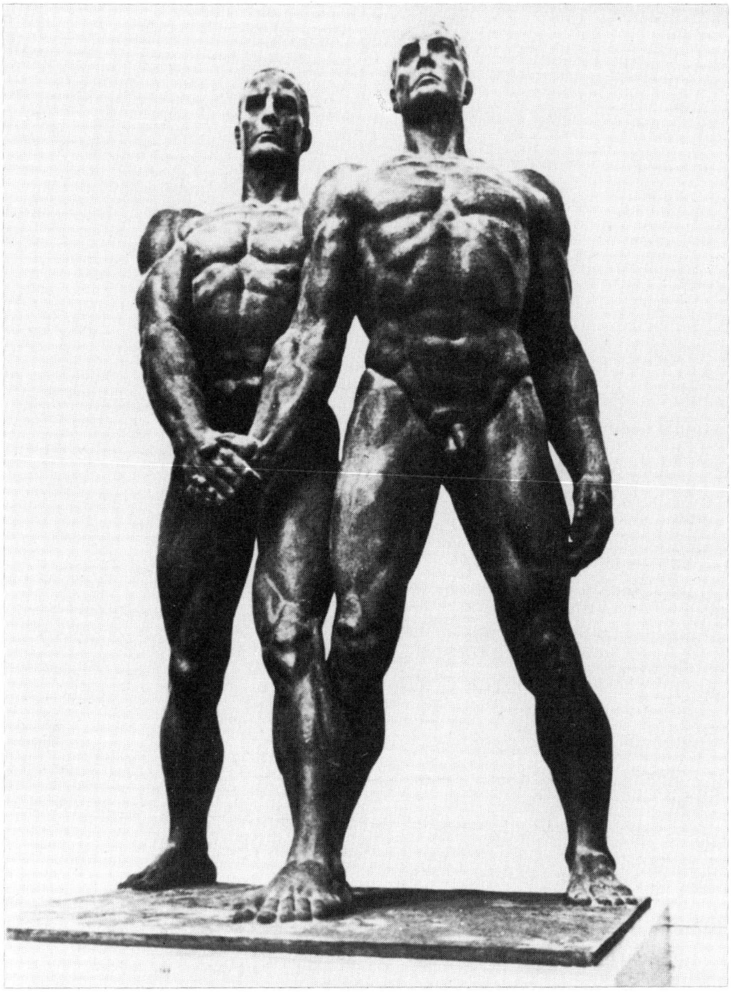

Josef Thorak: Kameradschaft, 1937

›schön‹ in seiner Physis. Doch in der Kraft, die die menschliche Realität hinter sich läßt, setzt es die Zeichen der Anmaßung: Macht und Unterdrückung nur setzt es die Zeichen der Anmaßung: Macht und Unterdrückung nur können gemeint sein, gefährliche Protzgebärden. Die nackte männliche Gestalt, die ja als solche noch keineswegs verdächtig ist, wird faschistoid erst durch Ansinnen und Interpretation.

In der Nacktheit tritt hier ein vermeintlich heroisches Menschenideal vor Augen, das sich ›allgemein‹ menschlich gibt, obwohl es doch ›speziell‹ ist. Es sind Männerakte, deren Körperlichkeit nur vordergründig Freiheit und Natürlichkeit (was immer sich dahinter verbergen mag) verkünden. Die Kraft aber, die sich ihrer sittlichen oder bescheidener ausgedrückt: ihrer menschlichen Verantwortung nicht bewußt ist, neigt sich stets der Tyrannei und dem Faschismus zu. Und genau das liegt in den plastischen Gestaltungen verankert: bedingungslose Macht durch ungebrochene Kraft; beides zusammen als ›schön‹ gedacht. Für die Privilegierten sind die damit verbundenen Perspektiven ja auch schön. Wolbert schreibt in ›Die Nackten und die Toten des »Dritten Reiches«‹: »Die nackten Gestalten der NS-Plastik brachten zur sinnlichen Erscheinung, worin nicht wenige eine zeitlos gültige Sinngebung auch für eine eigene Existenz sehen wollten. Nichts an diesen wies auf irgendeinen Makel irdischer Bedingtheit oder Bedürftigkeit hin.«[22]

Norm und Außenseitertum haben noch stets der Definition durch die Macht bedurft. Sie okkupiert die Norm, stattet die Inhaber der Macht mit dem sicherheitsspendenden Flair des ›Normalen‹ aus und belegt all jene, die sich dem erbarmungslosen Zugriff der Norm entziehen, mit dem Stigma der Minderwertigkeit. Was liegt näher, als die Machthaber mit ihren eigenen Mitteln, der Norm, zu schlagen – zumindest zu umgehen? Der Grenzvorgang ist aber gefährlich: Was dem einen das Täuschmanöver und nur vorgeführte Angepaßtheit zu Täuschungszwecken ist, gleitet beim anderen in die Sphäre der

Warum wird Betrachtern vor meinen Bildern schlecht auf denen Männer miteinander vögeln?
a.) weil die beiden sich lieben?
b.) weil man es selbst gerne tun würde?
c.) weil man heterosexuell erzogen worden ist?
d.) weil man sich selbst haßt?
(Salomé – Selbstdarstellung)

Dann bleibt also diese faschistoide Ästhetik übrig, die bis zu einem gewissen Grad ihre Reize hat. (Rainer Werner Fassbinder: Schlafen kann ich, wenn ich tot bin)

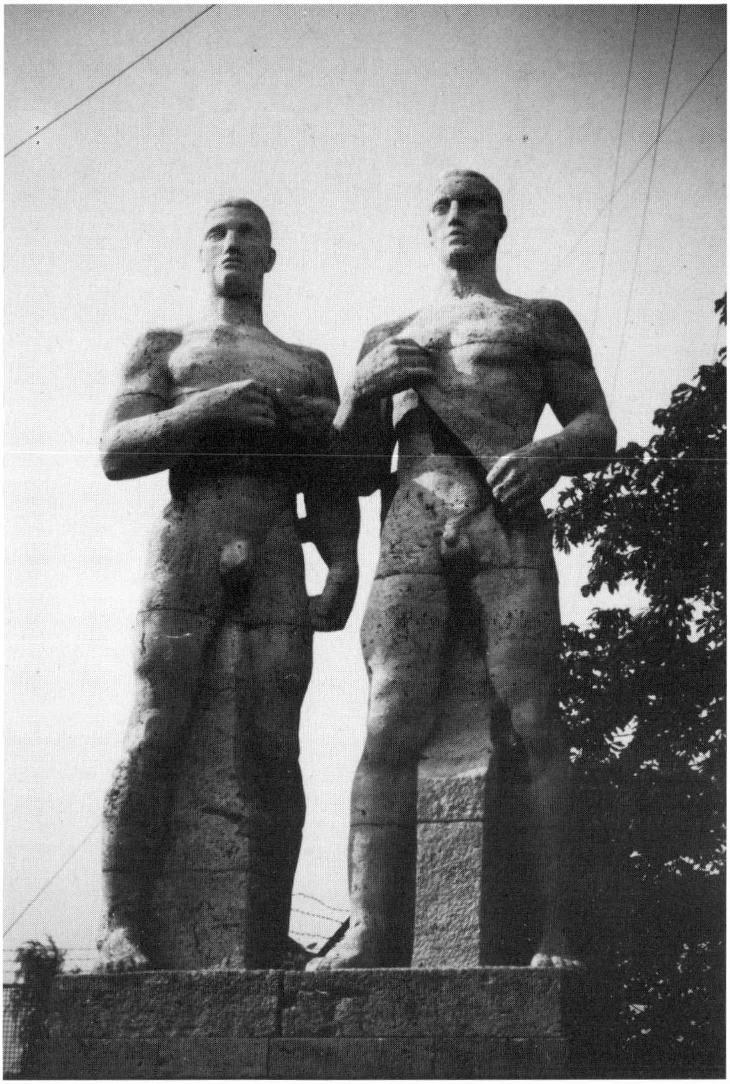

Karl Albiker: Staffelläufer, ca. 1934

Trugschlüsse ab, wird ihm Soll-Erfüllung im Glauben oder Wunsch, soziale Ächtung aufzuheben. Im Umgang mit den unerreichbaren Idealen der Macht – die sich in ihren Schönheitsidealen äußert – haben Homosexuelle fast immer eine gewisse Virtuosität bewiesen. Aber das Spiel entbehrt nur selten der Tragik.

Geduckt sitzen sie im Sattel, haarscharf fegt ihr schweres Krad durch die Kurven, und dann wiegen sie sich leicht in ihren schmalen Hüften, als müßten sie einen ungeheuren Tanz tanzen, berauscht von der Schnelle und vom Abenteuer der Ferne. Und sind sie nicht wie die jungen Götter? Und wird nicht der dumpfe Klang ihrer Motoren zu einer einzigen Sinfonie?
Ach vielleicht schüttelt mancher seinen Kopf über solchen Leichtsinn der Jugend und hebt warnend seinen Finger. Aber sie stören sich nicht daran, sondern geraten noch näher an die Gefahr. Und siehe da, sie bestehen das Abenteuer!
(Claus Clausen: Burschen brausen in den Frühling)

Viele Homosexuelle haben ihre soziale Ächtung so weit internalisiert, daß ihnen ein übersteigerter Männlichkeitskult (als einer von zahlreichen möglichen) scheinbar als probates Mittel der Sühne erscheint. Diese fiktionale Umwandlung von Ausgestoßen-Sein in freiwillige und elitäre Abgrenzung vom Durchschnittsleben hat etwas Tragisches, für den Betroffenen aber auch Trostreiches. Hinsichtlich des Männlichkeitskultes der Homosexuellen und der Heldenverehrung des Faschismus ist auf der beschriebenen Ebene ein inhaltlicher Zusammenhang sichtbar. Wird Homosexualität als Verursacher von Faschismus gedacht, verkehrt das die Wirklichkeit der Betroffenen.

Das Heilversprechen des Nationalsozialismus wandte sich an den heterosexuellen Mann, der die Möglichkeit witterte, letzte Hemmnisse der Macht, beziehungsweise der Selbstverwirklichung durch Macht auf Kosten Schwächerer und Ausgegrenzter, abzuschütteln. Die Überkompensationsversuche der Opfer waren Überlebensversuche, über die sich von sicherer Warte aus wunderbar räsonieren läßt. Kompensation und Überanpassung fand – und findet heute unter teilweise veränderten Auswahlkriterien – in allen Lebensbereichen potentieller Opfer statt: bei den Juden, Zigeunern, Homosexuellen ebenso wie bei den Frauen, Ausländern…

Die Über-Menschen der NS-Zeit wirken jedoch homosexuell definiert: durch den stark männerbündlerischen Charkater dieser Gesellschaft und ihres Staates. Die Männer waren eben nicht »Herr Sowieso« und »Herr Soundso«, sondern die immerzu in Männervereinigungen organisierten Volksgenossen:

Es gab nur etwas, wovor ich wirklich Angst hatte, – nur eine Gefahr, vor der mir graute: ausgeschlossen zu sein vom kollektiven Abenteuer, nicht teilzuhaben am Gemeinschaftserlebnis. Es gibt keine demütigendere Rolle als die des Außenseiters ... In kindlichen Phantasien versuchte ich, das wahre Gesetz meiner Natur zu verleugnen, das mir für immer verbietet, der bemitleidenswerten, beneidenswerten Mehrheit anzugehören. (Klaus Mann: Der Wendepunkt. Ein Lebensbericht)

Hitlerjugend, Arbeitsdienst, Wehrmacht sind nur einige von ihnen. Kunst war in erster Linie Propaganda für die Massen und betonte daher demonstrativ das Genossenschaftliche. Individualität dagegen war gefährlich, bot sie doch gerade den ›Randgruppen‹ die Möglichkeit, nach individuellen Kriterien bemessen und beurteilt zu werden. Das aber konnte und kann – wieder ist der leidige Verweis auf die Gegenwart notwendig – nicht gewollt sein: zeitigt es doch in der Regel die Zerstörung des kollektiven Vorurteils, des Feindbildes und damit auch des Eigenbildes, das in so angenehmer Weise die eigene Überlegenheit vorgaukelt.

Die Kunst der NS-Zeit trägt zweifellos homosexuelle Züge. Die Männerbünde hinterlassen hier Spuren. Diese Kunst jedoch mit der Lebenswirklichkeit von homosexuellen Menschen (im Sinne einer direkten Abbildbarkeit von sozialen oder psychischen Verfassungen des Betroffenen) gedanklich zu koppeln, wäre zynisch. Ein Beispiel: Die beiden nackten und ineinander verschränkten Männer der etwa fünf Meter hohen Plastik ›Kameradschaft‹ von Josef Thorak (Abb. S. 66) sind typische Vertreter der NS-Kunst. Eine ähnlich inszenierte körperliche Situation wäre zur Darstellung alltäglicher Lebensbereiche im Faschismus undenkbar gewesen; ›Rosa Winkel‹ und Konzentrationslager die wahrscheinlichen Folgen. Das besondere Verhältnis dieser oder ähnlicher Plastiken zur Homosexualität liegt damit weniger in der versteckten homoerotischen Attraktivität des Faschismus als vielmehr in der teilweise gemeinsamen Identifikations- und Verherrlichungsrichtung begründet: der männlichen

Literatur von Homosexuellen (wird), sofern sie sich als solche zu erkennen gibt, traditionell unter moralischen Gesichtspunkten erörtert... So käme beispielsweise kein vernünftig denkender Mensch auf die Idee, aus Goethes moralischer Haltung seiner Geliebten gegenüber ein ästhetisches Urteil über das Gedicht »Willkommen und Abschied« abzuleiten. Hingegen ist es eine fast selbstverständliche Praxis, die angeblich amoralische Lebenseinstellung offen Homosexueller direkt in ästhetische Urteile bzw. Verurteilungen umzugießen. (Gerhard Härle: Hinter-sinn)

Kraft. Sie wird öffentlich und überlebensgroß zur Schau gestellt und damit nicht nur Teil der offiziellen Repräsentation, sondern auch – ungewollt – der homosexuellen Wünsche.

Die Aneignung von Themen und Bildern der ›offiziellen‹ Kunst zur Äußerung verdeckter Wünsche ist nicht neu. Der homosexuelle Fürst von Sachsen-Gotha hatte sich im 19. Jahrhundert die literarische Form der ›Idylle‹ in sein eigenes kleines Arkadien umgedacht und in der Novelle ›Ein Jahr in Arkadien‹ homoerotische Liebeswünsche ausgedrückt. Das sich persönlich eingeräumte Glück hinderte ihn aber nicht daran, zu bestimmen, daß »unnatürliche Unzucht... mit vierjährigem Zuchthause, nebst dem ganzen Willkommen (Auspeitschung) zu bestrafen« sei.[23]

Überblickt man das Schaffensspektrum der Bildhauer in Deutschland vor dem Nationalsozialismus, so wird deutlich, wie sehr das gegenständliche plastische Gestalten, vorzugsweise das des menschlichen Körpers, die abstrakten Ausdrucksformen überwog. Die künstlerischen Arbeiten eines Thorak oder Breker fallen daher scheinbar kaum aus dem Traditionsrahmen, den die Kunst der vorangegangenen Künstlergeneration vorgab. Das Wirken der nationalsozialistischen Künstler war in einzelnen Richtungen der Kunst längst angelegt und besonders im Umgang mit Formen immer vorhanden. Michelangelos ›David‹ und die vorbildlich idealisierten Skulpturen der Antike werden von allen Bildhauern zitiert. Und auch die NS-Interpreten redeten gerne von der Würde des Menschen, vom klassischen Ideal... Begriffe sind – wie deren Inhalte – korrumpierbar. Und so war die Klassizität längst Teil der

Propaganda geworden. Architektur und Skulptur zeigen durch Dimension und Inszenierung, daß sie nur noch dem äußeren Anschein nach ›klassisch‹ sind. Der schöne Mensch ist nicht mehr um des Menschen willen vorhanden, er steht im Dienste einer Sache, die den Einzelnen und die Maßstäblichkeit des Einzelnen in physischer und psychischer Hinsicht nicht mehr beachtet.

Thoraks ›Kameradschaft‹ ist aus dem Bestreben entstanden, das kraftvolle und disziplinierte Mannesideal zu verkörpern. Jeder Körperteil, jede Geste der beiden Männer ist ›aufgeladen‹: innere Energie, Vitalität, Kampfgeist und Entschlossenheit werden unmißverständlich geformt. Das viel- und kleinteilige Muskelgefüge, die gespannten Sehnen und Bänder, alles wird im Detail vorgeführt, betont herausgebildet und dann idealistisch geglättet. Der Mann ist unangreifbar. Durch Physiognomie und Körperbau ist er als ›Übermensch‹ ausgewiesen, in heutiger Sprache: als ›Superman‹.

Bei näherem Hinsehen jedoch entpuppt sich die imposante Gesamterscheinung als Trugbild. Das ›Falsche‹ hat Methode! Trotz der scheinbar detailgenauen Naturbeobachtung des Künstlers ist die Statue nicht von menschlicher Ausstrahlung. Der Körper weist eine panzerartige Anatomie auf. Das ist kein Zufall, denn Thorak weiß, was er technisch und künstlerisch will. Er beherrscht sein Handwerk souverän. Und mit den ihm zur Verfügung stehenden Mitteln entwirft er: den Panzermenschen.

Thoraks ›Kameraden‹ sind Symbole einer Ideologie von der Macht und Allegorien des

Ideals vom um die Macht kämpfenden Mann. Sie stehen für Drill und Militärmaschinerien, ihre Körper sind zu absoluter Härte gegen sich und gegen alle Widerstrebenden abgerichtet. Die Stilisierung ist auf ihre Weise gelungen: brutal, strikt asexuell – von der Möglichkeit der Paarung zu Vermehrungszwecken einmal abgesehen. Die Persönlichkeit, das Individuelle, die Gefühle gar, sind vollständig eliminiert; Roboter, ohne Sehnsucht, ohne Begierden.

Roboter lieben nicht. Sexualität bleibt daher für den mannsuchenden Mann auf die Vorstellungsebene des Voyeurs begrenzt, realisiert sich erst in seiner Phantasie. Und die ist gutmütig: holt sich das Fehlende hinzu, läßt das Überflüssige weg... Eine Möglichkeit, sich in Unterdrückung einzurichten.

2.5 Der freie Männerheld

Ich war schon früh unter dem Eindruck der Bewegungsfotografie von Eadweard Muybridge, dessen Ringende ja gleichzeitig wie Kopulierende aussehen. (Francis Bacon: Man tötet das, was man liebt)

Roger und ich hatten den Rausch der Umarmung erfahren nach einer kleinen Auseinandersetzung, die in einem Ringkampf endete. (Robert Desnos: Die Abenteuer des Freibeuters Sanglot)

Thorak verbindet in der Plastik ›Kameradschaft‹ das Ideal körperlicher Schönheit mit dem des Männerbundes. Beides ist aufeinander bezogen und erst in der Wechselseitigkeit erhellt: Kraft durch männliche Verbundenheit, ideale Schönheit des Bundes etc.

Zwei gleichaltrige Männer sind vorgeführt, die durch Handschlag ihre Verbundenheit ausdrücken. Sie stehen stellvertretend für die geschlossene und unüberwindbare Formation der Truppe, des Männerbundes. Ihr Händeschluß symbolisiert – ebenso wie die sich überschneidende Schrittstellung und der

Auf der Suche nach Selbstfindung wird das Tor zur Selbstverherrlichung aufgestoßen, dies zu durchschreiten versagt man sich nicht gern. Ich habe dies in der Praxis auf vormilitärischen Ausbildungslagern erlebt, wo man gar nicht so unkritische Jugendliche binnen acht Tagen umgedreht hat. Auslese- und Führerprinzip, Zauber der Montur, das Aufgenommenwerden in eine Gemeinschaft, die angeblich höhere Ansprüche stellt, das geradezu erotische Verhältnis zum Vorgesetzten, Ermunterung und Beifall... (Alfred Hrdlicka: A. Hrdlicka)

He started his leather-
carriere in Chicago –
er lacht laut und zu oft –
niemand
regt ein Gesicht
die Augenhöhlen bleiben dunkel.
Licht bricht hell auf schwarzen
Leder-
wölbungen –
Stumme Zeugen leblosen
Parierens.
(Rüdiger Trautsch. Klappentexte 2/3)

Man ist im Begriff, aus dem Homosexuellen den Sündenbock zu machen – etwa den Juden der Antifaschisten. Das ist abscheulich. Mit ein paar Banditen die erotische Veranlagung gemeinsam zu haben, macht noch nicht zum Banditen. (Klaus Mann: Selbstzeugnisse)

gemeinsam energisch nach vorn gerichtete Blick – die Männerfreundschaft als hohes menschliches Bindungsideal. Männerbündelei und Kameradschaftsgetue sind jedoch so ideal, wie sie es vorgeben, nicht: Sie sind von jeher auch Spiegelbild unterdrückter mann-männlicher erotischer Neigungen und bilden Schutzräume, um ihnen gefahrlos nachgehen zu können. Im hermetisch abgeriegelten Raum des Militärs beispielsweise wird männliche Exklusivität geboten, ohne die Barriere des homosexuellen Tabus angreifen zu müssen. Das Tabu wird gewissermaßen unterlaufen, da militärische Rigidität den Begriff von Sexualität innerhalb der eigenen Sphäre nicht zuläßt. Wo aber kein Begriff existiert, sind Fakten ungefährlich. Die Begriffslosigkeit bildet einen noch sichereren Schutzwall als das definierte Tabu.

Die mittlerweile recht populäre Diskussion um die ›Inversion‹ versucht den Mangel zu beheben. Sie besagt, daß zahlreiche Organisationen außerhalb der Familie auf ›Inversion‹ gegründet seien, auf gleichgeschlechtliche sexuelle Empfindungen der Männer zu ihren Führern, den Männerhelden. Ob in der Tapferkeit der militärischen Kameraderien, in der frommen Verbundenheit der Ordensgemeinschaften, bei den Pfadfindern, studentischen Verbindungen oder auch in der Überschwenglichkeit der Rauch- und Trinkgemeinschaften am Stammtisch: ersehnt wird – unter Anleitung des heldischen Mannes (Priesters, Führers, Initiators...) – die Zugehörigkeit in die geheime und exklusive Welt des reinen Männerbundes. Diese Welt bietet etwas, was üblicherweise dem Mann sonst vorenthalten bleibt: die narzistische Orientierung auf sich

Doch in Wahrheit liegen die Dinge ganz anders: im allgemeinen (d.h. in der über wältigenden Mehrzahl der Fälle – jedenfalls in den Mittelmeerländern) liebt und begehrt er einen Heterosexuellen, der zu einer homosexuellen Erfahrung bereit ist, dessen Heterosexualität jedoch nicht im geringsten in Frage stehen darf. Er muß »Mann« sein. (Pier Paolo Pasolini: Das Gefängnis und die Brüderlichkeit der homosexuellen Liebe)

Ach weißt du ich habe ja nichts gegen Schwule aber ich steh doch mehr auf Frauen, dazu ein Schulterklopfen und im Suff ein Kuß der Männlichkeit. Marlborocountry. (Salomé – Selbstdarstellung)

selbst, auf das bekannte Geschlecht. Die verschiedenen Riten der Aufnahme (Initiation) und die Zelebrationsakte sind jedem hinlänglich bekannt. Besäufnisse, Wettkämpfe, Verbrüderungen usw. gehören zu den harmloseren.

Hans Blüher war der erste, der die Verbindung von homosexuellem Verlangen und Orientierung auf den ›freien Männerhelden‹ hergestellt hat: Unsere Gesellschaft ist triebfeindlich strukturiert, aber sie kennt auch die Notwendigkeit des Ventils. Und Blüher stöbert sie (bezogen auf die Hitlerzeit) überall auf, die ›heldischen‹ Ventile. Als Führer der Wandervögel, der Jugendbewegungen, der SA, des Militärs und der zahlreichen anderen Bünde. In einer spektakulären Abhandlung über den ›Typus inversus‹ untersucht er den Zusammenhang auch auf dessen Gültigkeit im größeren Rahmen allgemein gesellschaftlicher Verhältnisse.[24] Der aus dem mann-männlichen Eros geborene Männerbund erscheint ihm dabei als wesentliche Säule menschlicher Vergesellschaftung:

»Während (also) die Frau soziologisch einseitig ist und nur nach der Familie strebt, neigt der Mann stets nach zweierlei: nach der Familie und der männlichen Gesellschaft«.[25] Abgesehen von der eigenartigen Festlegung des fraulichen Strebens nach Familie (der Vergleich mit dem zwanghaften Wanderverhalten der Lemminge drängt sich auf), hat Blüher mit seiner Untersuchung Wesentliches geleistet: Er hat jene Anschauung formuliert, die Homosexualität implizit zu einer Ursache des Faschismus erhebt, sie als wesentlichen Bestandteil der Aggressionslust des soldatischen Mannes beschreibt.[26] Die Verbindung mag zutreffend formuliert sein, bleibt aber in der Beschreibung der Ursachen ungenau: Abgesehen davon, daß die Komplexität des Verhältnisses zwischen Nationalsozialismus und Homosexualität kaum zureichend erforscht ist, erscheint es zweifelhaft, ob in dieser Auseinandersetzung überhaupt mit Begriffen wie Hetero- und Homosexualität operiert werden kann. Die Männerbünde rekrutieren ihre Mitglieder doch nicht aus eingestanden Homosexuellen, sondern aus dem großen Reservoir derer, die sich der Reglementierung von Sexualität willig unterzogen haben. Der Männerbund lebt daher in erster Linie nicht aus der Homosexualität, sondern aus der *Unterdrückung* von Homosexualität. Wird zwischen Ursache und zufälligem Zusammenhang nicht sauber geschieden, dann werden die Opfer – die Homosexuellen – zu Henkern. Nicht sie, sondern ihre Unterdrücker sind primär in den Zusammenhang von Homosexualität und Faschismus verstrickt. Erst die Unterdrückung, die Ausgrenzung lassen die Homosexualität im Männerbund zu dem werden, was sie ist: erzwungener Beitrag.

Die Institutionen, in denen sich die von Blüher beschriebenen libidinös gefärbten Beziehungen abspielen, sind – folgerichtig – identisch mit denen, die Frauen von öffentlich bedeutsamer, das heißt nicht untergeordneter Tätigkeit abschneiden. Dennoch soll nicht verschwiegen werden: Der homosexuelle Mann und die Frau sind Opfer der gleichen (auf zwanghaft-moralisch geformte Männerbildnisse fixierten) Gesellschaft. Er, der homosexuelle Mann, ist und bleibt aber dennoch Mann und damit – gewollt oder nicht –

Die erste landesweite Berichterstattung über die Beatles hatte zum Thema, wie ich an Pauls 21. Geburtstag Bob Woller verprügelte, weil er anklingen ließ, ich sei homosexuell. Ich muß Angst gehabt haben, wirklich homosexuell zu sein. (Lennon über Lennon. Rosa Flieder, Dez./Jan. 84/85)

Teil eines männerdefinierten Kulturkreises. Das hat ästhetische Folgen, auf die noch genauer einzugehen sein wird: Der Männerheld ist dem Homosexuellen Vorbild, Bedrohung und sexueller Anreiz zugleich. Auch die Ausgrenzung – bei Frauen eindeutig und radikal betrieben – trifft den homosexuellen Mann nur dann radikal, wenn er sich offenbart und die Stufe der unausgesprochenen Homosexualität verläßt. Randständigkeit ist damit auch eine Frage von Offenbarung und Latenz. Und auch diese Unterscheidung ist eine willkürliche und

Wandervögel

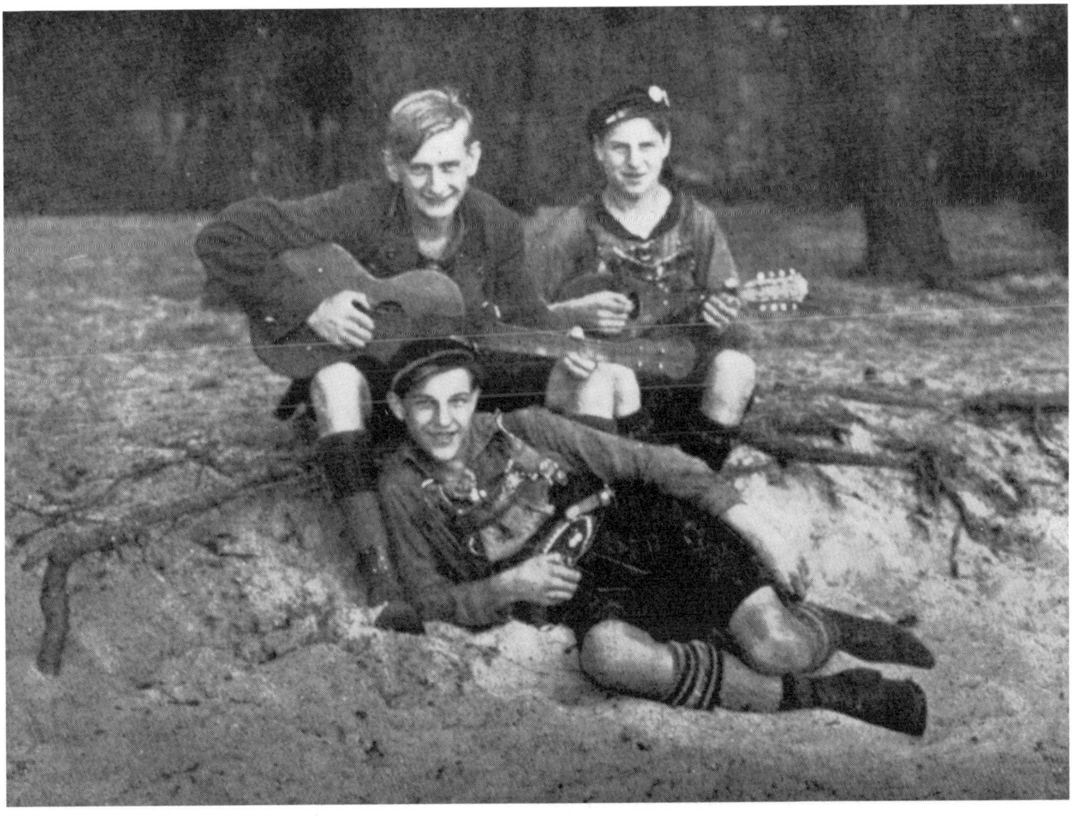

Was diejenigen angeht, die bei der Verurteilung Genets die schärfsten Worte finden, bin ich überzeugt, daß für sie die Homosexualität eine ständige und ständig verleugnete Versuchung und so Zielscheibe ihres erbitterten Hasses ist: sie sind glücklich und zufrieden, wenn sie diese an einem anderen verabscheuen können, denn das schafft ihnen die Möglichkeit, den Blick von sich selbst abzuwenden. (Jean-Paul Sartre. Aus: Pier Paolo Pasolini: Freibeuterschriften)

fließende, denn: »was man da latent nennt, ist der offenkundige Zustand der Gesellschaft, die die Attraktion durch das Männliche dadurch verordnet, daß sie das Weibliche entwertet«.[27]

Unterscheidungen sind Ausgrenzungen und damit stets mit definitorischer Mühe verbunden. Ein Bedürfnis muß ihnen zugrunde liegen. Theweleit geht so weit zu behaupten, daß selbst jene Männer, denen Männergesellschaften kein Bedürfnis sind, homosexueller seien als deren treueste Anhänger, eben weil sie wahrscheinlich überhaupt sexueller sind.[28] Die Ausgrenzungsstrategien der Antihomosexuellen, also jener, die den gelassenen Umgang mit Männern nicht ertragen, ihn zwanghaft zelebrieren müssen, gehen – nach Theweleit – daher auch in erster Linie von den betont Männlichen aus, von denen also, die sich ihre eigene

Ringerverein Kreuzberg, Berlin 1920

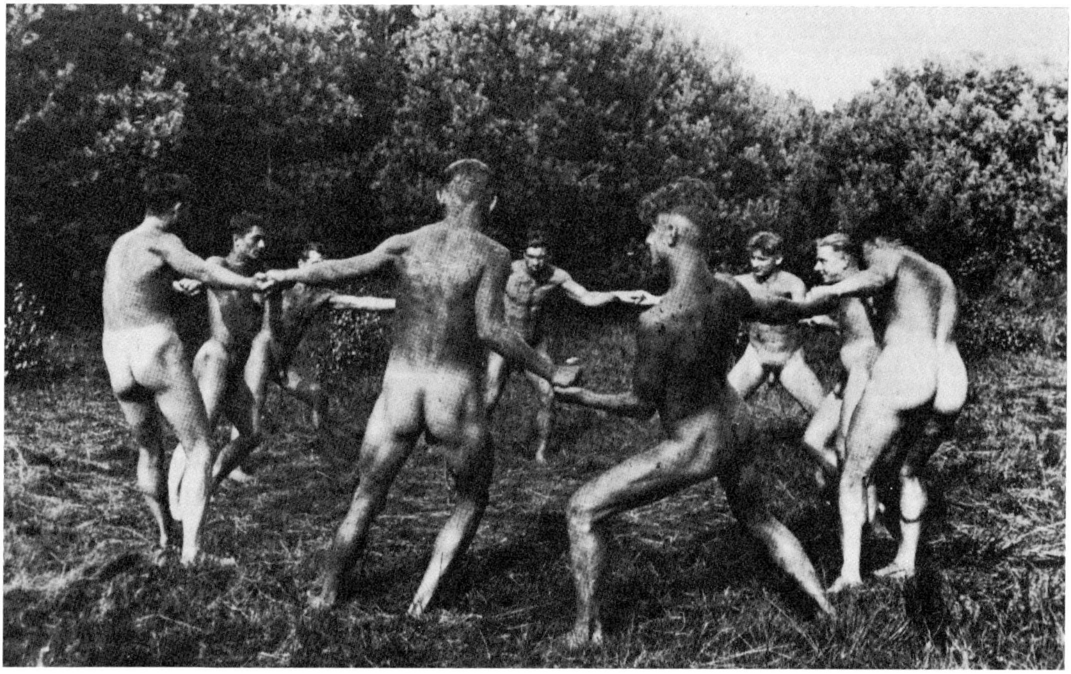

Männlichkeit erst von Männern bestätigen lassen müssen, bevor sie selbst daran glauben können. Der Autor noch einmal: »Halten wir fest. Diese Antihomosexuellen haben in ihrer Haltung zumindest etwas sehr Männertümelndes. Ausgedrückt wird das mit der Selbstsicherheit, die deutlich die Differenz betont und in der so etwas wie eine Befriedigung mitschwingt, daß man selbst über dezentere ›männlichere‹ Mittel verfüge.«[29]

2.6 Schönheit und Markt

»Die Werbung ist die letzte moribunde Form dieser Kunst, die anspielt auf sexuelle Enttäuschungen und materielle Unzufriedenheit und ihnen Genüge verheißt... Sie will die Menschen mit dem Traum einer vollkommenen Zukunft inspirieren, die alle Mängel der Gegenwart wiedergutmachen soll.«[30] Diese eher allgemein gehaltene Aussage von M. Walters über die Ausbeutung idealisierter Kunst-Körper durch Werbung und Propaganda macht auch in Bezug auf ›homosexuelle‹ Kunst Entscheidendes deutlich: Die Modifizierung des § 175 StGB gegen Ende der sechziger Jahre brachte nicht nur maßvolle gesellschaftliche Anerkennung der Homosexualität mit sich, sondern auch und vor allen Dingen deren kommerzielle Nutzbarkeit. Ob in den homosexuellen Zeitschriften, ob in Marketing-strategien oder Medien, ob in Fotomagazinen, Familienzeitschriften oder ›harten‹ Porno-Blättchen: Der Markt buhlt um die sexuell am Mann interessierte Kundschaft, weiß als kaufkräftige Klientel auch die Homo-

... ließ Paulchen sich, den Kopf aufgestützt, leichte Erregung in den Augen, mit seinen früheren Kollegen in Klatschgeschichten ein. »Dir sag ich's«, tuschelte er und zog verzweifelnd die Augenbrauen hoch, »dieser Herr Dorfbaum – nein, dieser fette Herr Dorfbaum!« (Klaus Mann: Der fromme Tanz)

Ich sehe ihn in einer Fluchtlinie mit all den anderen, früheren und gegenwärtigen, Anbiederungsversuchen homosexueller Künstler, ihrem dauernden Sich-Gemein-Machen mit den herrschenden Kategorien, ihrem ständigen Abgehen von sich selbst. (Raoul Hübner: Blickwechsel)

... in eine Aura bloßer Künstlichkeit. Daher die Bevorzugung trivialer Kunstformen, das Sich-Gefallen als Clone (mit Schnäuzer usw.) oder Camp. Die Oper z. B. mögen Schwule, weil dort Gefühle überdimensional ausgelebt würden, zu denen sie selbst nicht fähig seien. Die Ferne zu sich selbst, den Aspekt, sich als Fremder zu leben, ... (Raoul Hübner. Triebhaft, Nr. 5/83)

... das ist eine Aura von Glamour und Mysterium; ohne Klunker, Kandelaber und Kostüme wäre ich nur einer unter Hunderten. (Liberace. Männer-Vogue, Nr. 6/85)

So exotisch wie frische Ananas. (Wolfgang Theis: Schwule und Männerbeziehungen in neuen Filmen der 31. Berlinale)

Fulminante Exotenshow. (Rosa Flieder, Nr. 42/85)

Offenbar interessieren nicht Qualität und Kunstcharakter einer solchen Darbietung, sondern nur symbolische Ersatzhandlungen anderer für eigene Verdrängungen. (Michael Aue: Das Scheuereimer- oder Putzfrauensyndrom. Aus: Rosa Flieder, Nr. 42/85)

sexuellen – oder besser: das Homosexuelle im Mann – zu schätzen.

Die zahlreichen im Untergrund kursierenden Aktphotos – von Gloeden, Plüschow, Eakins, Muybridge oder Holland Day im ausgehenden 19. und beginnenden 20. Jahrhundert hergestellt – und die bis in die fünfziger Jahre hinein erscheinenden ›Gesundheitsmagazine‹ werden nun zu raren Exoten innerhalb des Kreises der um die Wiedergabe des männlichen Körpers bemühten Druckerzeugnisse. Werbung setzt andere Maßstäbe, schafft größere Dimensionen und wird zur völlig legalen und schier unerschöpflichen Bildquelle der Verheißungen für ein homosexuelles Publikum[31] – das latente eingeschlossen.

Das hartnäckige Tabu ist unter den Gesetzen der Marktwirtschaft schneller zerbröselt als manchem Eiferer in Sachen Moral lieb war. Propagandistisches Medium ist dabei unumstritten die Photographie. Dank ihrer vermeintlichen Lebensnähe und ihrem wenig exklusiven Warencharakter, der mühelose Reproduzierbarkeit und Rezipierbarkeit gewährleistet, spricht sie ein bislang unvorstellbar großes Publikum an. Die Technik der Kamera trägt ihren Teil dazu bei: sie spiegelt die Illusionen einer idealisierten, einer ›schönen‹ Welt wider. Der Lebenszusammenhang ist zugunsten der Technik und der von ihr angestrebten Instrumentalisierung des Körpers zurückgetreten: Schöne Welt – schöne Männer – schöner Gewinn – und alles klinisch rein...

In ihren Bildern orientiert sich die Photographie der Werbung weitgehend an der traditionellen Kunst der idealisierten Körper.

Modern-Style-Typ, der auf einen Schuß Armani und Venturi, US-Second hand, Grace Jones, Alice, Culture Club, ABC, Ivo Pogorelich, Patrick Dupond und John Neumeiers weltberühmte Ballett-Truppe sowie Reisen (Sonne, Sand und mehr) steht, wünscht sich ebenso interessierten und interessanten Freund... (Modern-Style-Typ. Torso, Nr. 4/83)

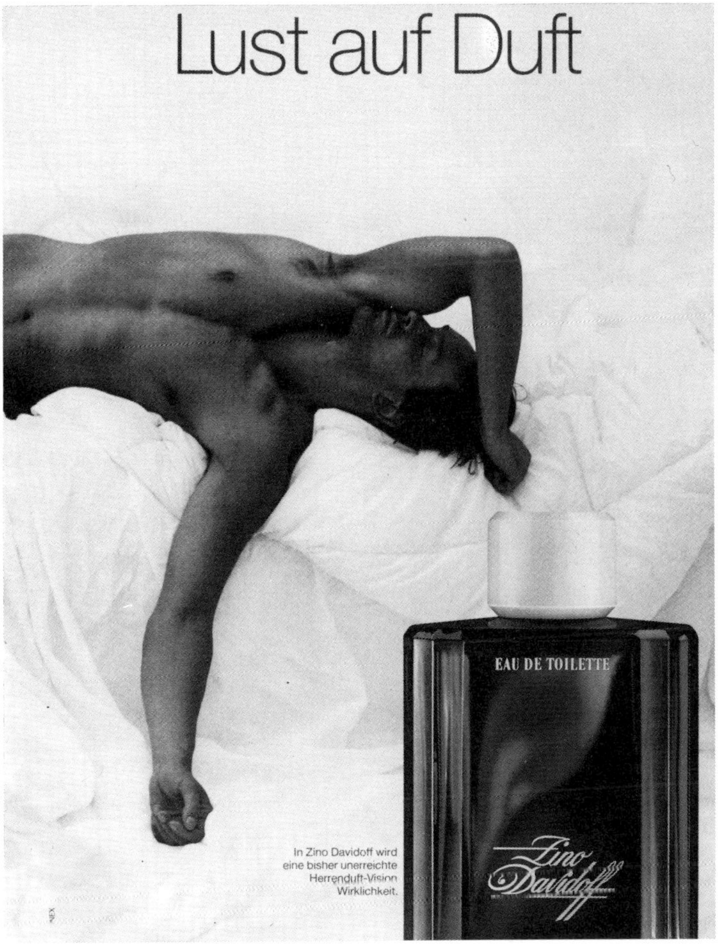

Davidoff-Werbung

Schönheit schließt Sexualität nicht selbstverständlich mit ein, tangiert sie nur. Sexualität ist stets auch Drama, Verbrauch und Todesnähe und die kann man weiß Gott im Geschäft nicht gebrauchen. Der schöne Mann der Werbung ist daher auch nicht als schwitzender Liebhaber gedacht, sondern mehr als pin-up, Glanzbildchen. Ihre – der Bildchen – »Suggestion ... hängt daran, daß sie eine nicht allzu wirkliche Wirklichkeit vorführen. Das Modell hat gerade genug Individualität, um die Phantasie zu würzen, aber nie genug, um sie durch eigene Ansprüche zu irritieren.«[32]

Am meisten im deutschen Kulturbetrieb hasse ich Fassbinder... Fassbinders stumpfe, psychoterroristische und verklemmte Person ist genau das, was ich im Leben immer hasse, was für mich mit Leben nichts zu tun hat, sondern immer das Abstoßende an sogenannter Kunst ist. (Rosa von Praunheim: Sex und Karriere)

Wie im richtigen Leben machten sich die Burschen breit am Pool, erregten Aufmerksamkeit und lenkten doch ab vom Wesentlichen – der Mode. (Christian Pfannenschmidt: Puppenspiele in Florenz. Aus: Zeitmagazin, Nr. 44/85)

Später paßte ich mich immer mehr den beschissenen Idealen der homosexuellen Welt an, wurde modisch... (Rosa von Praunheim: Sex und Karriere)

In den unzähligen Reklamebildern der Massenkonsumgesellschaft setzt die Werbung zunehmend mehr den nackten Mann als Kaufreiz ein. Mit erotischer Verpackung wird ein Lebensstil verkauft. Dem Betrachter versichert man, daß der richtige Schnaps, Chanel's Parfum oder Calvins weiße Unterhosen alle sexuellen Bedürfnisse befriedigen werden. Der Schmuck, die Bekleidung, die Pflege, Reinigung und Bewunderung des männlichen Körpers werden zur neuen Erlebnisweise und damit zum Kaufanreiz. Gekauft werden damit auch Körper – nicht nur die Unterhosen.

Ob die Körper auch geliebt werden, steht dahin, auch wenn die Zeitslchrift »Stern« behauptet: »Der Mann von heute ist verliebt in seinen Körper. Er kommt sonnenbankgebräunt und whirlpoolmassiert daher. Fitness-Clubs melden Rekordzahlen.«[33] »Boutiquen machen Bilderbuchumsätze mit modischer Ware«,[34] die Hersteller von Schönheitsartikeln für Männer melden Absatzrekorde.[35] Alles richtig! Aber ›verliebt‹? Der männliche Körper wird hart hergenommen, er hat zu leisten, etwas vorzuweisen. Das aber ist ja nur ein kleiner Ausschnitt aus dem Spektrum der Liebesrituale, wenn man Liebe in diesem Zusammenhang überhaupt ins Spiel bringen will. Bringen wir's auf einen Nenner: er liebt nicht seinen eigenen Körper, sondern das Glücksversprechen der anderen. Er liebt vage Glücksmodelle aus Kraft, Erfolg und Macht – Ideale eben, wenn auch kommerzialisierte.

Die dargebotenen Männer-Modelle bleiben daher auch allesamt im oben beschriebenen Rahmen. Adam wird vorgeführt wie gehabt: licht und schlank oder stark und bullig. Die

Freundin und Brigitte werden wir lesen und uns bangen Herzens fragen lassen: Sind Sie eine Karriere-Frau? Geliebte oder Kameradin? Welcher Typ sind Sie? (Detlev Meyer. Siegessäule, Nr. 1/86)

Noch ein Trick, der ihn größer und kräftiger erscheinen läßt: Nehmen sie den Blusherstick und zeichnen sie damit einen breiten Kreis vom Durchmesser einer Handspanne rund um ihn herum. Der so gewonnene Kontrast betont die porzellanhafte Härte, schüchtert auf den ersten Blick ein … (Rosa Flieder, Okt./Nov. 85)

Still träumend: über mir dein braunes Haar
Im Goldgefunkel dunkler Sternrubinen –
Von Rosen Deiner Lenden Reiz umspielt
Und tief im Blick Dein süßer Schelmensinn:
Als wie ein Engel voller Lieb und Huld!
(Adolf Brand: Der Abend)

Ja, er sah bemerkenswert gut aus, aber mehr auf eine besondere Weise als auffallend schön. Zudem war seine Kleidung, wenn auch immer tadellos, ein Ideechen exzentrisch. An jenem Abend trug er beispielsweise ein Bund weißes Heliotrop im Knopfloch, obgleich damals Kamelien und Gardenien in Mode waren. (Oscar Wilde: Teleny)

jeweiligen Mythologien lassen grüßen. Sinnlichkeit des Körpers nur andeutungsweise: recht zaghaft bei den ›Epheben‹, recht verbissen bei den ›Kerlen‹. Unterstützt werden beide durch alles, was gut und teuer ist, was phallisch ist oder sein könnte, was den bekannten fetischisierten Requisiten vermeintlich urtümlicher Männlichkeit oder ephebenhafter Weichheit entspricht: ›weibliche‹ Accessoires für die einen; Autos, Leder, Uniformen, Motorräder und was sonst noch alles für die anderen. Das erotische Bild der Werbeindustrie setzt sexuelle Phantasien in Bewegung und stellt die Erfüllung offenen oder unterdrückten erotischen Begehrens in Aussicht.

Obwohl das gebotene Rollenspiel ja schon ein wenig verstaubt ist, ist allein die Tatsache des Umgangs von Werbung mit dem nackten Mann eine Überlegung wert: Sollte die Sexualität des Mannes tendenziell eine befreitere geworden sein? Das würde einschließen, daß Unterdrückung und Ausgrenzung nicht mehr zwanghaft gehandhabt werden müssen. Da kommt natürlich Hoffnung auf.

Haben wir es geschafft?:

»Der nackte Mann ist bereit, in die Bunny-Rolle hineinzuschlüpfen.«[36]

Nein, dann wohl nicht.

Manchmal fängt sie der Spiegel ein und hält sie fest. Fasziniert stehen sie davor. Sie sind versunken, abgetrennt von der Wirklichkeit und allein mit ihrem liebsten Laster, der Eitelkeit. Denn wie sie alle anderen Laster bereitwillig ausbreiten vor allen, so halten sie dieses eine geheim und verleugnen es selbst vor ihren besten Freunden.
Da stehen sie nun und starren die Landschaft an, die sie selber sind. Die Gebirge ihrer Nasen, die Schluchten und Falten, an die die Jahre sie schon so gewöhnten, daß sie nicht mehr wissen, wie sie entstanden sind, ihre Schultern, Hände und Haut und die mannigfachen Urwälder ihrer Haare. Sie sinnen, sie sind befriedigt, sie suchen sich selbst zusammen. Manches ist zu klein geraten, und es ist gut so, daß es so klein ist, manches wiederum ist zu groß und es ist herrlich, daß es so ist. Frauen haben sie gelehrt, daß es nicht auf die Maße ankommt. Frauen haben ihnen gesagt, was schön an ihnen sei. Sie haben es vergessen, aber nun suchen sie sich selbst wie Mosaik zusammen aus dem, was Frauen an ihnen gefiel. Denn sie selbst wissen nicht, was schön an ihnen ist... (Rose Selavy [Pseudonym für Marcel Duchamp]. Aus: Ausstellungskatalog: Spiegelbilder)

2.7 Care – After shave

Stärker noch als die Modebranche hat die Kosmetikindustrie die ›männliche‹ Angst zu überwinden, als feminin und/oder gar als homosexuell zu gelten. Jahrzehntelang bildete – zu außergewöhnlichen Anlässen, versteht sich – ein Spritzer Kölnisch Wasser die Grenze des kosmetischen Raffinements, die der Mann sich zu überschreiten nicht gestattete.

Bedingt und angespornt auch durch die sexuellen Liberalisierungsbewegungen während der sechziger und siebziger Jahre, entdeckte die Industrie das Homosexuelle und die sich daraus ergebenden Bedürfnisse als riesige Marktlücke. Ob in den Reklamebildern einer Badeschaumfirma oder in den Anpreisungen für Gesichtspackungen, Rasierwasser und Haarpflegemittel, die Werbefeldzüge der Kosmetik- und Duftwasserproduzenten haben das Verhältnis der Männer zu ihrem Körper verändert, haben den Entschluß zu eigener Sinnlichkeit erleichtert. Wenn auch noch als idealisierte Männer-Menschen in Pose gesetzt, so scheint doch – alleine durch die Tatsache der Nacktheit, die nicht auf ›Höheres‹ verweist – die von der männerzentrierten Gesellschaft angeordnete Stigmatisierung homosexuellen Verhaltens durchbrochen – oder wenigstens aufgeweicht: Der Mann wirbt um sich mit sich selbst.

Doch neue Männlichkeit? Der neue Geschmack, die modische Lust oder der narzißtische Blick? All das könnte schon einen Beitrag geliefert haben bei der Entwicklung oder vielleicht auch nur bei der ›Erfindung‹ des neuen Mannes, neuer Männlichkeit im Sinne neuer Männerbilder. Ob sich das Neue aber als

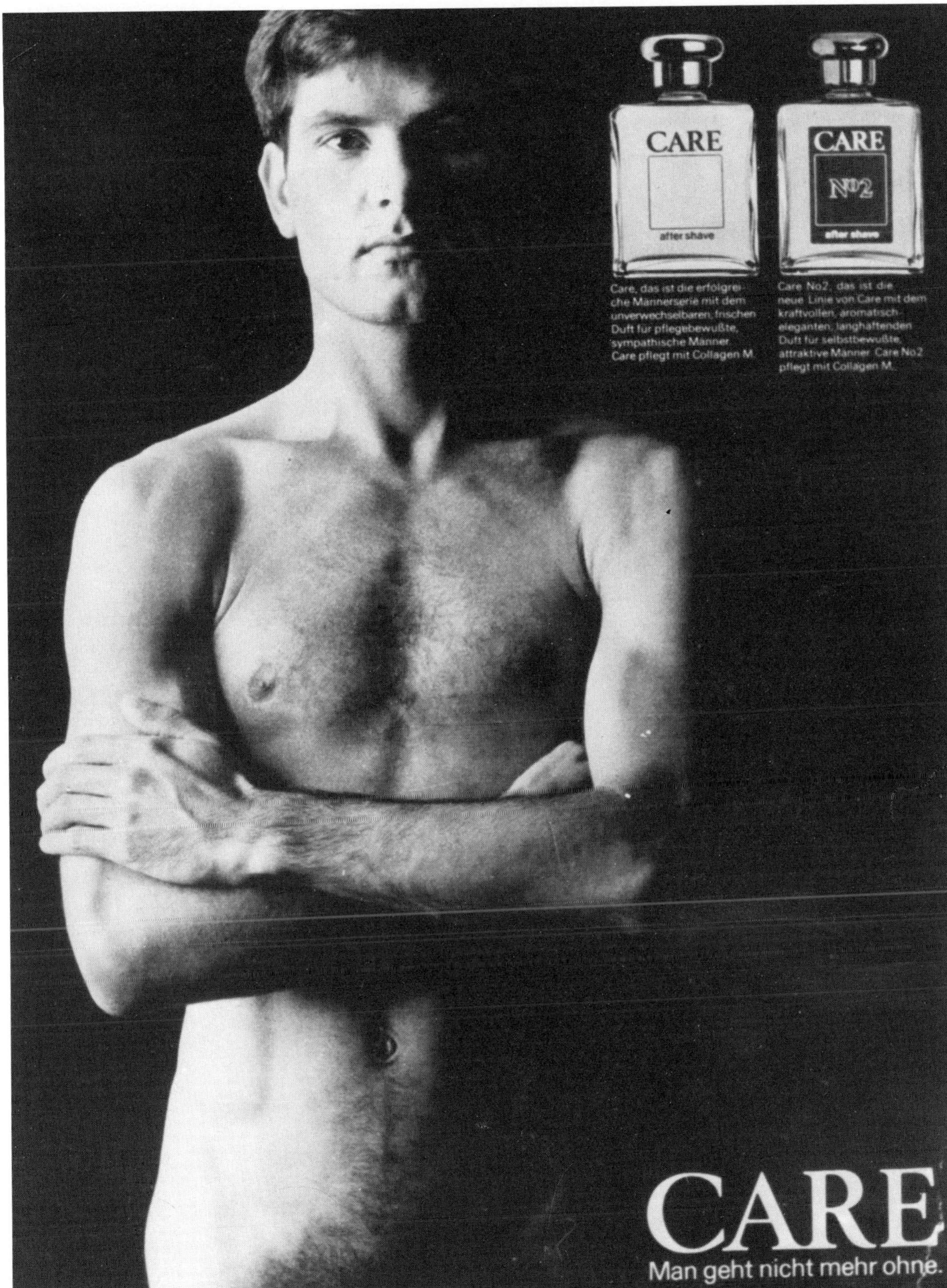

Werbephotographie, 1983

echte Konfliktbewältigung, das heißt dann auch als echte Emanzipation des Homosexuellen, bestimmen läßt, ist fraglich. Zumindest ist Skepsis angebracht, da die Sinnlichkeit in Begleitung ebenso neuer Zwänge daherkommt: Sinnlichkeit als Fitness, als Entrée für Erfolg und nicht als Voraussetzung für Liebesfähigkeit?

Die neue Sinnlichkeit ist ja als Reizwort und modisches Schlagwort ebenso strapziert wie die neue Fitness. Das macht natürlich skeptisch. Umstürzlerisch Neues läuft stets Gefahr – auch wenn es zunächst tatsächlich den Kern des Verändernden in sich trägt –, modisch verbraucht zu werden: die Märkte und Mächte beherrschen nicht nur jeden von uns, sondern auch die Kunst der Mimikry. Und so wird die Sinnlichkeit austauschbar gegen aggressive Inszenierung von Erfolg, bleibt nur als Worthülse erhalten, die den Begriff für platte Männerbilder in sich aufbewahrt.

In einer Zeit, die sich zunehmend vermeintlichen Erfordernissen von Wirtschaft, Politik und Moral beugt, wird leicht Abschied genommen von Aufklärung, Reform und sozialem Fortschritt. Der Verdacht verhärtet sich zur Gewißheit: Homosexuelle Diskriminierungen der jüngsten Zeit weisen die Behauptung neuer Sinnlichkeit, sexueller Befreiung, staatlicher Liberalität und kirchlicher Besinnung auf Menschlichkeit in die Sphäre beschwichtigender Rhetorik, der Pose, der bestenfalls extravaganten Allüre. Vielleicht sollte es noch deutlicher gesagt werden: die neue Sinnlichkeit spendiert man sich, weil sie zu den wenigen Dingen gehört, die Männer sich noch nicht völlig einverleiben konnten. Sie wird genommen. Es geht nicht

Ich habe schon immer das Schminken geliebt. Es hat mich immer sehr erregt. So wie ich jetzt Dein Gesicht vor mir sehe, kommt es mir wie ein Bild vor, das ich hätte malen können. (Pierre Molinier: P. Molinier lui même)

Ich kenne meinen Körper und fahr an ganz bestimmten Sachen an mir selbst ab. Und es bringt mir immer wieder 'nen Anreiz dies zu malen. (Salomé – Selbstdarstellung)

Ich stehe dazu, es hat lange gedauert, jetzt bejahe ich es, es ist so stark, es ist so schön, ich will nicht mehr dagegen ankämpfen. Schon als Heranwachsender spürte ich die Lust am Widernatürlichen. Nun bin ich mit meiner Lust ins Licht getreten: ich bin Kunsthure, und das ist gut so. (Jens Hass. Fotographie-Kultur Jetzt, Nr. 10/85)

Das ist entweder grob sexuell fixiert oder mit Zucker überpudert. Homosexualität ist ein großes Thema – aber es braucht Kühle, Genauigkeit. Nicht poetisierenden Brei. (Francis Bacon: Man tötet das, was man liebt)

darum, sinnlich zu sein und damit offen – das meint auch ästhetisch –, sondern Sinnlichkeit zu haben, zu besetzen. Das macht sie zum Instrument von Macht. Korrupt ist sie, kein Mittel – wie bei den Frauen und homosexuellen Männern – der Selbstinszenierung, sondern eines der geschlechtsspezifischen Aussonderung und damit der Unterdrückung.

In ihrem klugen Buch ›Der männliche Akt‹ schreibt Margaret Walters etwas, das zunächst auf die Unterschiedlichkeit männlicher und weiblicher pin-ups bezogen ist, dann aber auch verdeutlicht: Sinnlichkeit ist nicht gleich Sinnlichkeit, und es ist ein Unterschied, ob sich ein Mann oder ob sich eine Frau nackt präsentiert. Walters: »Für den Mann ist das Beschauen eine Tätigkeit mit eigenem Recht: eine Weise etwas in Besitz zu nehmen und zu kontrollieren, symbolisches Äquivalent des Sexualakts. Und der Mythos besagt, daß das weibliche Pin-up sich in seiner Nacktheit als erhältlich bekennt, allein durch das Photographieren und Bewundern schon erregt wird. Eine Frau aber muß sich vorstellen, wie sie den selbstzentrierten Mann anziehen und erregen kann, wie sie ihm eine Erektion verschafft.«[37]

Und an derselben Stelle: »›Viva‹ brachte einmal die Geschichte über Bordelle für Frauen, und eine andere über ausgehaltene Männer. Doch die ausgehaltenen Männer spielten nicht mit, denn sie drückten offene Verachtung den Frauen gegenüber aus und betrachteten sich selbst als die Ausbeuter. Eine Hure ist eine Hure, aber ein Hengst – das ist etwas anderes!« Pin-up oder Werbung oder das Gerede von der neuen Sinnlichkeit: Selbst wenn er sich verkauft, bewahrt der Mann die überkommene, selbstzentrierte Integrität.

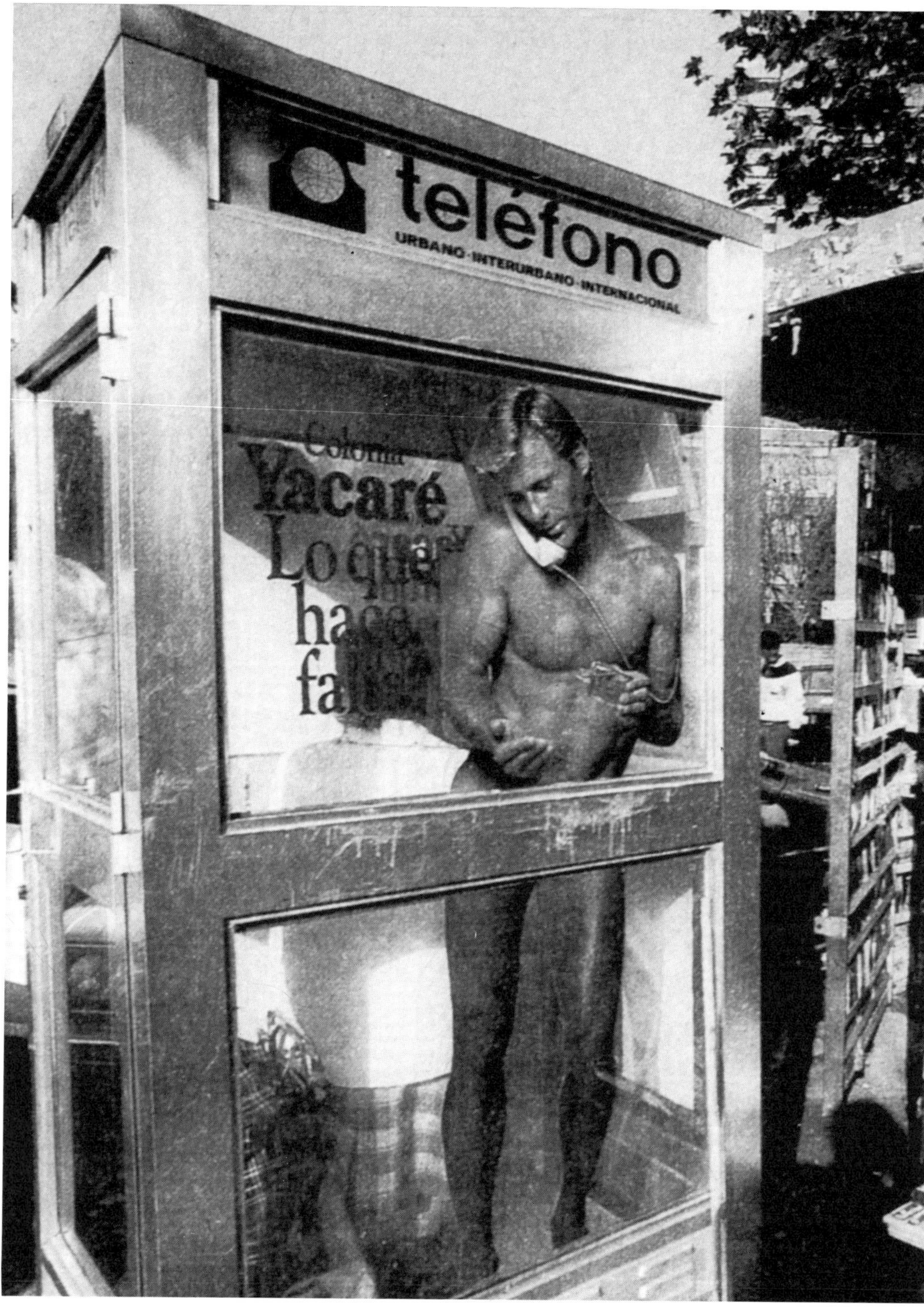

Yacaré-Werbung in Madrid

3. Der sexuelle Körper: Die offensive Erotik

»Wenn es die Liebe zu befreien gilt, dann von der Normiertheit der Liebenden ... Weder tierisch, noch pornographisch sollte sie sein, weder delikat noch obszön, weder sentimental noch epikureisch – sondern alles auf einmal, von allem etwas mehr und alles zusammen, weniger die Verletzung sozialer Tabus anstreben als die Überschreitung ästhetischer Normen, von einem Zustand hinübergleiten in einen anderen ...«[38]

Es ist tragisch, daß er nicht versteht –, daß sich im homosexuellen Verkehr nicht das Schlimme verkörpert, oder besser: daß am homosexuellen Verkehr überhaupt nichts Schlimmes ist. Es ist ein Geschlechtsverkehr wie jeder andere ... »Er« brennt keine ewigen Male auf, läßt keine Flecken zurück, die unberührbar machen und führt auch nicht zu rassischen Deformationen. Er läßt einen Menschen genauso wie er war. Ja mehr noch, er hilft ihm, sein ganz natürliches sexuelles Potential zu erleben, denn es gibt niemanden, der nicht auch homosexuell wäre. (Pier Paolo Pasolini: Das Gefängnis und die Brüderlichkeit)

Nach langer Verdrängung und Desexualisierung als Produkt von Sublimierung und bürgerlich-idealistischem Dekret atmet die Kunst seit der Mitte der sechziger Jahre auf: Die Befreiung von repressiven, verlogenen und idealistischen Kunstdiktaten ist nicht mehr aufzuhalten. Der Abbau der Schamgrenzen, der Sexualtabus, der Moral- und Rechtsvorschriften,[39] die bis in die Mitte unseres Jahrhunderts hinein uneingeschränkt Geltung besaßen, erweist sich – besonders in Bezug auf homosexuell ausgerichtete Kunst – als fortschrittlich. In der Tradition der Bilder des Expressionismus[40] und einiger Realisten der dreißiger Jahre[41] sowie unter dem Einfluß des Surrealismus und des physischen Automatismus amerikanischer und deutscher Künstler in den frühen

Homosexualität ist eine Liebe wie jede andere auch, nicht besser nicht schlechter: mit ebenso viel Möglichkeiten zum Großartigen, Rührenden, Melancholischen, Grotesken, Schönen oder Trivialen wie die Liebe zwischen Mann und Frau. (Klaus Mann: Selbstzeugnisse)

Ich erkannte mich als den... Schwulen, den man in mir sah... in mir selbst, mit etwas Geduld, entdeckte ich durch Nachdenken genug Gründe, mit diesem Namen benannt zu werden. (Jean Genet: Journal du voleur)

Fleisch aus totem Material zu formen ist die eigentliche Pointe der Bildenden Kunst, alle Varianten sind nur im Hinblick darauf Bildende Kunst, was nicht abwertend gemeint ist. Aber so, wie alle sexuellen Varianten ... nur im Hinblick auf den fleischzeugenden Coitus sexuell sind, ... (Alfred Hrdlicka: Schaustellungen)

sechziger Jahren[42] wird den erregenden Assoziationen aus dem Unterbewußtsein nun freierer Lauf gelassen.

Das vermeintlich Niedere und Häßliche, das Animalische, die Sexualität gehen auf den Marktplatz der Kunst, fordern das Ideal heraus. Der ästhetische Transvestismus eines Pierre Molinier, die unzähligen Selbstdarstellungen der ›Body-art‹, des ›Wiener Aktionismus‹, die ästhetischen Praktiken der ›Pop- und Beatgeneration‹, die schockartigen ›Happenings‹, ›Underground‹-Filme, die ›Disco- und Performancekunst‹ der siebziger Jahre, die Entwicklung moderner Bewegungsformen in Tanz und Ballett, die neuen synthetischen Klangexperimente von Cage, Kagel, Stockhausen oder der Pop- und Rockmusiker, die Renaissance bekannter Dichter und Schriftsteller wie De Sade, Artaud, Breton, Baudelaire, Blanchot, Bachelard, Genet oder Miller – sie alle stehen nur ausschnittweise und in ihrer Gesamtheit für die neue Richtung der Kunst.

Durch das Eintauchen in die Triebstruktur der Monade ›Ich‹ entstehen neue und damit gleichzeitig erotische Zeichen sowie eine wahre Schwemme homoerotischer Ikonen. Im Zentrum zahlreicher künstlerischer Arbeiten steht der Blick auf die eigenen Bedürfnisse, Fragen und Wünsche, auf die Erforschung des Selbstmöglichen, der eigenen Identität. Da die Persönlichkeit in die Kunst bewußt einbezogen ist, da die Themen der Kunst von der Privatheit des Lebens nicht mehr zu trennen sind, da die Botschaften nach unverschlüsselter und offensiver Direktheit verlangen, findet Homosexualität zwangsläufig ihren Platz in der Kunst. Das Dogmengebäude um den idealen

Wenn ich mein Privates unter die Leute bringe, liefere ich mich in der Tat am meisten aus: nicht etwa weil es zum Skandal kommen könnte, sondern weil ich dann mein Imaginarium in seiner stärksten Festigkeit präsentiere; und gerade über das Imaginarium bekommen die anderen leicht die Oberhand. (Roland Barthes: Über mich selbst)

Vom physischen Standpunkt aus ekelt mich Homosexualität genauso an wie Exkremente, und vom moralischen Standpunkt aus verurteile ich sie. (Pierre Unik. Aus: Metken: Als die Surrealisten noch recht hatten)

Menschen und dessen Wiedergabe im idealen Bild zeigt Risse. Zeitweilig scheint es, als könnte es vollends verschwinden. Thematisiert ist nun der geliebte, der gehaßte, der gequälte Körper.

Verlangen wird deutlich: nach direkter körperlicher Berührung, Wärme; nicht zuletzt nach unmittelbarer Körpererfahrung. Bilder, Aktionen und Objekte starren vor physischer Direktheit. Es wird kopuliert, onaniert, gekotzt, geschlagen... Die Bildwelt ist unendlich viel intensiver, unmittelbarer als die überlieferten akademischen und heroischen Schönheiten der ersten Hälfte dieses Jahrhunderts. Das Homosexuelle erscheint dementsprechend nicht mehr nur in den aufoktroiert harmonischen Bahnen, die ohnehin nur verdeutlichen,

Igael Tumarkin, colorierte Lithographie, 1968

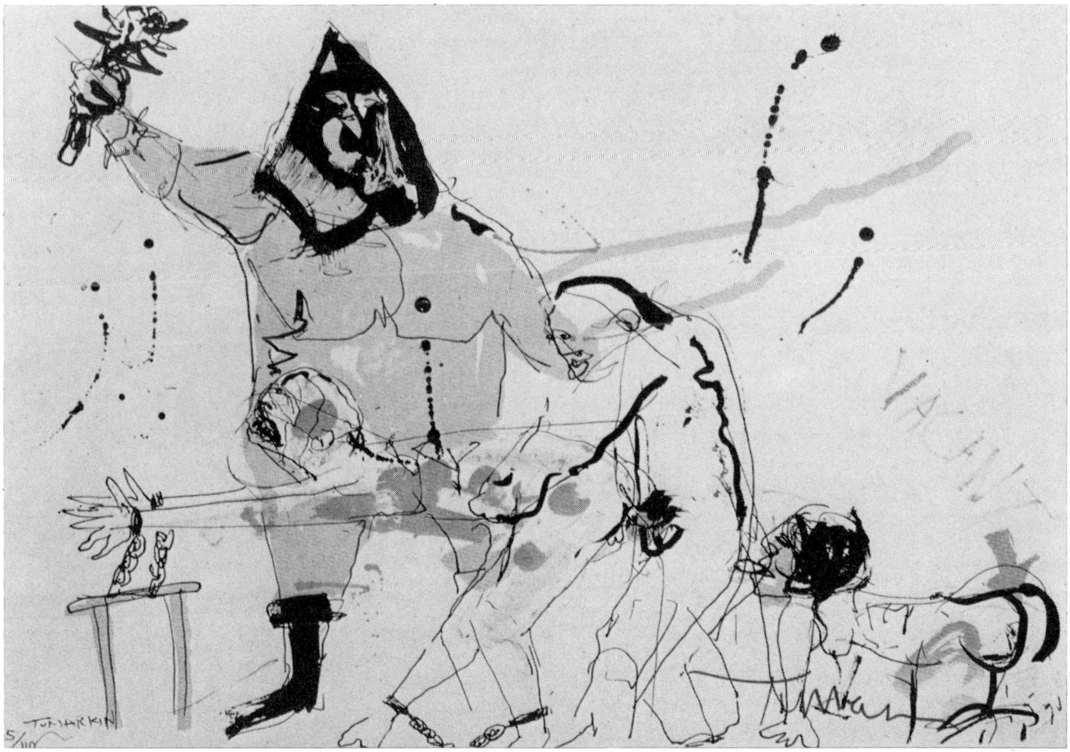

Was fürchtete sie? Einen unbefriedigten, in Büschen hantierenden schwulen Halbjuden, eingesperrt, verprügelt, ausgeraubt, geschlechtskrank, verspottet, von der Gesellschaft in Anführungsstriche gesetzt und schließlich auf einer in- oder ausländischen Polizeiwache peinlich über seine Zärtlichkeiten verhört. Und deshalb verhörte sie mich peinlich über meine Zärtlichkeiten. (Hubert Fichte: Versuch über die Pubertät)

Wenn jemand asexuell ist, lebt er nicht. Er ist nicht interessant. (Hans van Manen. Rosa Flieder)

Du entdeckst deine Perioden, eine dynamik-rhythmik-erotik, deine fantasie-utopie, deine lust-sucht hier... (Jens Hass. Aus: Hübner: Blickwechsel)

Das Vermögen der Wollust an einer Perversion... wird immer unterschätzt. Gesetz, Doxa, Wissenschaft wollen nicht verstehen, daß die Perversion ganz einfach glücklich macht. (Roland Barthes: Über mich selbst)

daß frühere Zeiten diese Art der Sexualität nur als ›Liebe ohne Namen‹ ertragen konnten. Spannungen, Antagonismen und Reibungen der Sexualität, aber auch die Lust homosexueller Beziehungen werden nun thematisiert, körperlich verstehbar.

Diese Kunst ist die radikale Absage an eine Gesellschaft der unreflektierten Normen und Rollenklischees, denen der Einzelne ›schicksalhaft‹ oder schlimmer: versagend und vorverurteilt ausgeliefert wird und die die individuelle Entfaltung und kollektive Vielfalt verhindern.

Die Formen des künstlerischen Umbruchs sind so vielfältig wie die neu sich erschließenden Medien; auch sie sind nicht mehr aufs ›Klassische‹ begrenzt. Performance, Synthesizer, Photographie und Video sind nur einzelne Aspekte sich neu entwickelnder künstlerischer Ausdrucksformen. Die Vielfalt spiegelt sich im Spektrum homosexueller Auftritte in der Kunst: Ob in der ironischen oder bitter ernst gemeinten ›Verkleidung‹ des Androgynen, der gewalttätigen Deformation sexueller Zeichen in der anonymen ›Klappenkunst‹, der direkten oder auch abstrahierten Darstellung homosexueller Beziehungen oder auch in den sentimentalen Traum einer real erst einzulösenden Utopie homosexueller Pornographie. Entscheidend wird für alle Formen die existenzielle Betroffenheit, das nach Entäußerung drängende Bedürfnis – gleichgültig ob mit oder ohne künstlerische Ambitionen. Gemeint ist nicht mehr ›hoch‹ oder ›niedrig‹ im Sinne von ›gut‹ oder ›schlecht‹, sondern Sexualität, die sich der Fuchtel der Moral entzieht:

»Man soll zwischen den klaffenden Fleisch-

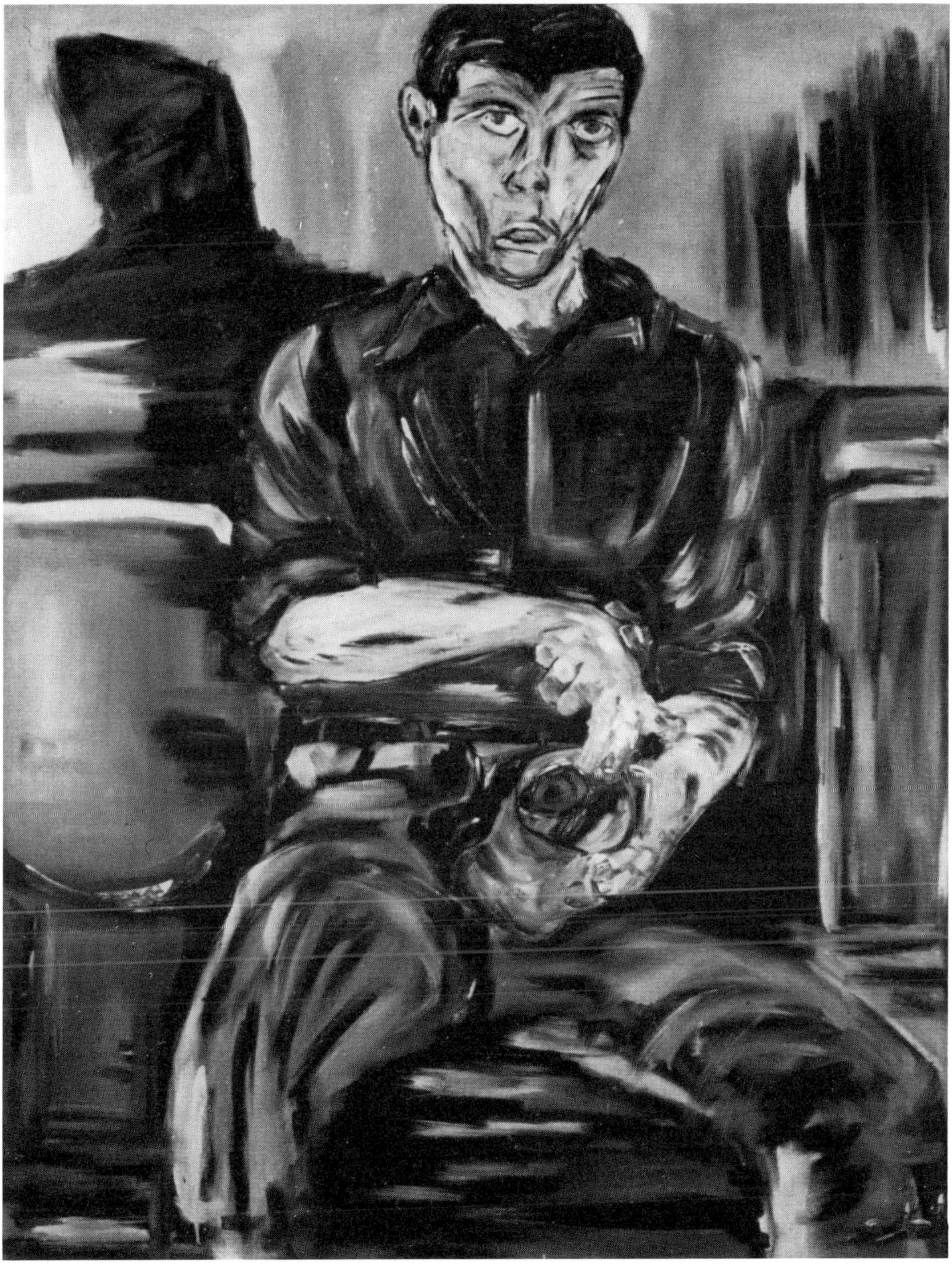

Werner Büttner: Selbstbildnis im Kino onanierend, 1981

Ich mache dem Homosexuellen zum Vorwurf, daß sie der menschlichen Toleranz ein geistiges und moralisches Manko zumuten, das sich zum System zu erheben und alle Initiativen, die ich schätze, zu lähmen sucht. (André Breton. Aus: Metken: Als die Surrealisten noch recht hatten)

Die besondere Form der Liebe, die sein Schicksal war, ich kannte sie doch, war nur zu bewandert in den Inspirationen und Erniedrigungen, den langen Qualen und flüchtig kurzen Seligkeiten, welche dieser Eros mit sich bringt. Man huldigt nicht diesem Eros, ohne zum Fremden zu werden in dieser Gesellschaft, wie sie nun einmal ist, man verschreibt sich nicht dieser Liebe, ohne eine tödliche Wunde davonzutragen. (Klaus Mann: Der Wendepunkt)

wülsten und Schamlippen gegen den Strich lesen lernen, nämlich wie in einem Code der Verbote und der fleischlichen Versagungen. Aber die ganze Ikonologie des ungelebten Lebens, der ›Nichterotik‹ im kapitalistischen System entdeckt sich nur dem, der für das Hinabziehende, Schmutzige, Gemeine und Gewalttätige der Pornographie empfindlich geblieben ist und sein schamloses Grinsen kennt.«[43]

Peter Gorsens Forderung und anschließende Feststellung beziehen sich zunächst ganz allgemein auf die bürgerliche Rezeption von Obszönität und Pornographie und dennoch sind sie notwendig übertragbar auch auf die Rezeption und Analyse homosexueller Aspekte der Kunst: Ausgegrenzte Sexualitäten müssen – sofern sie sich nicht tarnen, beschönigen, sich also selbst verkitschen – pornographisch sein. Das Homosexuelle in der Kunst ist in dieser Hinsicht stets obszön, oder eben nicht ›sexuell‹, oder Kitsch. Oder: vom beurteilenden Betrachter als Kunst nicht erkannt. Diese Feststellung ist ebenso lapidar wie wichtig, da sich das Spektrum der Richterschaft – auch der Kunst – hieran ausrichtet: Der entrüstete Spießer wie der überschwengliche Erotomane. Beide befassen sich mit homosexuell tangierten Kunstprodukten und beide legen sie, jeder auf seine Art, Zeugnis ab von derselben Unfreiheit, die aus dem ständigen Verrat der Sexualität an die Macht des pseudo-instrumentellen Geistes und der Scheinmoral ihre Kraft bezieht. Schon das Reden um homosexuelle Kunst ist – und da macht der vorliegende Text keine Ausnahme – die immer wieder neue Ausgrenzung. Wer muß schon über Konditionen des Heterosexuellen innerhalb

Ich habe die Diskriminierung mitbekommen in den 60ern, als ich auch sagte, daß ich schwul bin, und danach, weil ich mich wie eine Tunte angezogen habe, da wurde ich sogar von Schwulen diskriminiert! (So fuck them sometimes!) Aber ich lach nur noch über die, daß sie jetzt, um mich zu sehen, zahlen müssen. Ob nun Leder oder Fummel, alles ist Kostüm. Ich will die Leute zum Lachen bringen, das ist das Wichtigste im ganzen Leben. Ich möchte aber auch schockieren im positiven Sinn – es gibt nämlich einen guten schlechten Geschmack und einen schlechten schlechten Geschmack. (Divine. Rosa Flieder, Nr. 38/84–85)

der Kunst nachdenken und sich damit befassen, was Heterosexualität wohl sein könnte?

3.1 Die Androgynen

Eine wachsende Anzahl von Mitgliedern unserer Gesellschaft, Männer wie Frauen, ist dazu übergegangen, in Habitus und Aussehen die sichtbaren Merkmale der Geschlechtszugehörigkeit zu verwischen. Die Mode ist es vor allem, die – wie schon in den zwanziger Jahren – den ›Androgyn‹ prägt. Sie nivelliert die physischen Unterschiede zwischen den Geschlechtern, verwirklicht, was vor ein paar Jahren von den noch jungen Malern der sogenannten ›Neuen Wilden‹, den gestalteten

Performanceauftritt mit Salomé und Castelli in Lyon, 1980

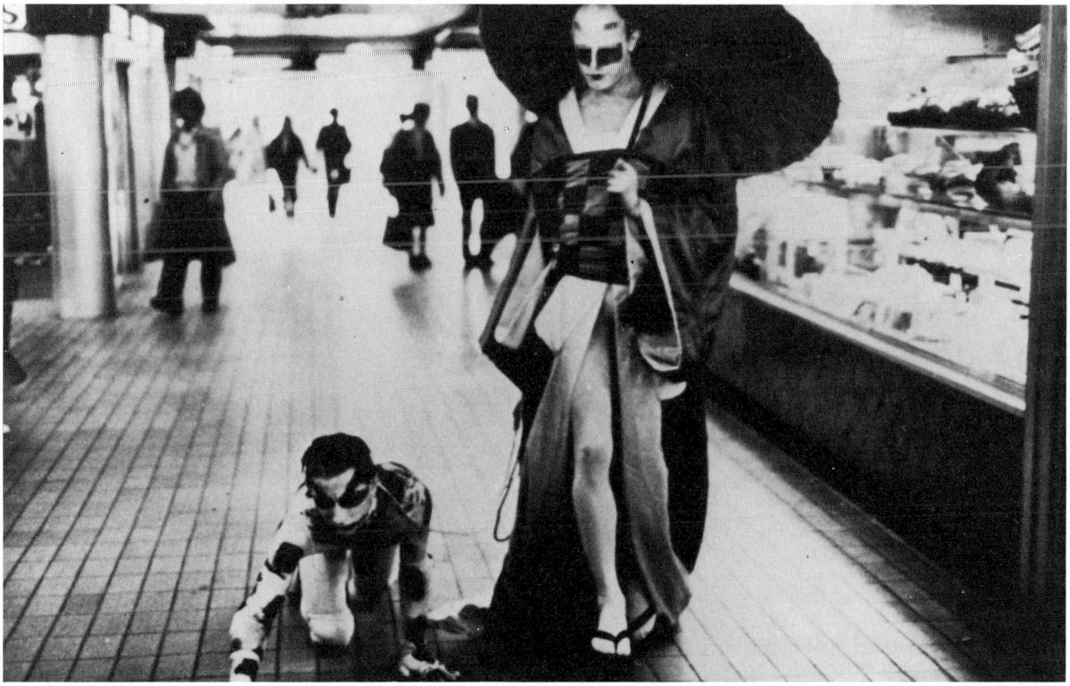

Schon hieraus darf man den Schluß ziehen, daß sie das Ordinäre liebt. Divine hat einen sicheren, einen guten Geschmack und es ist ziemlich beunruhigend, daß das Leben für sie, die doch so empfindsam ist, stets etwas Häßliches in Bereitschaft hält... (Jean Genet: Notre-dame-des-fleurs)

Am Sonntag gehen Divine und er in die Messe... Sie glauben an die goldverzierten Bischöfe. (Jean Genet: Notre-dame-des-fleurs)

Also ein halbes Jahr bin ich jeden Tag aufgedonnert in der U-Bahn gefahren und hab Erfahrungen gemacht. (Salomé – Selbstdarstellung)

...hinter einem dieser Pissoirs hervor. Es war ein altes, dürres, geziertes Männchen, so runzlig und eingeschrumpelt wie ein vom Frost gebissener Apfel. Seine Wangen waren eingefallen ... sein Gesicht war glatt geschoren, und er trug eine Perücke mit langen flachsblonden Locken.
Er ging in der Haltung der Venus von Medici... (Oscar Wilde: Teleny)

Selbstdarstellungen vieler Körperkünstler und den travestierenden Theatern und Revuen als nur scheinbar neu wieder entworfen wurde. Die Harmlosigkeit trügt jedoch: Das künstliche Bild des androgynen Menschen ist die radikalste Utopie erotischer Entfaltung des Künstlers gegen die Ansprüche der Gesellschaft auf deren Verzicht. Der seit vorchristlicher Zeit verbürgte Kult der Hermaphroditen ist insofern der fiktive Versuch, aus den Zwängen und Abhängigkeiten des in seiner sexuellen Rolle definierten Menschen zu entkommen, die männliche und weibliche Dimension des Erotischen neu auszuloten.

Beispiele und ›Prototypen‹ des heutigen Androgyn sind in erster Linie durch die Kunst des 19. Jahrhunderts vorgebildet: die blutleeren, schlangengleich schönen Gestalten der Präraffaeliten; die weichen, fast ›fließend‹ geschlechtslosen Körper des Symbolismus und des Jugendstils; die Hermaphroditen Aubrey Beardsleys; die Kunstfiguren von Tiffany. Und weiter noch, in den androgyn anmutenden Gesichtern einer Garbo, Dietrich, Leander. Doch gegenwärtige Kunst ist nicht nur Fortsetzung kultureller Tradition, tradierter Mythen, Religionen und erotischer Riten vergangener Jahrhunderte. Der aktuelle Bezug aus dem subkulturellen Lebenszusammenhang wirkt direkt in die künstlerischen Arbeiten hinein. Ob in den imaginären Bildwelten der Italiener Cucchi und Clemente, in den theatralischen Selbstinszenierungen Lüthis, Silbers, Salomés und Castellis (Abb. S. 95) oder in den transvestitischen Körperritualen von Klauke und Molinier (Abb. S. 97). Hier wird die ästhetische Theatralisierung vorhandener ambisexueller Bedürfnisse all-

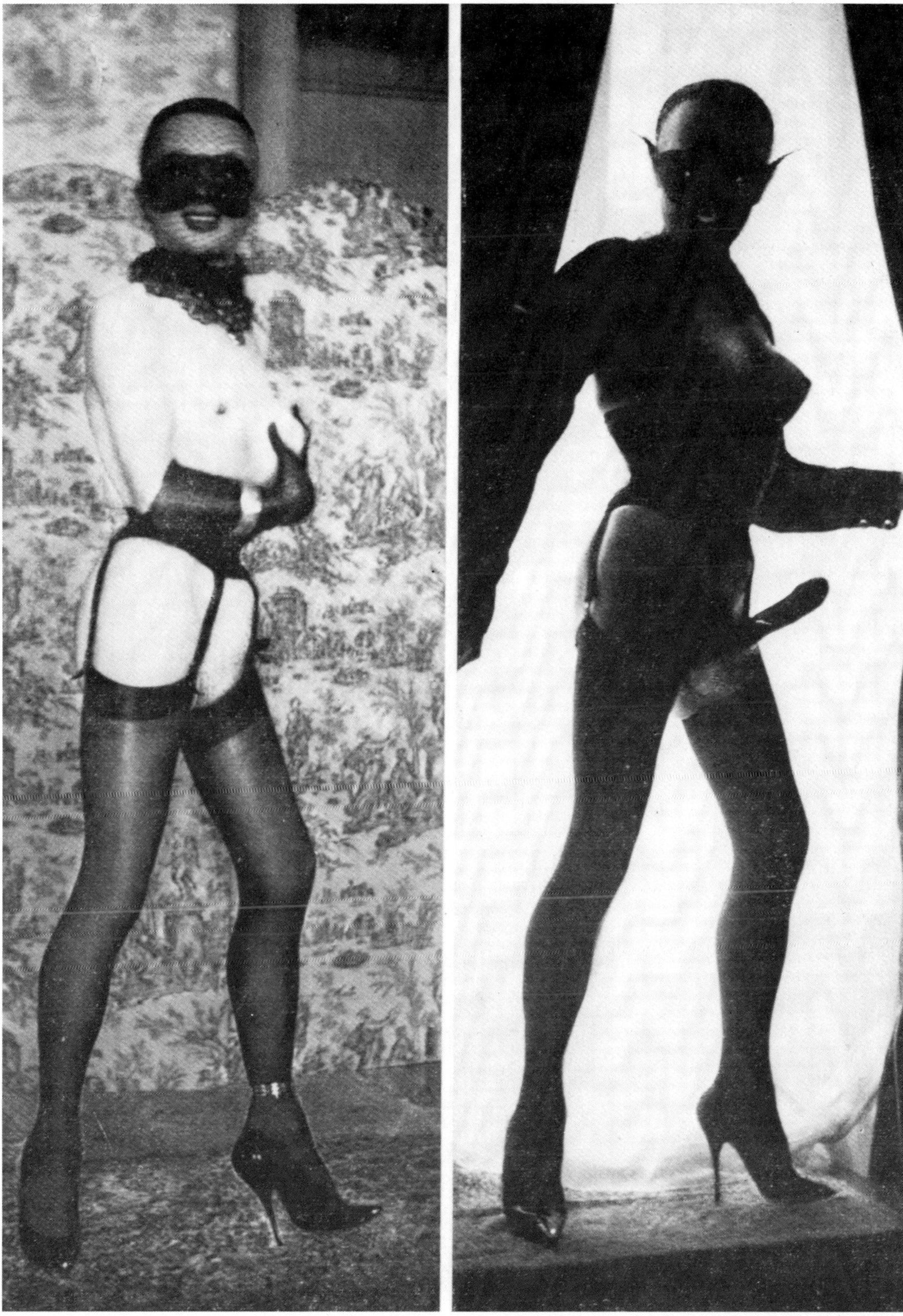

Pierre Molinier: Die Travestie ... der Travestie (Photographische Selbstdarstellung)

Der Tag, an dem die Welt, das ist zu groß, um davon zu reden, wie soll ich bloß enden, ich will, laß mich drei Sekunden delirieren, ich bestehe darauf, ich möchte die Päpstin sein, was könnte ich denn sonst noch werden, ein Super-show-business-girl, ein Star, not because the star, ich will keinen Namen, nein nichts, ich will mein Leben leben; ich wäre gern Hausfrau, das ist so zauberhaft ... (Der Anti-Striptease von Marie-France. Aus: Dieckmann, B.: Drei Milliarden Perverse)

Als mich Garcia Lorca besitzen wollte, habe ich mich mit Schaudern geweigert. Doch seit ich älter werde, fühle ich mich ein wenig mehr von Männern angezogen. Meine Voyeur-Einstellung richtet sich voller Gefallen auf sie. Vorausgesetzt, daß sie keinen Bart haben, sehr jung sind und daß sie Mädchen mit langen Haaren und engelhaften Gesichtern ähneln. Auf einem sehr geschmeidigen, quasi femininen Körper die Männlichkeit sich aufrichten zu sehen bereitet meinen Augen Genuß. (Salvador Dali: Meine Leidenschaften)

Clark war nicht sehr sensibel im Bett, nicht sehr phantasievoll. Er war seit seinem 11. Lebensjahr gewohnt, gefickt zu werden. (Rosa von Praunheim: Sex und Karriere)

täglich praktiziert und gebraucht, unabhängig davon, ob sie als Kunst verwertet oder verworfen wird.

Grundlage der ästhetischen Form ist dabei die authentische Biographie eines Effeminierten, eines Transvestiten, eines Homosexuellen oder einfach eines Menschen, der den Grenzgang sucht. Die Bezeichnung ist nicht so wesentlich wie die mimetische Leistung, auf die fast alle Künstler reflektieren: Aneignung des androgynen Körperausdrucks.

Ein weitaus größerer Teil heutiger Künstler – wie z. B. Keil, Rinke oder Samaras – hat Androgynität als thematisches Problem nur gelegentlich in seinen Arbeiten gestreift. Dennoch ist die Gemeinsamkeit unübersehbar: Sie alle haben die physische Verschmelzungsangst mit dem antagonistischen Körperbild der Frau überwunden, es zumindest versucht. Ihre künstlerischen Produkte sind Zeugnisse von der zunehmenden Hinfälligkeit der tradierten Geschlechterrollen.[44] Und die in photographischer Selbstdarstellung, Montage, Film, Szene und Malerei entworfenen Körperbilder betonen die lustbetonte Überschreitung der nur ›männlichen‹ oder nur ›weiblichen‹ Rollengrenzen. Nicht mehr nur Mummenschanz und Camouflage, sondern Grenzgang, Selbstauflösung als Abenteuer ... Die Erfahrung von Doppelgeschlechtlichkeit wird zumindest als ästhetische möglich. Und trotzdem:

Die androgyne Fiktion bleibt Fiktion. Als gesellschaftliche Rolle ist sie nicht vorgesehen und biologisch nur als verunglückte, pathologische Erscheinung, als Entgleisung der Natur. Am deutlichsten wird dies in der anhaltenden Diskriminierung der Effeminierten (und der

Wenn ein Mann diese Unterscheidung vornimmt, dann deshalb, weil er in seine eigene Männlichkeit verliebt ist. (René Crevel: Le clavecin de Diderot)

»Denkst du, liebes Kind! Aber bei ihrem Alter war nichts zu machen.«
»Sie hielt nicht mehr zusammen. Sie verlor schon ihre Arschbacken.«
(Jean Genet: Notre-dame-des-fleurs)

Mein neuer Fuchs legt sich so zärtlich um meinen zarten Hals und der Duft meines Shalimar erstickt die bösen Blicke meiner Umgebung. (Salomé – Selbstdarstellung)

Braque ist die Frau, die mich am meisten geliebt hat. (Pablo Picasso. Aus: Ausstellungskatalog Paris 1969)

Diskriminierung der Effeminierten (und der Homosexuellen, da man sie für effeminiert hält). Ihr manirierter, ästhetisierender, als unnatürlich und geziert deklassierter Verhaltensstil hat einen sehr begrenzten – nämlich nur künstlerischen – Tauschwert, verrät er doch soziale Angreifbarkeit und psychische wie physische Verwundbarkeit. Auf die grundsätzliche Wertigkeit einer Opposition der Ästhetisierenden gegen die Gefahren, die von Ideologisierenden ausgehen, haben bislang nur wenige hingewiesen. Gert Mattenklotts ›Bilderdienst – Ästhetische Opposition bei Beardsley und George‹ ist daher besonders wichtig.

Einige Künstler, wie Salomé oder handverlesene Stars aus Revue, Pop-Szene, Film und Underground, haben die gesellschaftliche Diskreditierung unterlaufen können – oder sagen wir einmal bescheidener: sie haben die ›Schwächen‹ der Gesellschaft, die sie durch Markt und Moden aufweist, zu ihrer Stärke gemacht. Vor allem im Pseudo-Hermaphroditismus der Mode und Pop-Kultur wird das Androgyne im musikalisch-theatralischen Programm didaktisch eingesetzt: als austauschbarer pseudolistischer Reiz, der ›das derzeit Neueste‹ signalisiert. Solche Annäherungen zwischen den Geschlechtern sind jedoch nur scheinbare. Die Konsumgüter- und die Unterhaltungsindustrie haben sie modisch fest im Griff und decken die von emanzipatorischen Künstlern bloßgelegten gesellschaftlichen und ästhetischen Schranken und Widersprüche eher wieder zu, anstatt sie abzubauen.

Es ist fatal und die Entwicklung der scheinbar so progressiven Pop-Kultur hat es gezeigt: Die ›Androgynen‹ haben sich modisch bereits verbraucht. Die Idole sind in das nächste Kostüm geschlüpft. Nichts ist geblieben, außer, daß die wirklich Betroffenen, die wirklich Engagierten zu ihrer bisherigen sozialen Ächtung auch noch die modische erfahren: sie sind aus der Mode. Fertig! Die ›Kerle‹ geben wieder den Ton an, alles wie gehabt.

Jürgen Klauke: Selbstdarstellung, 1974

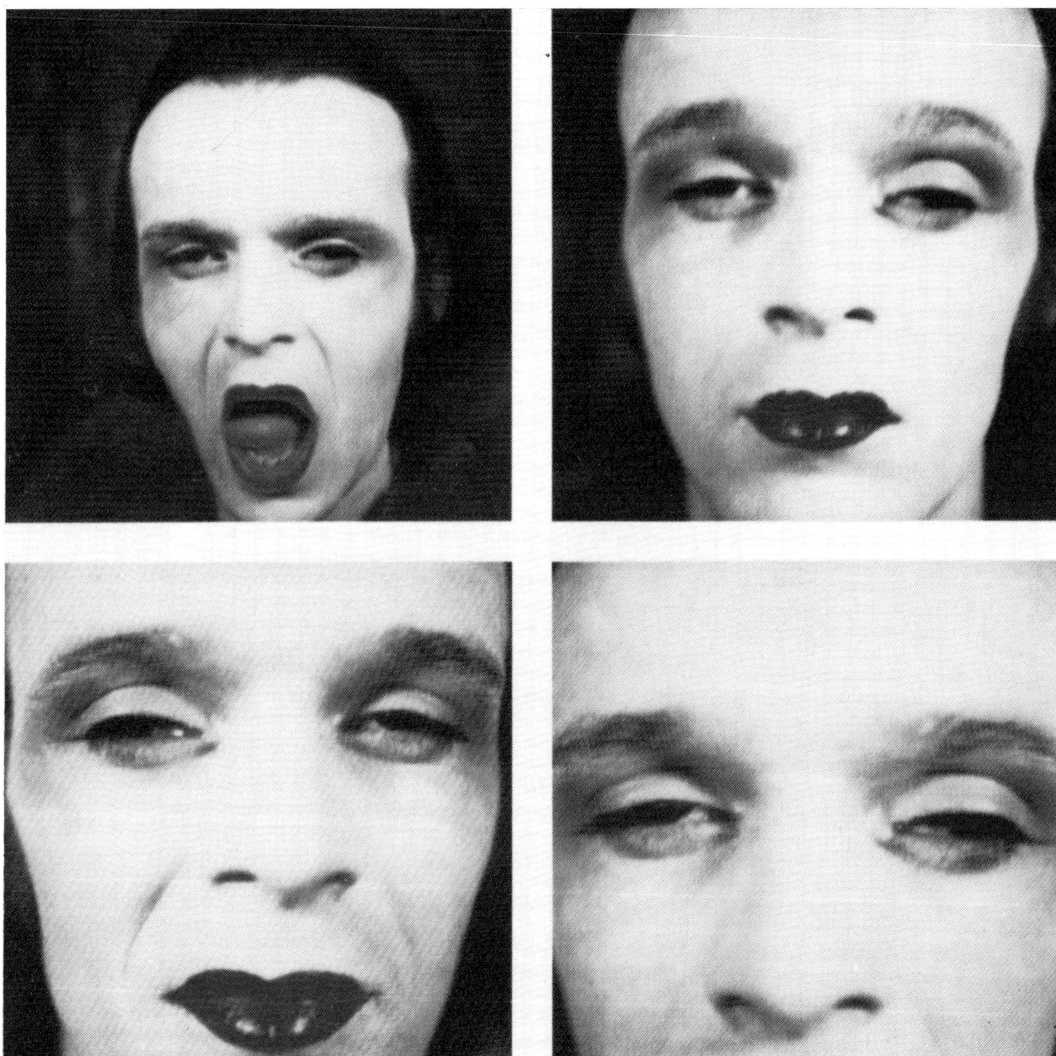

Der Bart muß weg, als erstes. Jetzt fühle ich mich wohler. Mehr das Zarte betonen, das Zarte in mir – jeden Morgen maskulin/feminin. Ein herbes Rasierwasser – fast reißt es mir die Haut vom Gesicht. (Salomé – Selbstdarstellung)

Fleur de Paradis habe ich vor allem zu meiner eigenen Stimulanz gemalt. Beim Malen habe ich zugleich den Fetischismus meiner Beine und meiner Brustspitzen befriedigt. (Pierre Molinier: P. Molinier lui même)

3.2 Ich könnte die Männer verführen

»Ich der Mann, der die Frauen liebt, und ich der Mann, der die Männer verführen könnte.«[45] Jürgen Klauke ist der, der es könnte. In seinen vier Polaroidbildern (Abb. S. 100) stellt er es unter Beweis. Er übernimmt die darstellenden Gebärden, die stummen Interaktionen der Frauen mit dem Spiegel: Die Gesten, Posen, Fragen – wie sehe ich aus?

Durch die Akzentuierung der Augen, der Lippen, der Haut, durch wechselnde plastisch-mimische Ausformung des Gesichts verwandelt sich die Physiognomie – und die Bilder davon auch. Die Zugehörigkeit zum männlichen Geschlecht wird durch die Übernahme weiblicher Attribute und Inszenierungsmittel relativiert. So hält er sich am Leben: durch Selbstportraitierungen als männlich schrille Tunte. Der Mimus schwankt dabei zwischen ausgelassener Übertreibung, Ironie, aber auch larvierter Depression und Traurigkeit: Grimassenschneiden, Extreme erproben – weibliches Make-up, ausgedehnte Schminkrituale – Nachbildung des weiblichen Gesichts mit ästhetischen Mitteln – Stilleben für Transvestiten? Das Gesicht einer sehr herben Marilyn Monroe.

Klauke ordnet sich keinen konventional bedingten Zwängen unter. Seine Selbstdarstellungen sind Triebtaten. Es geht ihm um das erotische Abtasten der eigenen Person. Ja, es stimmt schon, das ist Exhibitionismus par excellence.

Andere, wie Molinier oder Salomé, sind ähnlich konsequent: in grellen Fetzen oder in schwarzem Leder, kalkweiße Männergestalten,

Beine und Füße in schwarzen Strapsen, Nylons und Stöckelschuhen, Oberleib in Damenblusen, über allem Satinmantel. Die immer wieder variierten Kostüme sind Fetische, keine inszenierten Symbole oder Allegorie-Versatzstücke, da ihnen das Kalkül fehlt. Das Schrille ist nicht theatralischer Schocker, sondern Bedürfnis. Die Faszination ihrer Kunst liegt auch darin, daß sie an die Grenzen der persönlichen Kräfte gehen. Es sind Selbstdarstellungen konsequentester Art – kritiklose Selbstbespiegelungen.

»Warum lachen Verkäuferinnen, wenn ich durchs KADEWE gehe? – Ach soo! Karneval!

Ich sollte doch immer einen Hut zum Sammeln dabei haben.«[46]

Am 1. April 1980 wurde ich zusammen mit einem Freund in der U-Klappe am Berliner Ernst-Reuter-Platz verhaftet, nachdem ich zuvor meine »Tea-room-Exhibition« an Kacheln und Türen gespritzt hatte... (Ullrich Enderwitz. Aus: Klappentexte 1)

Man liebt und haßt ihn deswegen, aber er ist immer der Künstler, der Außenseiter, der sich das erlauben kann, der seit ewigen Zeiten nicht der bürgerlichen Norm unterworfen ist und der auch keinen Schaden anrichten kann. Er bewegt sich in einem irrealen Raum, an dessen Perversitäten man seinen Spaß haben kann, besonders da, wo es reine Kunst ist... (Rosa von Praunheim: Armee der Liebenden)

3.3 Die Anonymen

»Alle Darstellungen der Scham und der Geschlechtsverhältnisse in Bild und Wort, welche nicht in wissenschaftlicher oder ethischer Beziehung stehen, sondern der Lüsternheit halber gemacht werden, sind obszön und häßlich.«[47] Aber jeder weiß es mittlerweile: Die Schönheit des Häßlichen ist direkter, offensichtlicher ... auch nicht so penetrant erzieherisch. Toilettengekritzel, ›Klappengraffiti‹ zum Beispiel: es ist völlig unwichtig, ob sie als Kunst verstanden wird oder nicht, wenn man sie als das nimmt, was sie auf jeden Fall ist: Ausdruck und Form von Sexualität und Kreativität, vorzugweise auch im Bereich homosexueller Subkultur.

Eigeltinger: »Klappen vermitteln mir, wie kaum ein anderer Ort, die Realität der Unter-

Drinnen ein bewegtes Denkmal; auf Stufen und vor Spiegeln einige Raucherposen; Unterbrechungen durch normal affektierte Pinkler/ Händewascher. Diagonaler Blickwechsel mit einem schüchternen Jeans-Leder-Bart. Nebeneinanderstehen am Becken, Schwanzzeigen . . . (Raoul Hübner: Blickwechsel)

Frag ich einen Fortschrittlichen, fickst du mit Typen? Nein, ich habe seit ein paar Jahren eine fortschrittliche Beziehung zu einer Frau und Kind und so und könnte es mir auch im Betrieb vor meinen Kollegen und in der Partei nicht erlauben. Dann traf ich ihn auf einer öffentlichen Bedürfnisanstalt. Sex Rausch Abgang - Familie tot. Beim Niederschreiben dieser wahren Geschichte wurde mir so schlecht, daß ich erst mal aufs Klo mußte – zum Kotzen. Mann wie verlogen, schoß es mir damals durch den Kopf. Ich die Prostituierte, an der Heteromacker sich auswichsen können, dazu umsonst. Schwuler Sex ja, Schwules Leben nein. (Salomé – Selbstdarstellung)

Die Realität von Tempos, Brillenabwischen, die Kleidung raffen. Danke! – Danke dir! Ein letztes Zuzwinkern, komplicenhaft. Verschwinden. (Raoul Hübner: Blickwechsel)

drückung als Schwuler. Ihre Wände sind kein Gegenstand abgehobener Ästhetik, sie riechen tierisch nach Mensch.«[48]

Die Zeichnungen sind von hohem Realitätsgehalt insofern, als sie die sexuelle Bestimmung des Körpers nicht leugnen. Sie artikulieren Wünsche, stoßen Phantasien an, sind gleichzeitig Provokation und Protest. Und völlig Banales auch: dienen der Anbahnung homosexueller Kontakte.

Der Homosexuelle entwirft hier seine eigene Pornographie. Ohne den ›Ballast‹ handwerklicher Erfordernisse, ästhetischer Sublimierungen und Begabungspotentiale werden hier innere Spannungen und Zustände unmittelbar umgesetzt; Lust und Unlust, Ohnmachtserlebnisse, Gewaltphantasien in unverblümter Direktheit öffentlich.

Die Wand ist besitzfreie Zeichenunterlage. Auf ihr wird gezeichnet, gekritzelt, getupft, geschabt, gekerbt, gekratzt, geschmiert oder verwischt. Die Zeichenmittel sind vielfältig: Bleistift, Buntstift, Filzer, Lippenstift, Tinte, Kreide, Kugelschreiber, manchmal sogar der eigene Kot. In eigenwilliger Form, als möglichst naturgetreue Abbildung oder abstrahiert, wird das Verschwiegene ausgesprochen: betont, überdeutlich, erregt. Nur selten sieht man symbolische Zeichen (da sie als direkte Entäußerung von Bedürfnissen nicht taugen) aber oft die abstrahierte Vereinfachung, die Vergröberung der Typik. Die Reizbilder sind reduziert auf Umrißlinien – zur anatomischen Orientierung –, die nur im wesentlichen Detail zeichnerisch ausgearbeitet werden. Die Begleittexte dokumentieren all das, was Sexualität mit der Umgebung von Bedürfnisanstalten gemein hat: Geilheit, Verzweiflung,

Dieser Freund geht auf Klappen und lauert in Parks, bis da einer vorbeikommt und da kann er schnell einen abziehen. Ich kann das nicht, diese schnell gesuchten Beziehungen – ach da bist du ja, ich heiße soundso und wie heißt du und dann ist schon die Hose auf – nein, sowas kann ich nicht. (Arbeiter, 54. Eure Lebensgeschichte. Rosa Flieder, Nr. 35/84)

Er nimmt die Scherbe vom Tisch, geht nackt zur Toilette, hebt den Deckel hoch an die Spülleitung, stellt sich breitbeinig über das Toilettenbecken, greift mit der linken Hand Penis und Hodensack, hebt beides ein wenig an, zieht es vom Körper weg, setzt die Scherbe an … (Klaus Dieter Mahn: Esmeralda. Aus: Entstellte Engel)

Heimlichkeit und Angst. Eigeltinger beschreibt sie – die Texte – in seinem ›Graffiti für Vespasian‹ als »Skelette aus verwaisten Reizwörtern, lockende Versprechungen im Telegrammstil«.[49]

Das Repertoire der Bilder und Texte hat seine Vorbilder: Werbung, Comic, Film und natürlich Pornographie. Das Wechselspiel von Ersatzbefriedigung durch Illusion, von Bild und Text als Funktion, von Sexualität als Ware ist hier eingeübt und erprobt. Und so haben die pornographisch gekritzelten Zeichen – wie ihre Vorbilder – Ersatzfunktion: die bedrohte

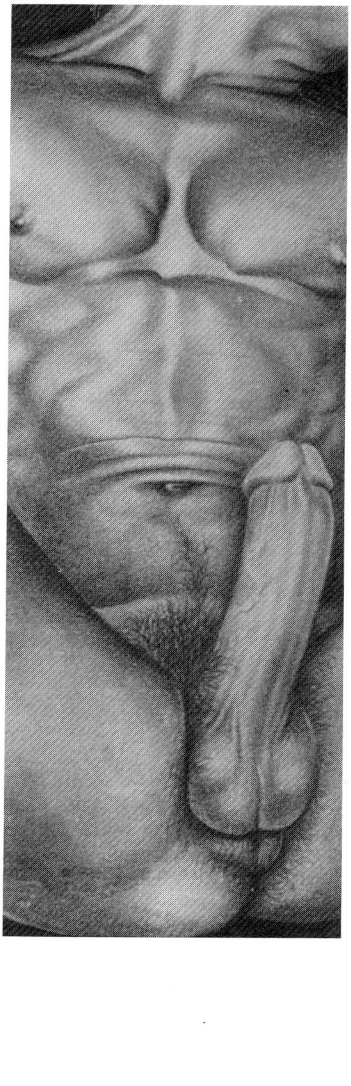

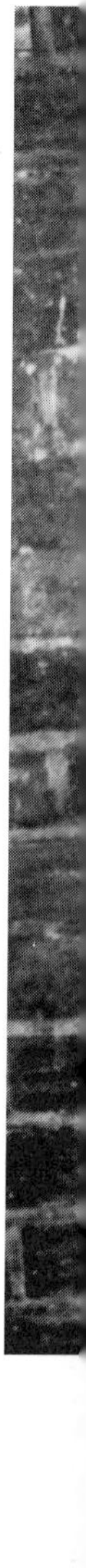

(links und rechts:)
Olaf,
Bleistiftzeichnung,
1979

(mitte:)
Anonym

Sexualität, die gefährdete Identität werden in Bildern und Texten von übersteigerter männlicher Potenz wieder aufgerichtet.

Im Schutzraum des Namenlosen und Verborgenen bleiben die Zeichner auf das Ghetto angewiesen. Ihre Entäußerungen waren nie ›seriöser‹ Gegenstand von Kunst, Feiertagsästhetik und Repräsentationskultur. Sie gelten als Verstöße gegen die gesellschaftlichen Übereinkünfte von Hygiene und Moral, werden im strafrechtlichen Sinn als Sachbeschädigung verfolgt und deswegen von Zeit zu Zeit eliminiert: übertüncht.

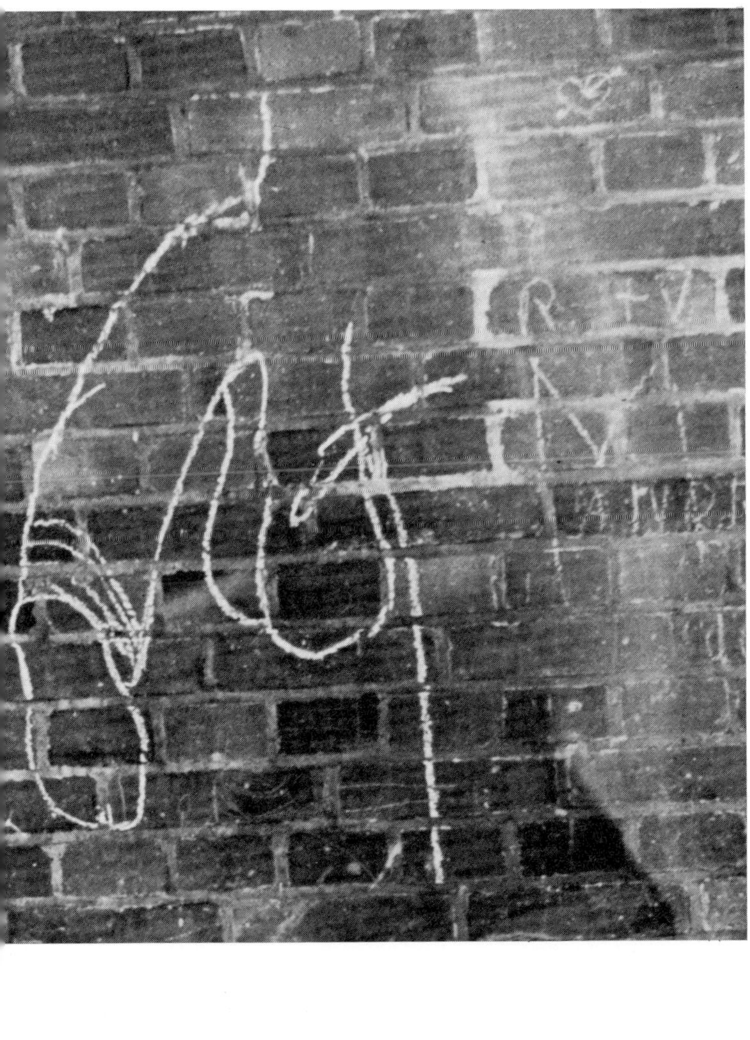

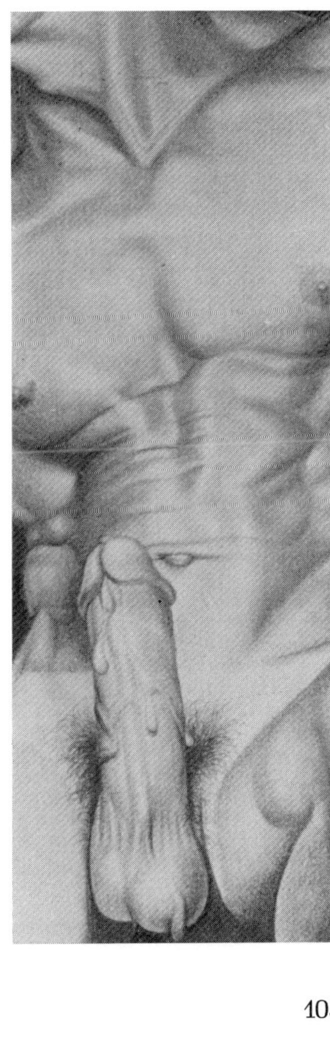

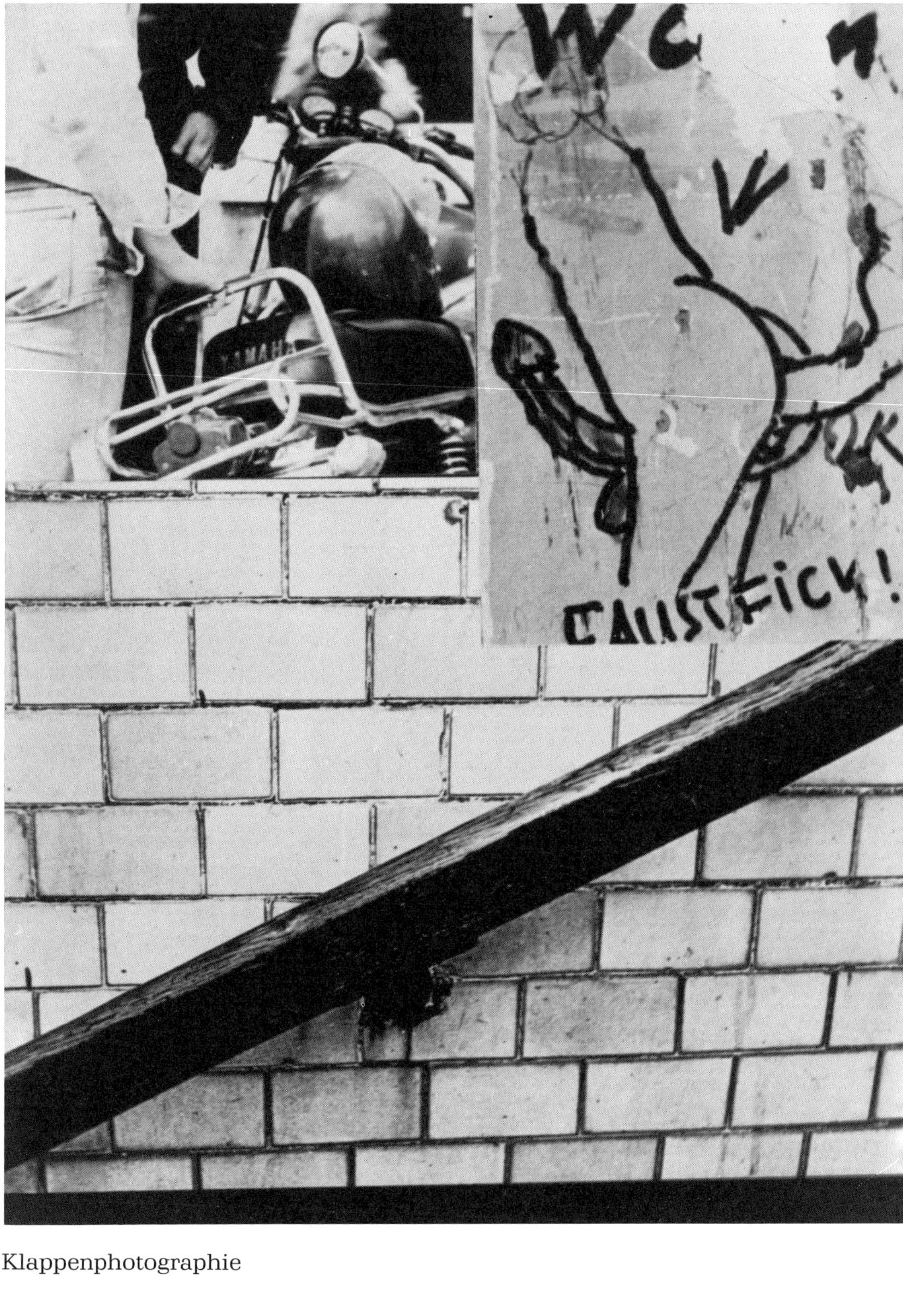

Klappenphotographie

3.4 Klappe Kreuzberg

Als sinnliche Vergegenwärtigung eines Sexualaktes vermag die Zeichnung (Abb. links) sich zu emanzipieren: herausgelöst aus der Nachbarschaft von Bedürfnis (Bedürfnisanstalt) und Trieb. Der neue Zusammenhang, die veränderte Sichtweise, lassen aus der Halb-Heimlichkeit das Präsentierte werden und aus der Pornographie auch die Kunst. Das Etikett ist dabei nicht so wesentlich, denn eines bleibt sie – die Zeichnung – sicherlich: sie bleibt erotisch, sexuell ambitioniert, stimulierend und eindeutig. Lediglich der Erlebniszusammenhang wird ein allgemeinerer.

Durch die einfachen Elemente der Zeichnung, Punkt und Linie, entsteht das Charakteristische. Der anonyme Zeichner beschränkt sich auf die für ihn wesentlichen Merkmale, er zeigt nur die sexuelle Handlung. Oberkörper und Gesicht, Individualität und Persönlichkeit der Dargestellten bleiben vernachlässigt. Die Körper sind verdreht, zu einem Torso verstümmelt. Sie wirken mager und ausgelaugt.

Der Zeichengrund selbst unterliegt keiner definierten Gestaltung. Perspektive und Raum spielen ebenfalls nur eine untergeordnete Rolle; die Darstellung bleibt deshalb ohne Hintergrund, ohne Bezugslinie, ohne Horizont und Verankerung. Proportionen werden absichtlich ignoriert, das führt bei den Genitalien zu mächtigen Übertreibungen des anatomisch Möglichen. Es ist auch nicht das Mögliche gemeint, sondern das Gewünschte: Erregung und Potenz.

Der Phallus wirkt im Bild- und Emotionszusammenhang wie ein aufgepflanztes Banner.

Viel zu groß geraten, weist er auf die Zwanghaftigkeit männlicher (und nicht nur homosexueller!) Wunschvorstellungen. Das Gigantische des Wunschgebildes verzerrt das Bild zugleich ins Lächerliche.

Die Zeichnung ist ergänzt, kommentiert durch eine Photographie. Männlich fetischisierte Symbole (wie Motorrad und Helm), die beiden auf den Unterleib reduzierten Gestalten, die Anzüglichkeit von Helmform und Handhaltung der vorderen Gestalt sind von Eigeltinger – dem Inszenator, dem

Herbert Tobias, Photographie, 1976

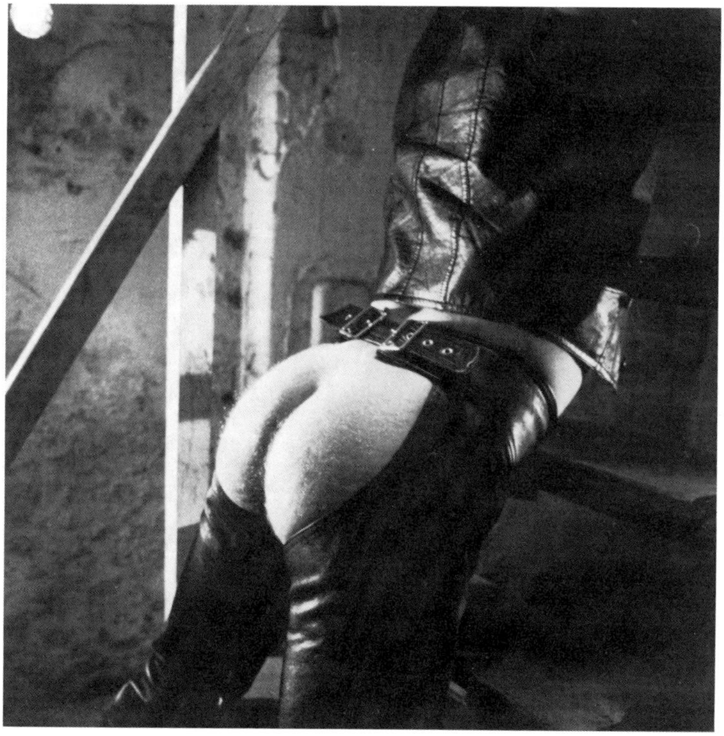

Kommentator – nicht zufällig in den Bildzusammenhang integriert worden.

Eigeltinger selbst nennt die Zeichnungen der Anonymen ›Piktogramme‹. Er verweist mit Recht auf ihre Verwandtschaft zu Kinderzeichnungen, zur Kunst archaischer Kulturen oder der von Geisteskranken.[50] Jene aber sind seit dem künstlerischen Aufbruch der Jahrhundertwende (nur Picasso sei genannt) wichtiger Bestandteil der Kunst und der Kunstdiskussion.[51]

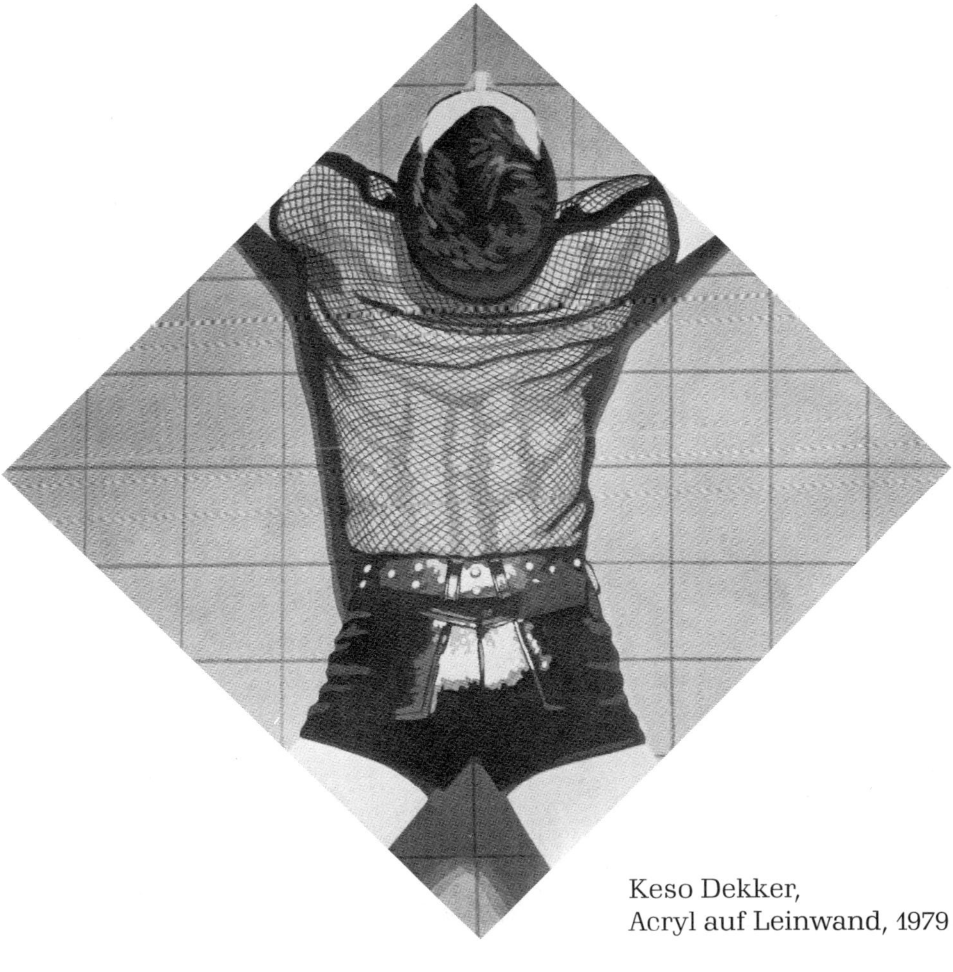

Keso Dekker,
Acryl auf Leinwand, 1979

Antike Malerei auf Keramik

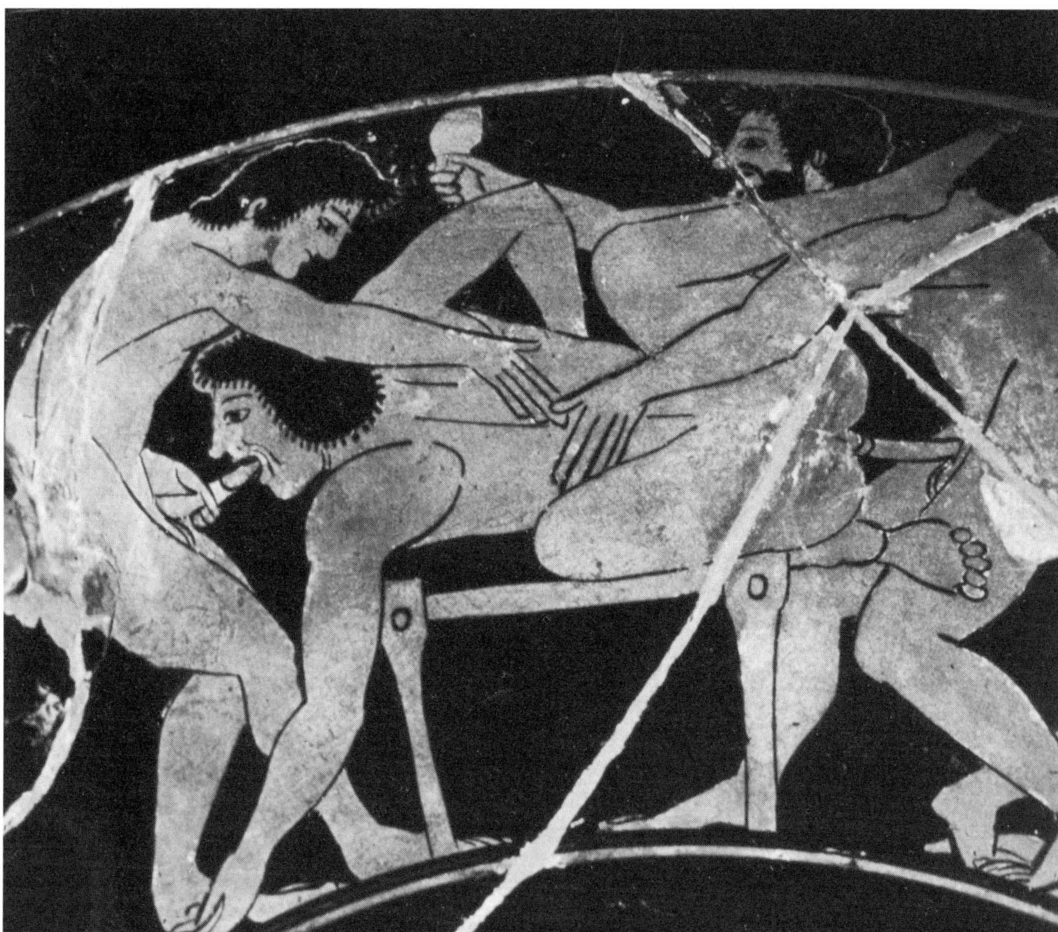

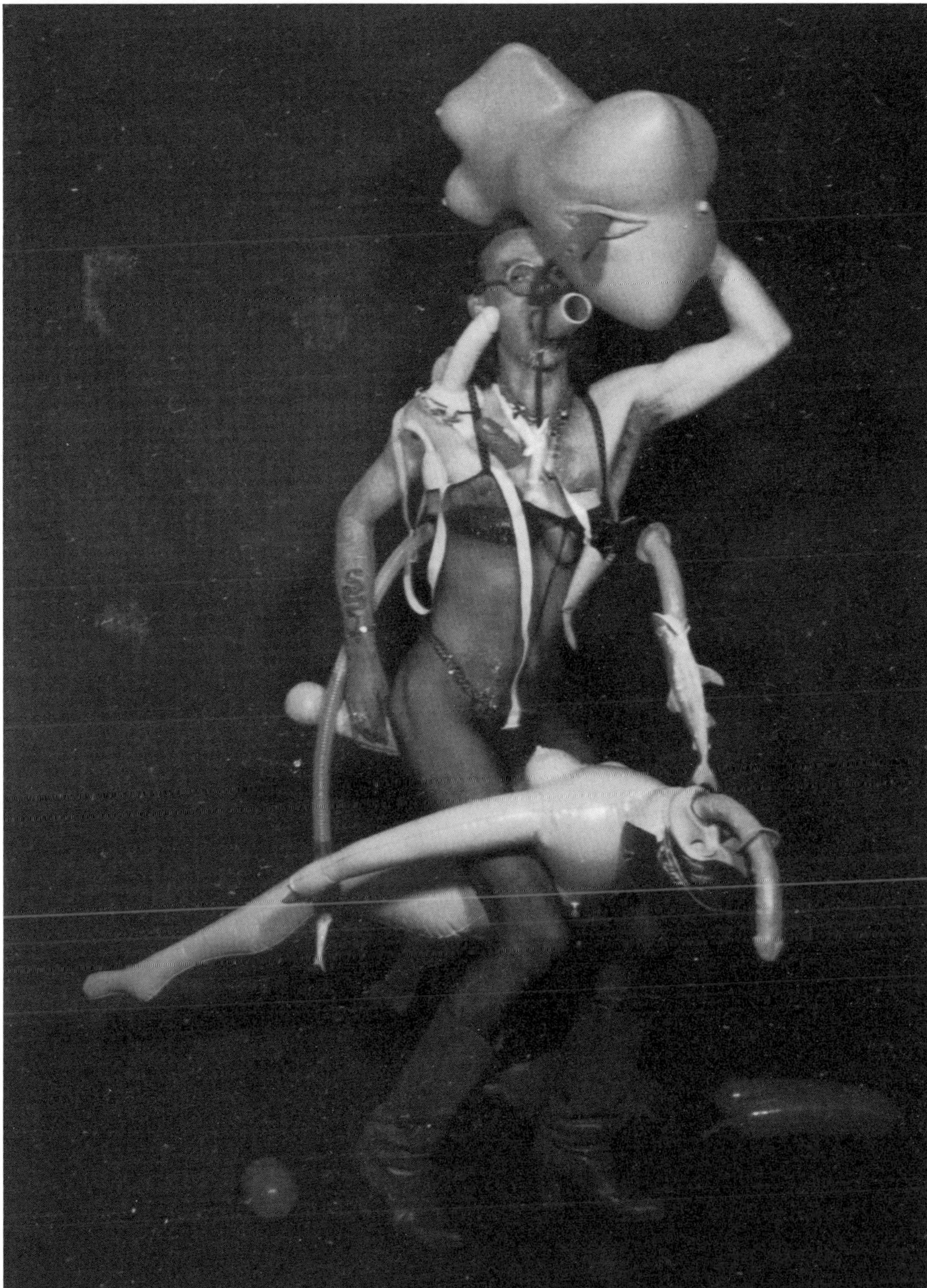

Jürgen Klauke: So stell ich mir die Liebe vor oder Dr. Müllers Sex Shop, 1977

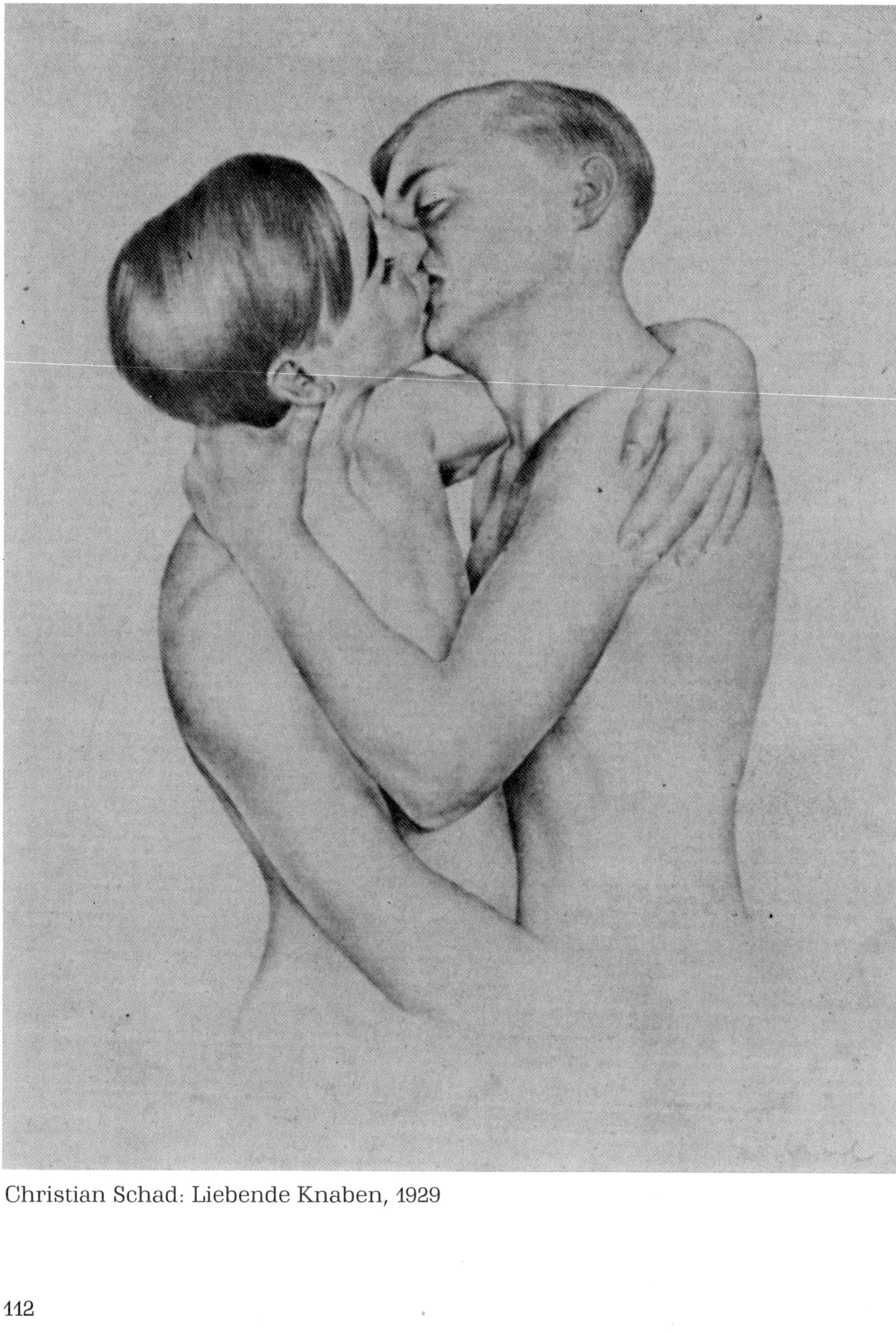

Christian Schad: Liebende Knaben, 1929

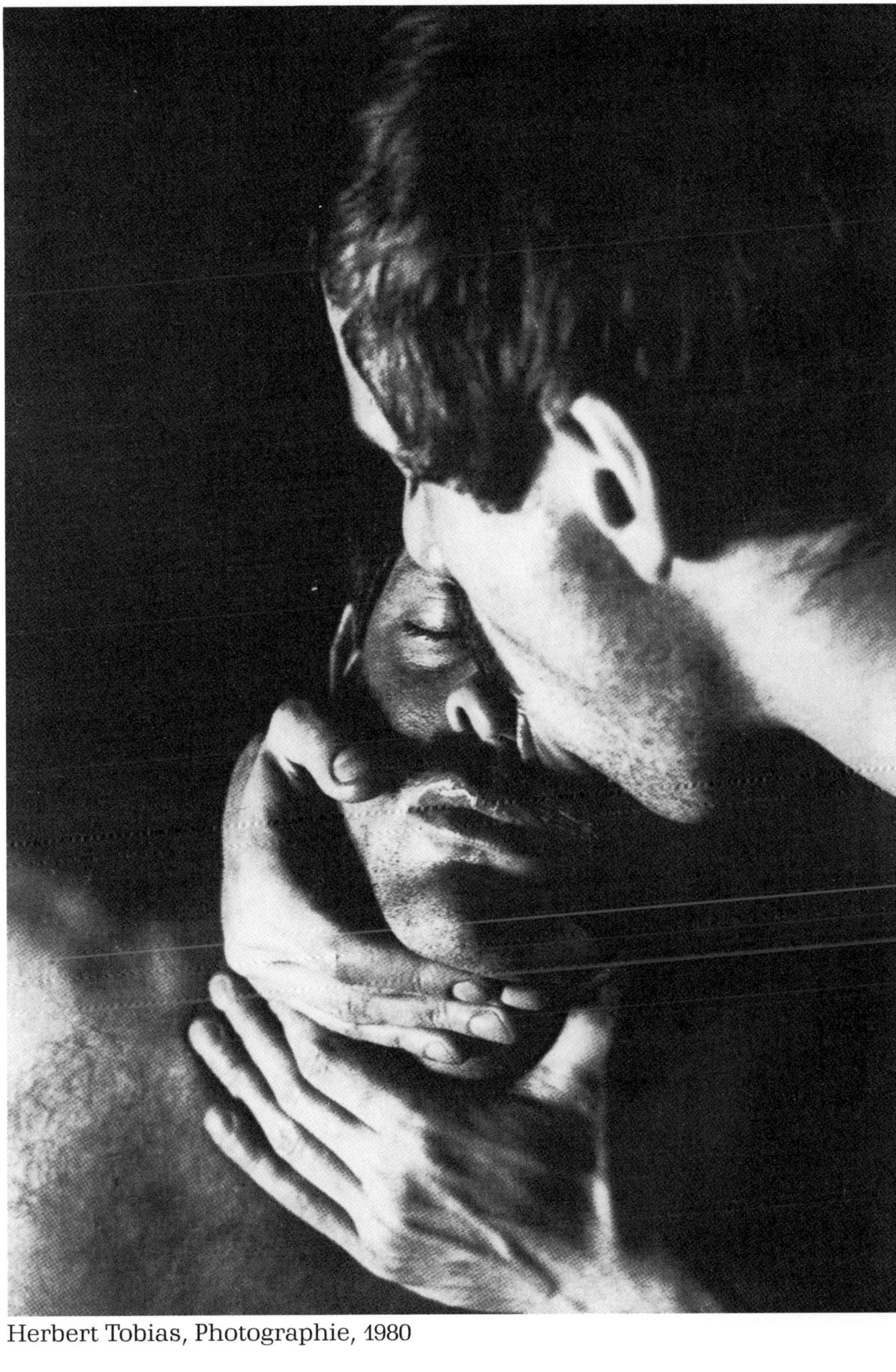
Herbert Tobias, Photographie, 1980

PETER BERLIN, Jahrgang 1943, ist einer der ungewöhnlichsten und konsequentesten Fotografen überhaupt. Seit Jahren ist er sein eigenes und ausschließliches Modell ebenso wie sein eigener und (fast) ausschließlicher Fotograf. (Norbert Kosmowski über Peter Berlin. Kosmowski: Männerfotobuch)

...für Samaras ist das Selbstbildnis notwendig, um in einer ihm gefühlsmäßig fremden Gesellschaft Kontakt zu sich selbst behalten zu können. (Else Barens über Lucas Samaras. Ausstellungskatalog: Momentbild)

Nun, in meinen Fotografien drückt sich ein Liebesverhältnis zu meinen Modellen aus. Darum erscheinen diese auch oft in seitlichen Positionen und nicht frontal. Das reine Porträtieren und gestellte Fotografien langweilen mich, speziell bei sogenannten schönen Männern. (Jean-Manuel Vuillaume. Kosmowski: Männerfotobuch)

3.5 Die sexuelle Beziehung

Es ist schon gesagt worden, deshalb reicht der nochmalige Hinweis: Was an Sexualität auf Bühnen und Bildern – bis in die sechziger Jahre unseres Jahrhunderts hinein – zum Ausdruck kommt, ist höchstens Anspielung, bestenfalls Angedeutetes, das sich hinter Moralität und Ästhetik zu verstecken hat. Charmant? vielleicht – manchmal –; »neckisch« – ziemlich oft; verbrämt – immer. Nur durch die Erhöhung ins Geistig-Ideale oder durch die Ästhetisierung im Sinne von Proklamierung als Kunst konnte Sexualität, vor allem die Homosexualität als definiertes Abnormes, thematisiert werden; war dann keine Sexualität mehr, sondern Schönheit, Kraft, Vitalität, Heldentum, Kampfesmut... Der Vorgang und die daraus resultierenden Bilder sind bekannt.

Zum nackten männlichen Körper durften keine Gedanken an Sexualität aufkommen. Daß sie natürlich trotzdem aufkamen, ist bekannt. Das Verbot ist nur ein ›offizielles‹, an das man sich der Form nach hält. Dies gilt in grundsätzlicher Weise sogar für die Urheber homosexuell tangierter Kunsterzeugnisse: Zwar werden Muskeln, Genital- und Gesäßbereich – etwa in den bereits erwähnten Aktphotographien – kompositorisch herausgehoben, doch bleiben mögliche sexuelle Gefühle oder gar Gedanken an sexuelle Beziehungen völlig auf die Vorstellungsebene des Betrachters beschränkt. Sie sind der ausmalenden Phantasie des Homosexuellen überlassen. Direkte Darstellungen des ›Vollzugs‹ gleichgeschlechtlicher Liebe kommen außerhalb des Untergrundes kaum in Betracht.

Selbst der erotische Zündstoff, den die Blätter von Schad (Abb. S. 112), Schoff, Pütz oder Kainer liefern (sie arbeiteten allesamt im etwas freizügigeren Klima der Weimarer Republik), ist ein entschärfter: Die Eindeutigkeit der homosexuellen Handlungen beschränkt sich auf solche, die von Knaben und Jungen ausgehen. Nur sie dürfen sich sexuell befriedigen.[52] Jeder weiß es ja: das kommt in diesem Alter schon einmal vor und hat nichts zu heißen. Nur in ›Harmlosigkeit‹ vermag man ganz offensichtlich die Homosexualität zu ertragen. Aber nicht nur sie ist ja verharmlost, wegdefiniert worden. Die Behauptung, daß Kinder gar keine Sexualität haben, ist ein auch heute noch schier unverwüstliches Vehikel, um Wirklichkeit umzubiegen.

Bezogen auf und zurück zur Kunst! Die erwähnten Jungen und Knaben sind (bis in die sechziger Jahre) die wenigen personifizierten Zeugnisse, in denen homosexuelle Handlungen künstlerisch dokumentiert werden. Selbst in den zahlreichen homosexuellen Zeitschriften der fünfziger Jahre dürfen direkte körperliche Berührungen, die erotische Ansinnen beinhalten könnten, nicht auftauchen. Nur durch Gesten und ›unverbindliche‹ Kontakte körperlicher Art sind die Personen aufeinander bezogen. Wo Gefühle durch das Bild vermittelt werden sollen, sind die Zeichen der Sexualität völlig zurückgenommen, können nur als Chiffre für eine homosexuelle Beziehung gelesen werden.

Im Rahmen der sogenannten sexuellen Revolution der Folgezeit werden Bilder von Homosexualität möglich. Neben der in Anonymität konsumierten Pornographie und

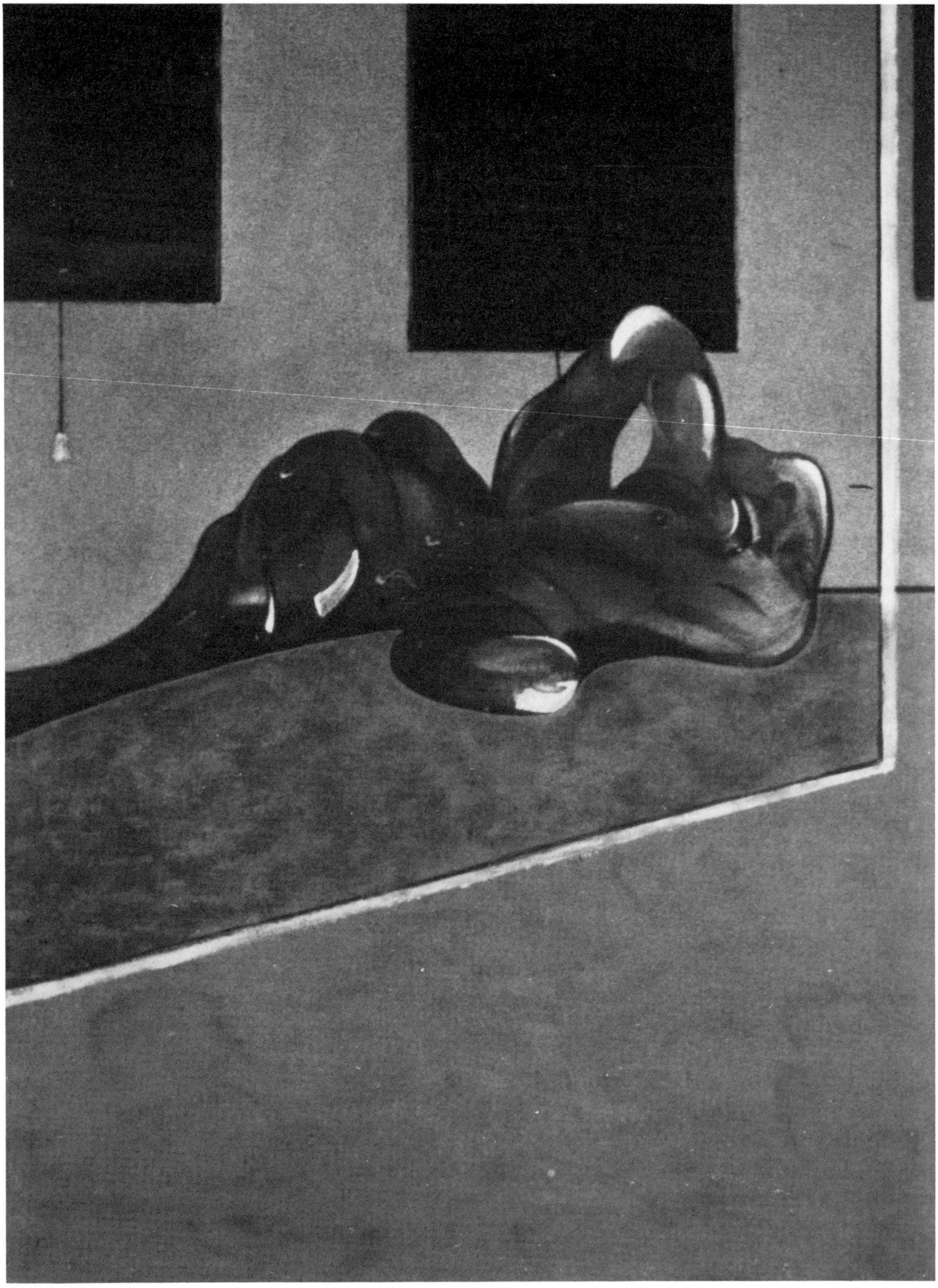

Francis Bacon: Liegende Figuren im Spiegel, 1971

den Klappengraffiti findet die verdrängte Geschlechtlichkeit nun in der offenen Darstellung sexueller Beziehungen ihren Ausdruck. Gefühl und Zärtlichkeit, Ekstase und Lust, Aggression und Grausamkeit werden direkt oder indirekt (in Spuren, Fragmenten, Andeutungen) ins Bild gesetzt.

Doch die Wunden von gestern sind nicht plötzlich die lustvollen Freiheiten von heute. In Francis Bacons Bildnissen (Abb. S. 116 u. 161) etwa bleiben die verkrampften nackten Männerleiber Ausdruck des ängstlichen, einsamen und von verbotenen Leidenschaften geplagten Künstlers. Durch die Mehrdeutigkeit seiner sexuellen Akte, durch Verwischungstechnik und Deformierung der Körper entfernt er sich vom naturalistischen Motiv, hinterläßt aber deutliche Spuren des zugrunde liegenden Ereignisses, des homosexuellen Liebesaktes. Die erotischen Exzesse bei Mühl, Nitsch und Brus, den Künstlern des Wiener Aktionismus,[53] sind noch Reaktionen und keine Entäußerungen in Freiheit. Sie sind gedacht als Provokation gegen ein System, das sich auf Leistung und Triebverzicht gründet, und noch nicht als Spiegelbilder der eigenen homosexuellen Identität – zumindest nicht einer solchen, die sich unabhängig von Normzwang hätte entwickeln können.

Die figurative Malerei, Graphik und Fotographie von Freud, Kitay oder Hockney (Abb. S. 119) schließlich spricht eine andere Sprache: sie ist entstanden aus dem Einvernehmen von Künstlerpersönlichkeit und Sexualität. Homosexualität gibt sich unverschlüsselt, gelassen, selbstverständlich.

In der neuen expressiven Malerei der siebziger und achtziger Jahre wird das Malen

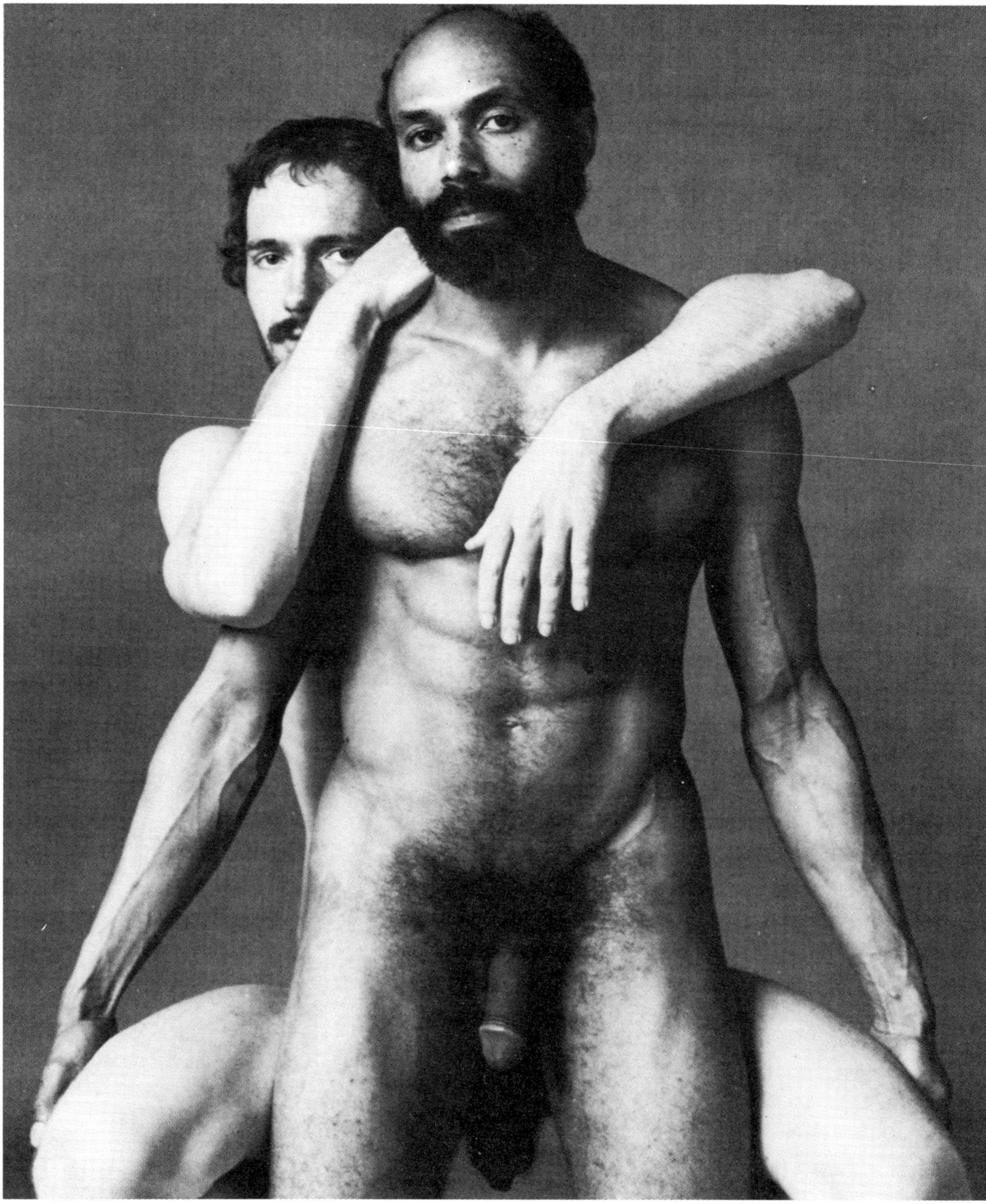

Helmut Röttgen: Doppelportrait, 1981

Ich zieh dir deine
exclusiven unterhosen aus /
und schaue lange hin
nach der enthüllung und
es stimmt:
nackt sind wir am schönsten.
(Peter Bauschung. Aus:
Klappentexte 5)

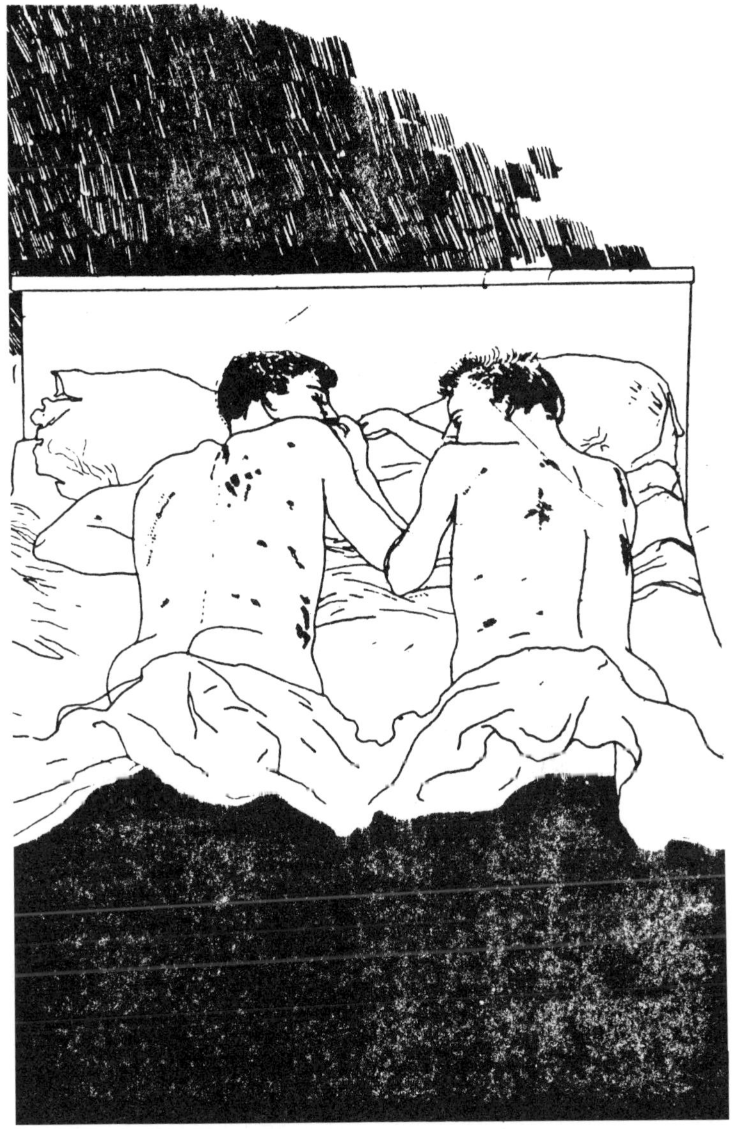

David Hockney: Two Boys Aged 23 and 24, 1966

selbst zum erotischen Akt. »Ich male mit der Geilheit«,[54] sagt Salomé in einem Interview mit der Kunstzeitschrift ›Art‹. Viele Werke der ›Neuen Wilden« sind voller aggressiver, lustbetonender Akte. Homosexuelle Leidenschaften in allen Varianten: Pornographie, Momentaufnahmen von Plätzen homosexueller Wirklichkeit – den Ghettos, immer wieder Männerakte in unterschiedlicher Beziehung zueinander.

Clemente, Salomé, Castelli, Lange, Fettig, Dokouphil, Dahn, Öhlen, Büttner, die Schweizer Martin Disler und Felix-Joseph Müller – sie sind nur die Bekanntesten, bei weitem nicht alle und auch nicht unbedingt die Besten. Neben den Malern und Aktionskünstlern, sind es die Photographen (hier sei nur Helmut Röttgen erwähnt), die die Sexualität als menschliche Beziehung und nicht als Heimlichkeit oder nur als soziales Drama thematisieren. Dennoch ist und bleibt ihr Werk stets auch Forderung nach Akzeptanz dessen, was ihm zugrundeliegt: einer offen gelebten Homosexualität (Abb. 118). Manchmal gerät es in Vergessenheit: Hinter den Bildern stecken Biografien, Lebensräume, Leiden und Leidenschaften, lebendige Menschen. Sie definieren ihre Kunst über die Sexualität: Männerrituale. Keine Kunst mehr der systematischen Verdrängung.

(rechts:) Salomé: Sommer I, 1978

3.6 Sommer I.

»Leimfarbe auf Nessel, Kilo auf Meter, Farbe donnert auf die Leinwand und rammt sich krachend im Auge fest. Der erste Eindruck: hier sind in großen Schwüngen die Gesten der Befreiung von Zwängen, von äußeren und inneren Zwängen, leibhaftig über die Leinwand gefetzt.«[55] Die Bilder Salomés, seine TV-Selbstportraits, Performances, Videos und Fotosequenzen zeigen mit Radikalität und Authentizität, daß mit der Sinnlichkeit und der Enttabuisierung von schwuler Sexualität und narzißtischer Körpererfahrung eine neue Ära

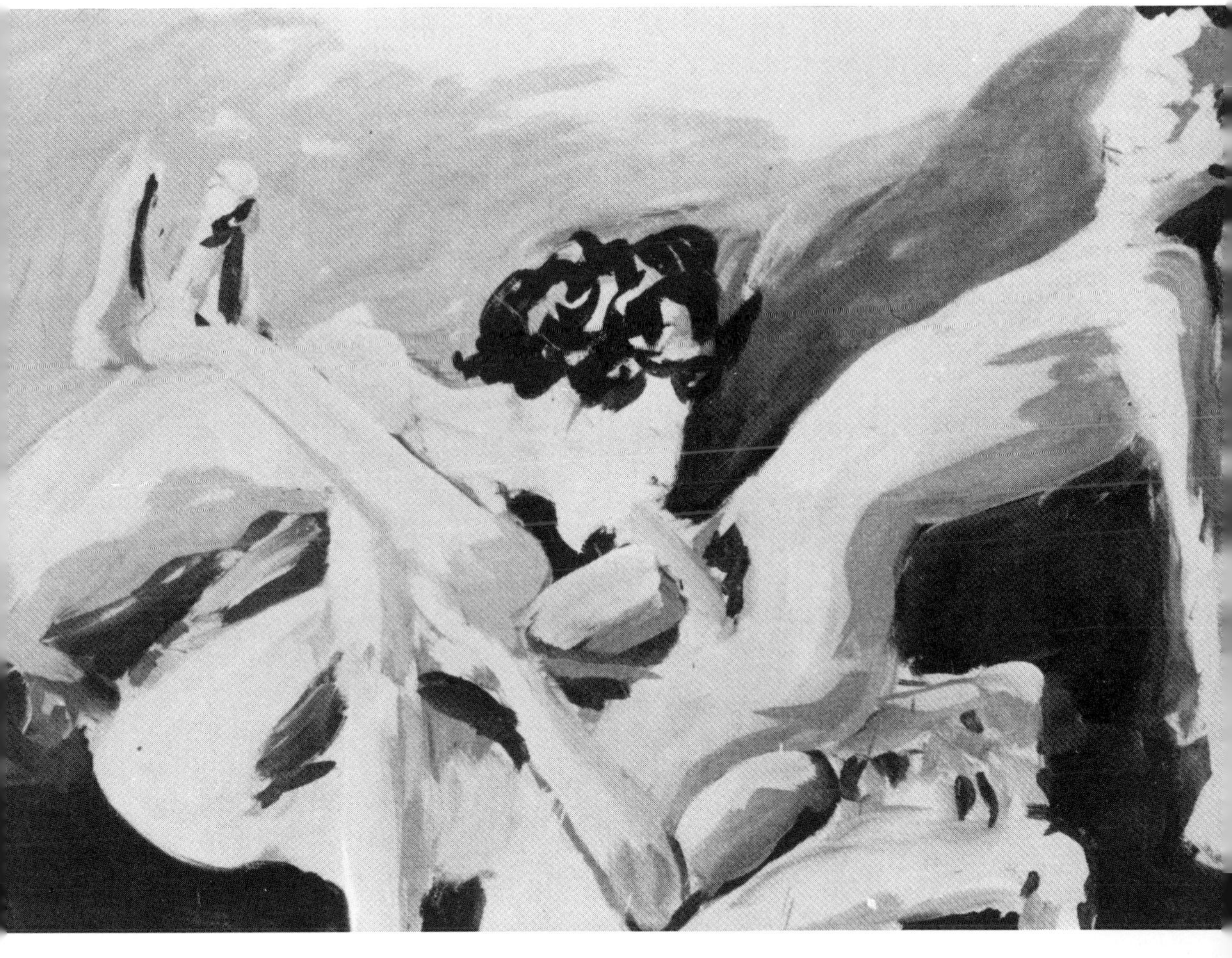

homosexuell definierter Kunst begonnen hat:

Scheinbar völlig spontan projiziert Salomé sexuelle Gier und Triebhaftigkeit auf die Leinwand. Der Vorgang steht in Traditionen, die allesamt Direktheit meinen: Das Wort ›schwul‹ etwa – lange Zeit als Diskriminierungsmittel benutzt – ist zur ›korrekten‹ Bezeichnung eines selbstbewußten Lebensgefühls geworden. Salomés Kunst erreicht für die Bildwelt eine ähnliche Befreiung aus sich selbst heraus. Befreiung also nicht durch gesellschaftliche Liberalität, sondern in erster Linie durch Eroberung: der Leinwand. Oder eben der Freiheit, die eigene Sexualität im eigenen Schaffen wiedererkennbar zu verfestigen und damit öffentlich zu machen. Salomés bildliche Direktheit macht sinnliche Wünsche öffentlich sichtbar, nimmt ihnen das Heimliche, das Unaussprechliche, betreibt sexuelle Stimulation, betont die genitale Vollstreckung: Sie machen es zu zweit und zu dritt und in immer größeren Gruppen. Exhibitionistische und sadomasochistische Reize werden voll ausgekostet.

Die Grenzen zwischen Kunst, Triebentladung und Pornographie haben sich in Salomés Kunst verflüchtigt. Und so ist es nur folgerichtig: wie zahlreiche andere Bilder auch, ist ›Sommer I‹ (Abb. S. 121) aus dem Jahreszeitenzyklus nach einer pornographischen Vorlage entstanden. In ›Blutsturz‹ (Abb. S. 123) oder ›Kung Fu‹ ist das vormalig Pornographische ebenfalls unübersehbar. Selbst ausgefallene Sexualpraktiken werden in weiteren Bildern offen und unbeschönigt dargestellt.

Neben zwangloser Unmittelbarkeit des Malens aus einem relativ befreiten Selbstverständnis als Schwuler[56] äußert sich in

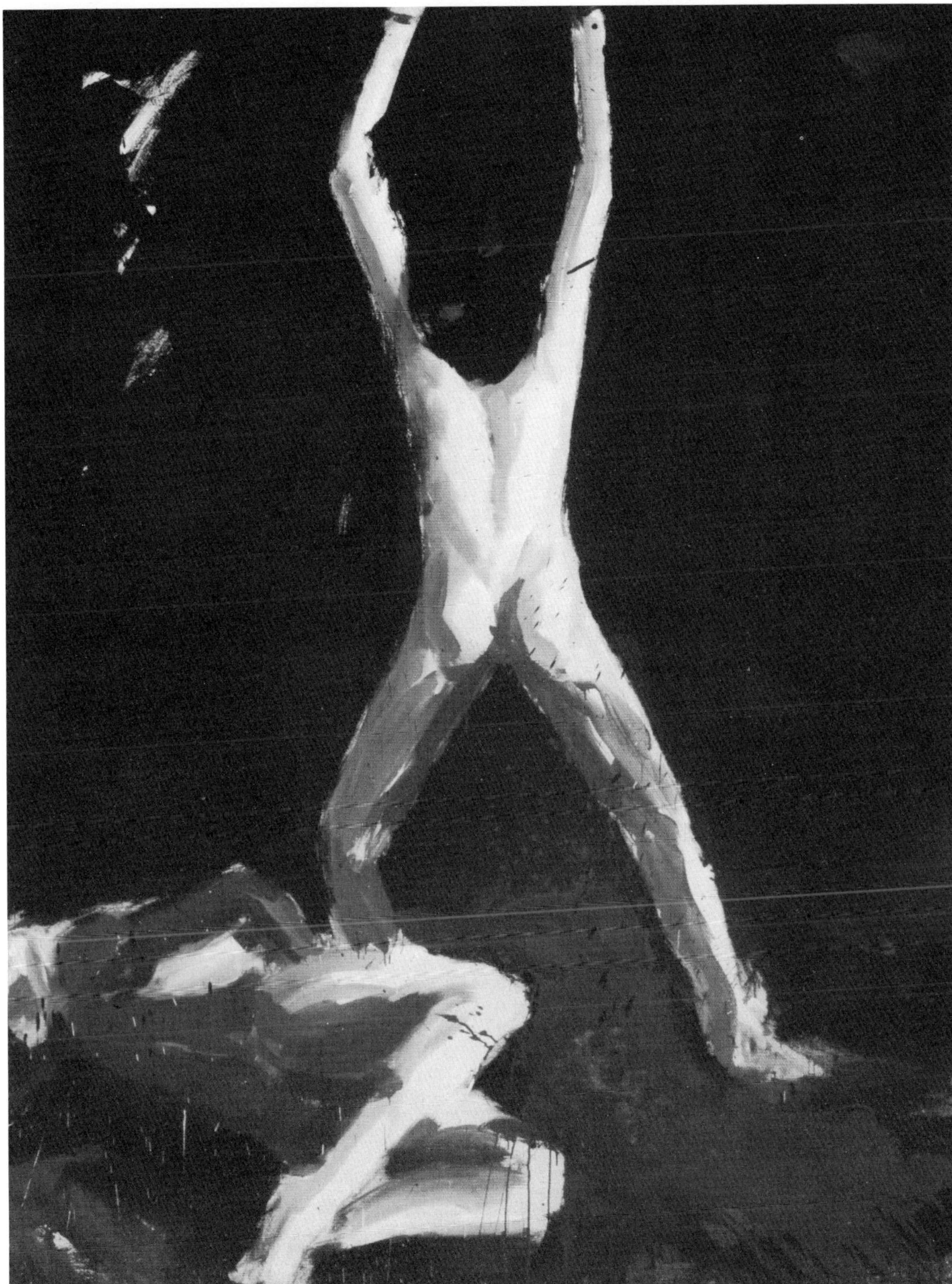

Salomé: Blutsturz, 1979

Salomés Arbeiten auch Widersprüchliches: die Distanz von gelebter Sexualität zur kommerziellen Pornographie wird nicht offengelegt. Die Bilder entlarven Pornographisches nicht als entfremdete Sinnlichkeit.

Sie fallen aber auch nicht auf deren Illusionscharakter und das falsche Versprechen der Triebbefriedigung herein. Die Lust am Akt des Malens selbst gibt den Bildern zurück, was ihnen die industrialisierte Pornographie genommen hat: Lust und Geilheit als direkt spürbare Körperlichkeit, Selbstverliebtheit.

Die narzißtische Zuwendung ist dabei nichts anderes als die Suche nach sich selbst, nach Identität. Die Narzißmustheorien der Psychoanalyse haben darauf – auch in Bezug auf die moderne Kunst-, Theater- und Musikkultur – hingewiesen.[57] Thomas Ziehe schreibt von der »Sehnsucht nach dem Identischen«:[58]

»Aber der andere ist nicht irgendeiner. Ich kann mich mit dem anderen nur lustvoll verwechseln, wenn ich bei ihm Identisches finde. Oder besser, wenn ich imaginieren, wenn ich phantasieren, wenn ich mir einbilden kann, er sei mit mir identisch. Auch dies ist nicht wortwörtlich oder realistisch zu verstehen. Mit mir identisch heißt nicht, er ist ein Abbild von mir, sondern heißt, er ist damit identisch, wie ich mich selber idealisieren möchte«.[59]

Nothing at all but three things. / Birth and copulation and death. / That's all, that's all, that's all, that's all, / Birth and copulation and death. / You'd be bored./ Birth, and copulation, and death. / That's all the facts when you come to brass tacks: / Birth, and copulation, and death: / . . . (T. S. Eliot: Sweeney Agoniste)

Wir sind Fleisch, wir sind potentielles Schlachtfleisch. Wenn ich in einen Fleischerladen gehe, denke ich immer, es ist verwunderlich, daß nicht ich anstelle des toten Tieres dort bin. (Francis Bacon. Katalog Paris Düsseldorf 1972)

Nein, nie nackt. Ich mag meinen Körper nicht. Ich mag mein Gesicht nicht. Ich mag mich nicht. (Francis Bacon: Man tötet das, was man liebt)

ich denke meistens nur ans ficken. das können viele nicht verstehen, weil sie denken, ich wäre gar nicht so banal, so trivial. aber meine hormone bestimmen doch viel von meinem handeln. ich beurteile die männer erst einmal nach ihrem sexuellen gebrauch. (Georgette Dee. Triebhaft, Nr. 5/83)

. . . ich wollte schon immer ein Pornostar sein, ich bin der größte Pornostar und ich werde ein legitimer Pornostar sein. Und das ist wie Arbeit, das ist Eitelkeit. (Fred Halstead. Aus: Rosa von Praunheim: Armee der Liebenden)

3.7 Die Konkreten

Die bildliche Darstellung von Geschlechtsorgan und sexueller Handlung ist nichts für unser Jahrhundert Typisches – wahrhaftig nicht: Seit frühester Zeit, bei fast allen Völkern, sind die Bilder des Sexus üblich, integriert in Kunst und Kult. Wir ›Abendländische‹ kannten den relativ unbeschwerten Umgang mit Bildern der körperlichen Liebe so lange, wie Kunst dem Zugriff der ›Bürgerlichen‹ entzogen blieb. Der Adel etwa hatte gegen die Stimulanzien aus Bild und Sexualität wenig einzuwenden, und die graphischen Liebhabersammlungen und Kabinett-Kunststücke hochgestellter Persönlichkeiten sprechen eine deutliche Sprache.

Unter dem Zwang bürgerlicher Kopflastigkeit und monetärer Raffsucht gerät die erotische Kunst – wie alles andere Sexuelle auch – in den Sog der Beurteilungskategorien von Ertrag und Gewinn. Zweckfreie Sexualität muß daher in den Untergrund weichen, wird nur noch ›unter der Gürtellinie‹ wahrgenommen. Ein Schattendasein, dessen wahre Bedeutung sich erst offenbart, wenn die Produkte der ins Abseits gedrängten sexuellen Phantasie, die nun pornographisch oder »unzüchtig« genannten Bildnisse, quantitativ und qualitativ betrachtet werden. Spätestens seit der Mitte des 19. Jahrhunderts wird der quantitative Aspekt unübersehbar: Die Technik ist nun imstande, den »Schwein-Kram« beliebig oft herzustellen und billig zu reproduzieren. Speziell die Photographie läßt einen weltweit organisierten Handel mit pornographischen Bildern entstehen.

Was vorher heimlich stattfand und in

kleinem Rahmen, wird nun zum großen Geschäft, das zunächst zwar heimlich bleibt, durch seine Ausmaße jedoch die vorgeblich harmlosen Gemüter der Zeitgenossen erschüttert. Moral und Sitte der puritanischen Gesellschaft der Jahrhundertwende scheinen gefährdet. Zensur nimmt ihren institutionell großangelegten Anfang und mit ihr der Verfolgungsapparat.[60]

Anonyme Aufnahme, ca. 1900

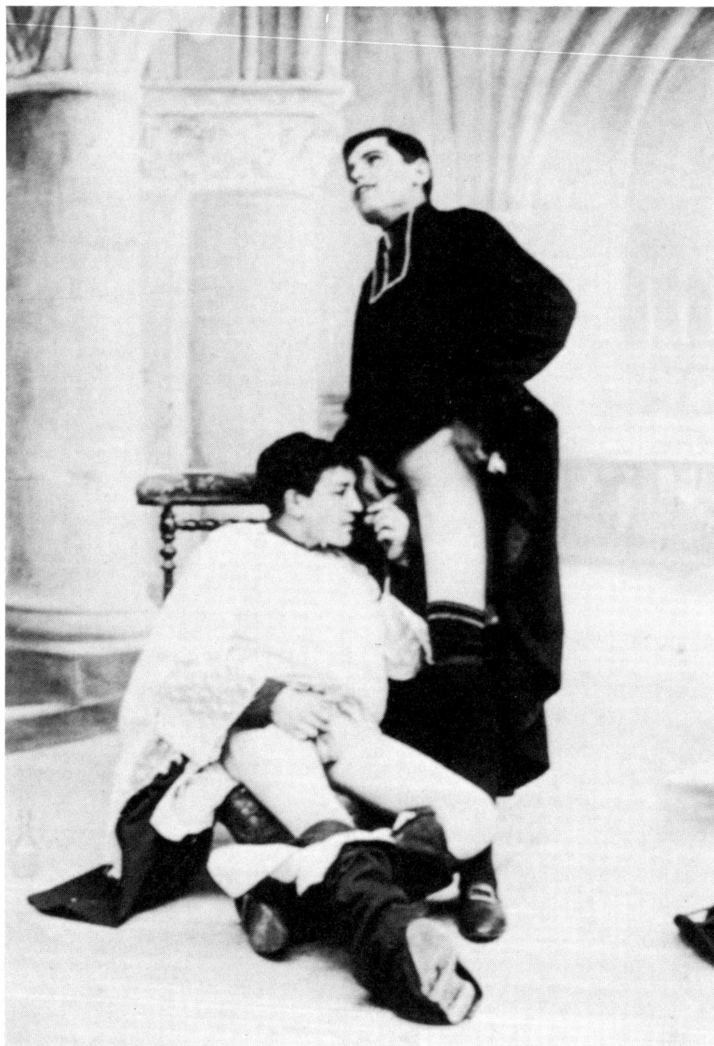

Ich das Subjekt und Ich das Objekt, Ich Selbst und Ich der Andere, Ich der Lebende und Ich der den Tod in mir Tragende, Ich der Mann, der die Frauen liebt, und Ich der Mann, der die Männer verführen könnte, Ich so lieb und Ich so brutal, Ich der Sieger und Ich das Opfer. (Gerhard Johann Lischka über Jürgen Klauke. Ausstellungskatalog: Momentbild)

Das dichterische Wort wird niemals ihre Lage ändern. Sie wird immer die Hure bleiben, die auf Gewinst ausgeht. (Jean Genet: Notre-dame-des-fleurs)

Der Kleine saß auf seinen Knien, die Arme eng um seinen Hals geschlungen, und seine blonden Locken schmiegten sich an das dunkle Haupt des Priesters; sein weißes Nachthemd hob sich seltsam und schön von der schwarzen Soutane ab.
...Sie hörten nicht, sie waren ganz ineinander versunken, betäubt durch den süßen Trank der Liebe saßen sie in tiefem Schweigen. Aber das Ende war gekommen, der Würfel war gefallen. Die Tür öffnete sich, und auf der Schwelle stand die hohe Gestalt des Rektors. (Oscar Wilde: Der Priester und der Meßnerknabe)

Brush against him in an infamous »back room« and most likely he'll grab your arm, arresting you in your shadowy search. (J. J.)

Schämst du dich nicht, du kleiner Wicht?
In fremde Löcher geht man nicht!
Du hast in Löchern nichts verlor'n,
weder von hinten noch von vorn.
Das darfst du nicht noch einmal machen,
das sind doch ganz perverse Sachen.
(Lotti Huber. Siegessäule, Nr. 1/86)

Schwulsein ist nicht abendfüllend – höchstens im Bett. (Michael Aue. Rosa Flieder, Aug./Sept. 85)

Die Mörder Genets haben mein Leben vergiftet. Nie ging es um Schönheit zwischen Buchdeckeln, in Glasvitrinen, Rahmen, auf Sockeln. Sprache als Kotze, Splitter im Fleisch, jäh aufzuckender Lichtstrahl! Keine Wege, nur Wege raus. Aufruhr, Anstachelung zur Zerstörung. (Schwermut Europas. Bestien, ein rettungsloses Manifest. Aus: Klappentexte 2/3)

Anders als noch die gezügelten Pikanterien der offiziellen Kunst, die immer in einem Kompromiß zwischen ›Anstand‹ und erotischem Nervenkitzel ausgehandelt blieben, ist Pornographie handfeste Stimulation. Ihre Ansprache ist keine primär ästhetische, sondern die sexuelle. Nicht Kunst ist gewollt, sondern eben Pornographie. In den nun zahlreich erscheinenden Nacktmagazinen, Bildkalendern und Postkarten geht es ausschließlich um die Darstellung sexueller Aktivitäten. Die homosexuellen haben ihren Anteil: sie bleiben zwar absolut in der Minderheit, sind jedoch seit der Jahrhundertwende schon relativ häufig vertreten. Und: Sie geben tiefe Einblicke in die Sehnsüchte der Zeit… (Abb. links).

Die reine Genußkomponente des Sinnlichen ist Sprengstoff gegen die traditionelle idealistische Ästhetik, die das nicht ideal Beladene letztlich als unästhetisch und obszön bis heute aus der Kunstgeschichte und aus dem öffentlichen Leben ausgrenzt. Die sexuelle Phantasie sucht Auswege, Ventile für die mit Nachdruck erhobene Forderung der Gesellschaft nach Lustverzicht und Befriedigungsaufschub,[61] findet sie in der Pornographie. Damit ist sie »ähnlich wie der Tagtraum ein fiktives Handeln, das in der Praxis gesperrte Antriebe an Attrappen auszuleben versucht«.[62]

Soweit das Allgemeine. Im Speziellen kennt selbst die Pornographie noch die Hierarchien derer, die sie offiziell verurteilen: Während heterosexuell Ambitioniertes stapelweise an jedem Kiosk zu besichtigen ist, bleiben homosexuelle Magazine (und damit natürlich auch die Homosexuellen) ›lautlos‹ gehandelt – unterm Ladentisch in jeder Beziehung.

Vor allem erschreckte mich sein vollkommenes Alleinsein. Dieser aufgetane, durchaus expansiv veranlagte Mann hatte keinerlei Freund, seine Schüler allein waren ihm Umgang und Trost. An die Kollegen der Universität band ihn keine Beziehung als jene der höflichen Korrektheit, ... (Stefan Zweig: Verwirrung der Gefühle)

In dem Traum ist mir klargeworden, daß AIDS sowas wie 'ne Fickbesessenheit ist. Ich glaube, daß die Kranken alle zu Gott oder Jesus oder den Engeln beten sollen und sich öffnen sollen für die Heilungsstrahlen. (Nina Hagen. Siegessäule, Nr. 1/86)

Meine Filme werden viele zynisch und dilettantisch finden. Meinen autobiographischen Bericht wird man oberflächlich und pornographisch finden. Er ist abstoßend privat und gerade das interessiert mich, öffentlich zu machen, weil es viele schwule Säue gibt auf dieser Welt und eine Gesellschaft, die immer noch so tut, als wäre sie besser. Was uns bleibt, ist Selbstbewußtsein und Stolz. (Rosa von Praunheim: Sex und Karriere)

Das ganze Café dachte, daß das Lächeln (für den Oberst: des Pervertierten; für den Ladeninhaber: des Schwulen; für den Bankier und die Kellner: der Tunte; für die Gigolos: »von der da« usw.) gemein sei. (Jean Genet: Notre-dame-des-fleurs)

Hier tummeln sie sich: In Leder gesteckt oder als Knabenliebhaber, im feuchten Dampfraum der Saunen, peitschenschwingend und kettenrasselnd. Die homosexuelle Pornographie zeigt meist nur die Tragik der Subkulturen, sonst nichts. Neugierde wird in bekannten Klischees mobilisiert, Sexuelles oft dort suggeriert, wo es kaum nachvollziehbar ist. Requisitenlose Sexualität scheint unendlich langweilig.

Derart auf die oktroyierte Sexualität, auf Klischees zurückgeworfen, wird der Homosexuelle damit zum Gespött, zum nicht mit sich selbst Identischen und damit Erpreßbaren. Zum Aufbau des Identischen – des Außenseiters, des Liebenden, des Homosexuellen – trägt Pornographie nicht bei; will sie auch nicht, denn der Markt verlangt Anderes!

Und dennoch: Pornographie kann auch emanzipatorisch sein, dort wo sie ihre eigenen Inhalte ausbreitet, wo sie sich selbst sichtbar macht. Hier wird deutlich: »Die Befriedigung der unfreien Bedürfnisse zerfällt in ihre wirkliche und mögliche andere Form. Das Surrogathafte, Verkümmerte und Redundante der Pornographie zeigt mir auf, was sich nicht verwirklicht hat, was mißlingt – den Abfall von etwas und den Keim für etwas.«[63] Hierdurch ist – eher unfreiwillig, aber dennoch zwingend – das Verhältnis von Kunst und Pornographie angesprochen; der Kunst, die sich um elementare Inhalte ebensowenig drückt wie um radikale Formen. Susan Sontag: »Was ein pornographisches Werk zu einem Bestandteil der Kunstgeschichte macht, ist nicht die Distanz ... Es ist vielmehr die Ursprünglichkeit, die Authentizität und die Kraft jenes im Werk verkörperten, gestörten Bewußtseins selber.«[64]

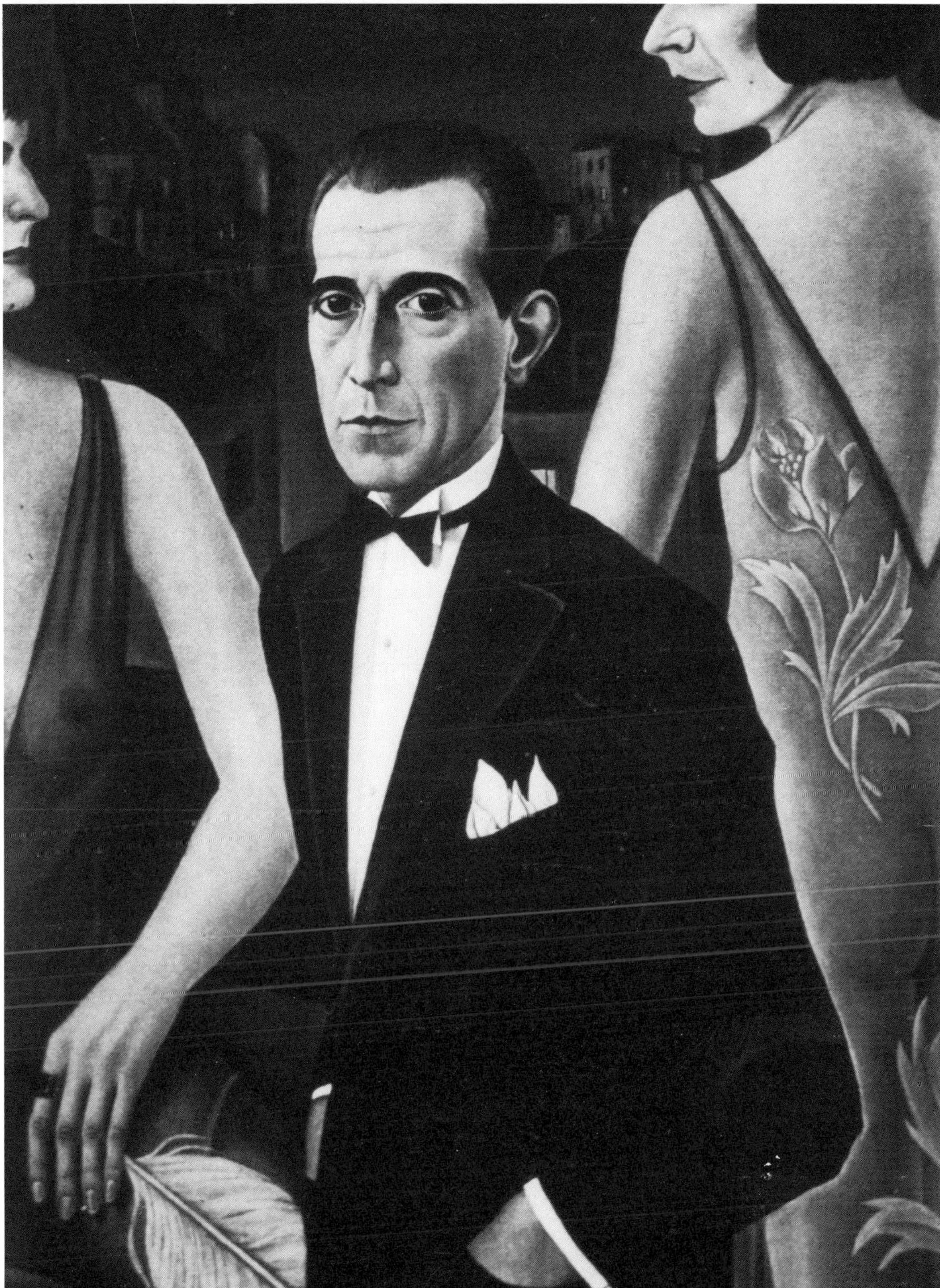

Christian Schad: Graf St. G. D'Anneaucourt, 1927

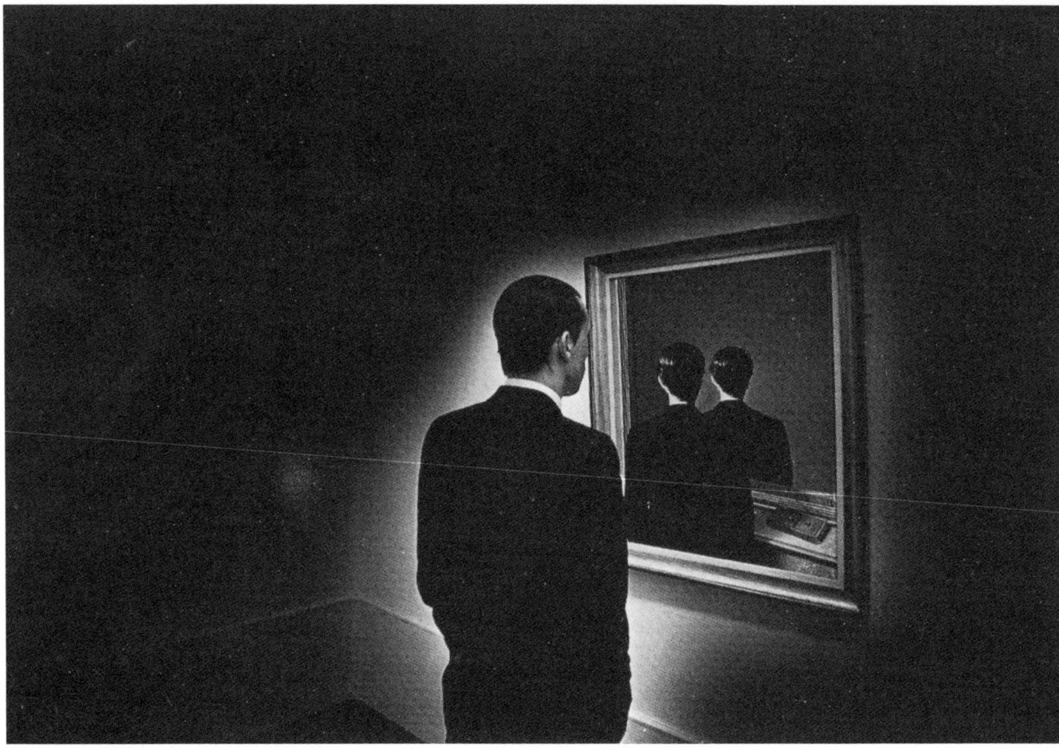

René Magritte: Die verbotene Reproduktion, 1937

4. Die soziale Wirklichkeit

Schlagt dieses Schwein tot – Bei Adolf wäre der nicht mehr da – Iiigit.
Mir wird bitter
Holocaust seit 2000 Jahren.
Wann ist der nächste Treblinkatransport?
(Salomé – Selbstdarstellung)

Das dritte Mal kam er 1961 in den Knast,
für Homosexualität.
Er war vierunddreißig und voller Haß
ein homosexueller Richter sprach das Urteil,
zwei Jahre und sechs Monate ohne Bewährung.
Der Richter ist immer noch frei.
Sie schimpfen ihn,
schwule Sau, Dreckschwein.
Sie sagen,
bei Hitler hätten sie dich vergast.
(Winand. Aus: Entstellte Engel)

Hinter der Kunst als ästhetischer Wirkung bleibt die Qualität der sozialen Wirklichkeit homosexuellen Lebens zurück. Von den Entäußerungen potentiell homosexueller Kunst kann im außerliterarischen und außerästhetischen Lebenszusammenhang im Ernst wohl kaum die Rede sein: Kein Zurückziehen auf gesicherte Konventionen und Kunstformen – schlechte Lebens-Kopien mit nur geschmackvollen Knaben- und Männerakten. Kein uneingeschränktes Ausagieren eigener sexueller Bedürfnisse – kleines Glück im schwulen Getto bestenfalls. Die soziale Wirklichkeit des Homosexuellen ist weitgehend bestimmt durch Unterdrückung und Ausgrenzung. Fragen nach den Ursachen und den Gründen, nach Beurteilungskriterien, nach ›Behandlungs‹handhaben für, beziehungsweise gegen die Homosexualität und damit die Homosexuellen sind tausendfach gestellt und ebenso müßig wie diskriminierend. Der Psychologen, Theologen, Mediziner und Soziologen ›Interesse‹ ist für sich genommen schon Urteil, denn stets ist klar, wer fragen darf und wer nicht.

Soziale Wirklichkeit des Homosexuellen wird weitgehend von außen gemessen und

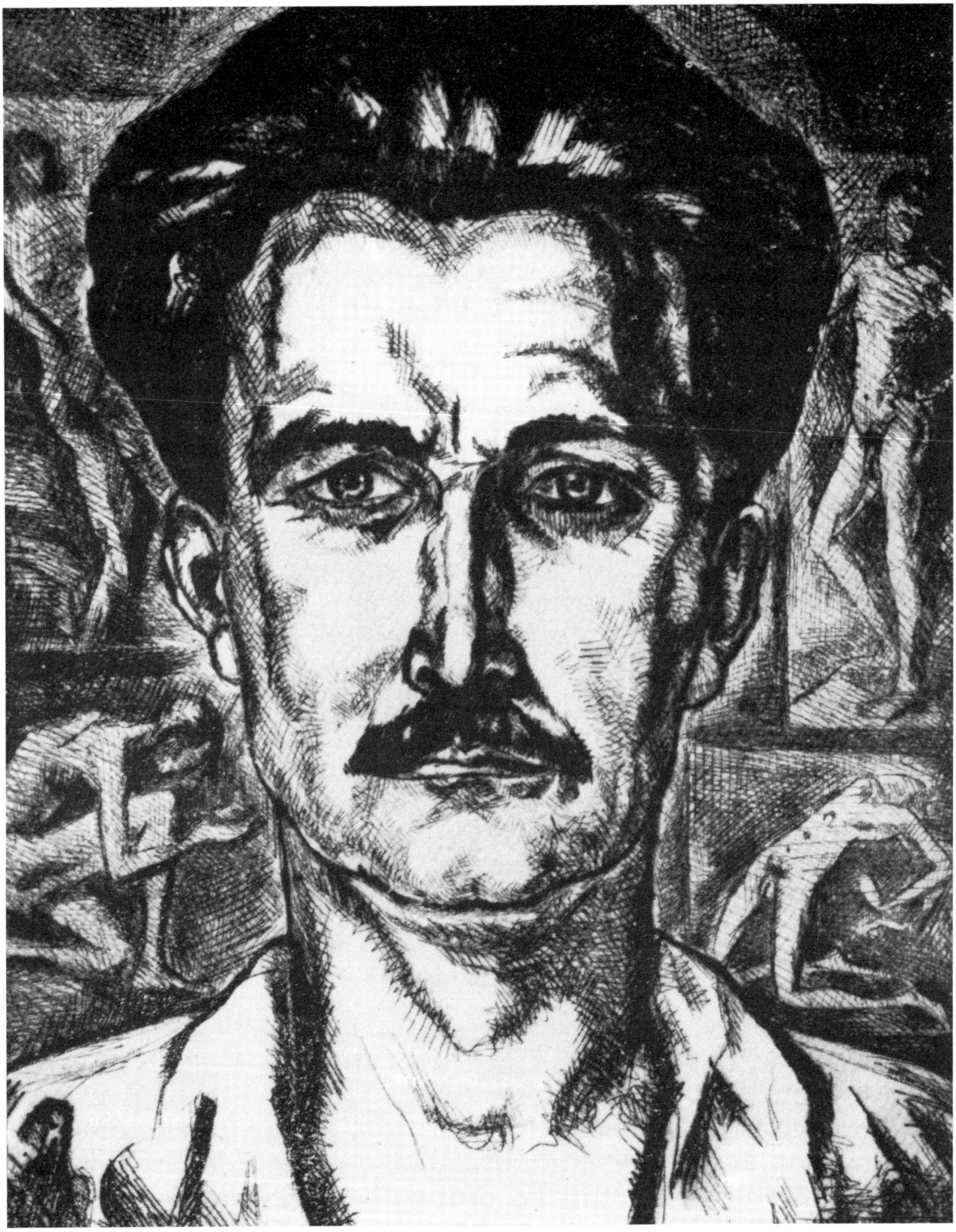

Arnold Siegfried: Adolf Brand

Jetzt stellen sie so was auch noch als Kunst aus.
Der soll doch in den Osten gehen.
Im Osten dürfte ich schon lange nicht mehr. Bautzen.
(Salomé – Selbstdarstellung)

definiert.[65] Unfreiwillig in den Bereich einer Subkultur gedrängt, ist sein Leben damit bestimmt durch Anpassungszwang und Regression.[66] Die Beendigung des Zustandes ist auch nicht in Sicht, denn nur langsam, sehr langsam, scheinen die wissenschaftlichen und gesellschaftlichen Bemühungen um eine Verbesserung homosexueller Lebenswirklichkeit Früchte zu tragen. Dies ist umso erstaunlicher, als der Vorgang gerade in Deutschland hoffnungsvolle geschichtliche Wurzeln hat:

Schon einmal – nach dem Zusammenbruch des Kaiserreichs – entwickelte sich eine homosexuelle Emanzipationsbewegung. Die Proklamation einer demokratischen Republik, der Weimarer Republik, und der damit verbundenen Freiheiten nährte die Hoffnungen. Überall in den großen Städten Deutschlands entstanden Verbände und Clubs, Publikationsreihen und Verlage, die Öffentlichkeitsarbeit auf breiter Basis betreiben konnten. Bereits 1897 war durch Hirschfeld das ›Wissenschaftlich-Humanitäre-Komitée‹, 1902 durch Brand die ›Gemeinschaft der Eigenen‹ gegründet worden. Umfangreiche wissenschaftliche Arbeiten der seit Ende des 19. Jahrhunderts weiterentwickelten Sexualwissenschaft und zahlreich entstandene Aufklärungs- und Sittengeschichten bildeten die Grundlage und das Fundament, das die öffentliche Diskussion um größere Freizügigkeit im Umgang mit Homosexualität erlaubte.[67] Es blieb nicht dabei: Romane und Gedichte über die mann-männliche Liebe wurden veröffentlicht. Der erste homosexuelle Film ›Anders als die Anderen‹ entstand 1919.

... und so erscheint es ja, besonders in der westdeutschen Provinz, fast allen. Und wenn man das verhärmte Leben einer armseligen Trine in Detmold-Lippe oder noch wo kleiner dagegen sieht, da gibt es nicht mal eine Kneipe, wo man hingehen und Leute anmachen kann. (Stefan Reiss: Brauchen wir)

Die sollen sich nicht in ... ihrem Traum der Minderheit gefallen, der Ewig-Verfolgten, der Ewig-Mißverstandenen. Das ist nämlich ein Zug, der längst abgefahren ist. (Hans Eppendorfer: Der Ledermann spricht mit Hubert Fichte)

Die offene und starke Identität von Schwulen begegnet uns oft in der Stadt: auf der Leidsestraat, in Cafés und Kneipen, in den Foyers von Theatern und Museen ... Holland. Amsterdam. Sience Fiction. (Amsterdam, Anders Reisen)

Die Veränderung des sozialen und politischen Klimas jener Jahre in Deutschland verursacht auch einen partiellen Wandel der Wahrnehmungs- und Verarbeitungsmuster der moderneren Künstler und Intellektuellen. Das Homosexuelle wird zum Thema. Die Orte der Subkultur und die Homosexuellen selbst finden Eingang in die Kunst durch bildnerische Milieu-Studien und Portraits. Mit anderen Worten: Die Subkultur einer Minderheit wird ebenso Gegenstand künstlerischer Auseinandersetzung wie der individuell in dieser Subkultur Lebende. Dies gilt gerade auch für nicht homosexuelle Künstler.

Die Übernahme der politischen Macht der Nazis beendete die ersten Emanzipationsschritte. Das Institut für Sexualwissenschaft in Berlin wurde zerstört, Tausende von Homosexuellen in die Konzentrationslager deportiert. Viele Kunstwerke jener Zeit fielen, als ›entartet‹ diffamiert, der nationalsozialistischen Kulturzensur zum Opfer.[68]

Homosexualität blieb damit natürlich trotzdem vorhanden, wurde aber nicht mehr offen und öffentlich benannt. Sie geht verstärkt Allianzen ein, die K. Theweleit beschreibt als Kontext von unterdrückter Homosexualität und Männerbund (zum Beispiel dem der SA).

Erst während der sechziger Jahre entsteht wieder eine offene, politisierte Schwulenbewegung, abhängig und gestützt vom Aufbegehren der Studenten. Die sog. ›sexuelle Revolution‹ trägt auch die Anliegen der Homosexuellen. Zahlreiche Künstler beteiligen sich – ob organisiert oder nicht – daran. Für sie wird Kunst zum Mittel im Kampf um Emanzipation und Befreiung. Und sie sind relativ erfolgreich: Kleinere Institutionen zu

Ein Land mit einer wunderbaren Landschaft und eindrucksvollen Städten. Die Österreicher sind ruhig, diszipliniert und gelassen und führen ein vergleichsweise angenehmes, gut geordnetes Leben. Bedauerlicherweise betrachten die meisten Österreicher auch heute noch die Homosexualität als etwas Verbotenes, etwas Unsittliches ... (Spartacus international gay guide 1983)

Nun werden die Schwulen wieder diskriminiert – so sollte dieses Motiv zur Hoch-Zeit der Wörner-Affäre verstanden werden. (Entwurf eines »Stern«-Titelblattes. Stern, Nr. 1/85)

Kunst, Musik, Theater, Ballett, Film und Kabarett etablieren sich als legalisierte Opposition. In ihren Produktionen lassen sie die zwiespältige und vielfältige homosexuelle Erlebniswelt deutlich werden.

Künstler engagieren sich als Betrachter wie als Betroffene. Ihre Bekenntnisse zur Homosexualität und auch die daraus entstehenden Konflikte sind in den künstlerischen Produkten vorgeführt, verarbeitet. Der körperbetonte Tanz wird einer der Kernpunkte schwuler Kultur. Das ist kein Zufall, denn Schauspieler und Tänzer waren zuvor schon Identifikationsfiguren für homosexuelle Emanzipation: Sie gehören zu den wenigen Männern, die ihre Körper dem erotischen Auge öffentlich zur Verfügung stellen. Ihr ›Ausleben‹, ›Austanzen‹ wird damit zum Wunsch- und Spiegelbild einer Minderheit, die hier eher als in den benachbarten Kunstgattungen ihre soziale und ästhetische Formulierung für sich selbst findet.[69]

Hand in Hand mit der Liberalisierung während der letzten zwanzig Jahre geht die Vermarktung von Homosexualität. Es ist noch nicht ausgemacht – und wird sich an der Stabilität des Erreichten messen lassen müssen –, ob sie zur Etablierung von Selbstverständlichkeiten beigetragen hat und beiträgt oder ob sie letztendlich doch emanzipationsfeindlich ist: Vermarktetes wird bekanntlich verbraucht und danach weggeworfen. Verdaut und restlos ausgeschieden. Ware hat zunächst nur eines zu sein: chic. Und Schwule haben ihn ja bekanntlich, den ›guten‹ Geschmack, das Gespür für das, was gerade chic ist und den richtigen Sinn für ›das Schöne‹. Sie beherrschen Trends der Moden und auch des Kulturbetriebs. Beherrschen sie ihn wirklich? Oder sind sie nicht nur Teile der Trends? Erweitern sie nicht nur das Repertoire um ein paar exotische Schlenker?

Stephan Kleineberg, Illustration zu Jean Genets ›Notre-Dame-des-Fleurs‹, 1984

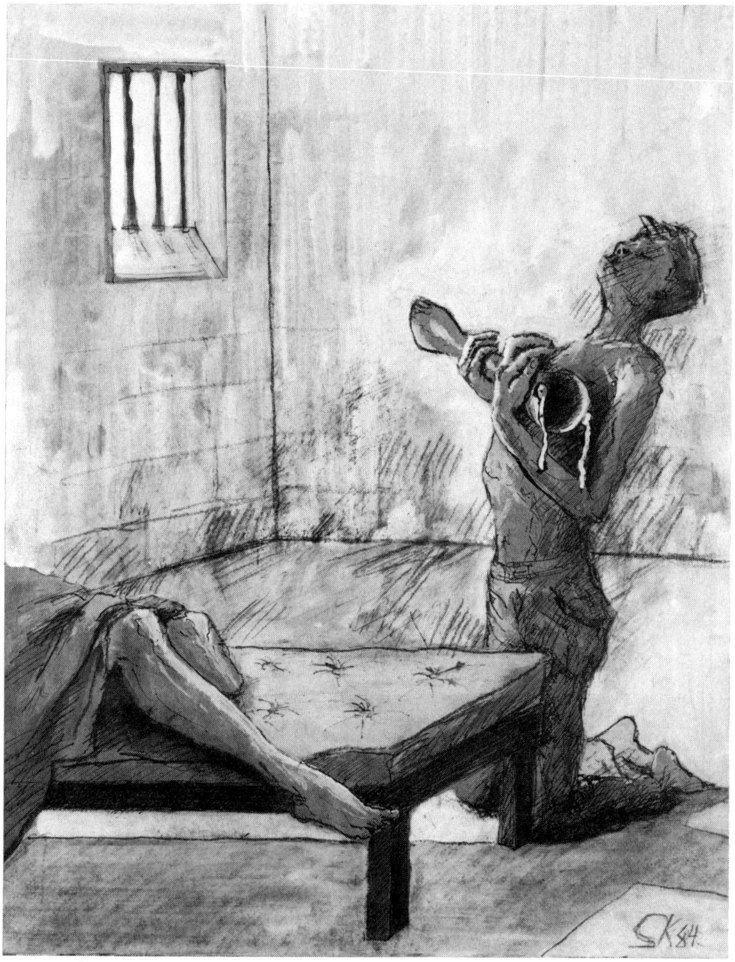

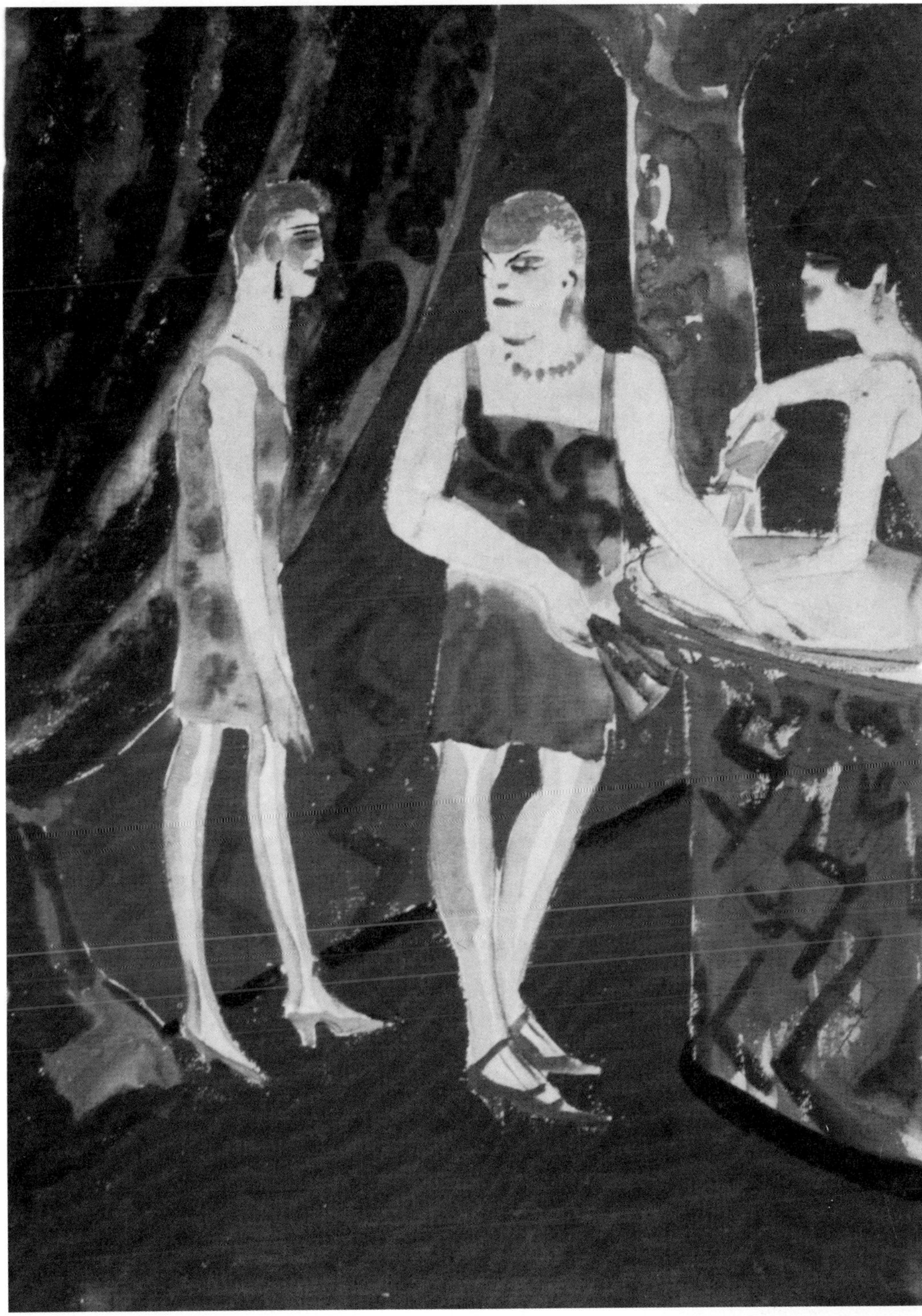

Otto Dix: Eldorado, 1927

Da, wo wir dich hinbringen, sind Kranke, die glauben nicht an Gott und auch nicht an Engel, ... (Nina Hagen. Siegessäule, Nr. 1/86)

4.1 Die Subkultur

Nur selten waren und sind ›einfache‹ Homosexuelle in der Lage, ihren Anspruch auf soziale Eigenständigkeit zu artikulieren, geschweige denn, ihn durchzusetzen. Alle realen Bedürfnisse der Sexualität bleiben beschnitten, da sie stets mit nicht-homosexuellen Instanzen wie Familie, Freundeskreis und Berufsleben, kollidieren. Partnerbeziehungen, Freundschaften oder andere Lebensformen außerhalb von Ehe und Familie kamen während der Vergangenheit nur für die wenigsten in Betracht und auch heute noch ist die Mehrheit der Angehörigen einer dominierenden Gesellschaft weit davon entfernt, soziale Integration (die über Duldung

Ulli Weis: Pierre Spivakoff als Sarah Bernhardt

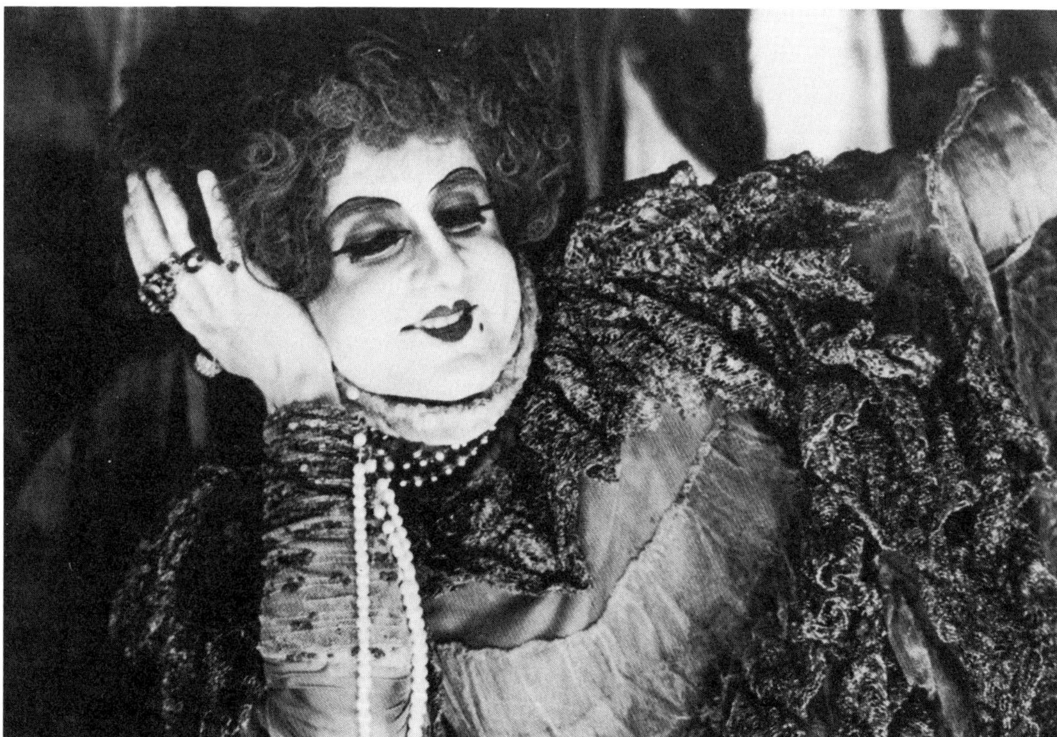

Amok durch das enge Spalier der Männerkörper. Benommen von den Schönheiten in einer Ecke innehalten. Zum Abkühlen ein Getränk holen. Erschlagen von dem Thekentyp hinter seiner Wand mit Guckloch. Die Durchgänge nach ganz hinten in die Flipper- & Schmuseecke, die Winkel, die Fülle. (Raoul Hübner: Blickwechsel)

Die Transvestiten begannen Streit. Sie erhoben sich, – lange Burschen in Damentracht – zornig an ihren Tischen, rauh und grölend klangen ihre Stimmen unter den schwarzseidenen Hüten. Der Wirt mit dem Schnauzbart mischte sich tatkräftig hinein, er schlug einer der Damen sogar direkt ins Gesicht, so daß sie in ihr großes blaugewürfeltes Tuch bluten mußte. (Klaus Mann: Der fromme Tanz)

hinausgeht) zu betreiben. Verläßt der Homosexuelle den Schutzraum emanzipatorischer Aktionsgruppen, weniger sozialer Einrichtungen oder den der privaten Bindungen, so bietet ihm lediglich die sogenannte Subkultur Aufnahme. Ist die Kraft des Einzelnen zum Aufbau eines sozialen Netzes gegen alle Widerstände nicht groß genug, so ist die Subkultur der einzige Lebensraum, der ihn nimmt, wie er ist, und nicht so, wie er sein sollte. Hier versammelt sich das untere Ende innerhalb der Hierarchie sozialer Wertschätzungen: in noblen Etablissements und seriösen Einrichtungen; in halbseidenen Kneipen und auch an windigen Stricherecken. Dort – an unauffälligen Plätzen – werden sie geduldet, können sie ihre körperlichen und seelischen Bedürfnisse in Anonymität ›erledigen‹.

Den Raum dazu bietet nur die Großstadt. Seit der Mitte des 19. Jahrhunderts suchten die Homosexuellen ihren – der Großstadt – Schutz vor der gnadenlosen Intoleranz provinzieller Spießer. Dort, in den vielfältigen sozialen und räumlichen Nischen der Metropole, waren die Mittelpunkte des subkulturellen Lebens – die rauschenden Bälle und Kostümfeste, die Vergnügungen des Films und der Theater, die feinen Clubs und Bars und auch die etwas derberen Kneipen und Absteigen. Das Verruchte, das Lasterhafte, das Anonyme der Großstadt hat bis heute nichts von seiner Faszination eingebüßt. Aber machen wir uns nichts vor: letztendlich ist es weniger die Attraktion des Verruchten als vielmehr die des Anonymen, das wenigstens einige der sonst so zahlreich verwehrten Möglichkeiten des Auslebens gewährt. Das Verruchte kommt –

Von diesen Lokalen liebte Andreas das »Paradiesgärtlein« am meisten, es war im ersten Stock eines eleganten Hauses gelegen, man stieg eine rot ausgeschlagene Treppe hinauf und wurde oben mit besonders neckischem Jubel empfangen. Hier war »Rosenblättchen« zu finden, alternd schon, aber tannenschlank. Wenngleich er um Mund und Wangen schon ein wenig zu welken begann, er tänzelte umso biegsamer und trug seinen rotbraun gefärbten Lockenkopf immer charmant wie eine Operettendiva. Er hielt Andreas sein parfümiertes Tüchlein unter die Nase, er jubelte: »Husch, husch – du Auserwählter!« und stieß drohend nach ihm mit ringgeschmücktem Finger. (Klaus Mann: Der fromme Tanz)

Leider weiß ich zuwenig oder gar nichts über die scheinbar freundschaftlichen, tatsächlich aber vielleicht haßerfüllten Beziehungen der schönen Jungen untereinander. (Jean Genet: Notre-dame-des-fleurs)

gratis gewissermaßen – von alleine hinzu. Halbwelt ist nun einmal ›verrucht‹ und somit für brave Bürger faszinierend.

Einige Städte genießen den Ruf, besonders ›gay‹ zu sein. Ob in Berlin, München, Hamburg, San Francisco, New York, Amsterdam oder Zürich, die Großstadt erlaubt es, eigenes – schwules – Leben zu gestalten. Aber: alles sehr bemessen, alles nur im Dunstkreis von Toleranz bis Ignoranz. Anerkennung gibt es nur für diejenigen, die zur Selbstkastration oder wenigstens zu einer Art Gesellschaftsspiel von ›Tarnen + Täuschen‹ bereit sind. Dies gilt besonders für die erste Hälfte unseres Jahrhunderts. Zahlreiche Homosexuelle unterziehen sich – auch heute noch – der doppelten Tortur: sie greifen zum Mittel der Scheinehe, um einen gefährlichen Frieden zwischen Persönlichkeit und Gesellschaft herzustellen. Christian Schad etwa zeigt im Portrait des Grafen D'Anneaucourt das Bildnis eines angepaßten Homosexuellen (Abb. S. 129). Was fürt er vor? Sozialberichterstattung oder Bildnis der Persönlichkeit, der Identität?

Die Frage ist tückenreich und die eindeutige Beantwortung immer falsch. Die Lebensumstände der Subkultur prägen die Persönlichkeit des Homosexuellen, aber sie sind nicht damit identisch. Lebenswirklichkeit ist für ihn zu großen Teilen der Aufenthalt in Nischen und heimlichen Orten – stillen Orten zumindest. Wechselt er aus ihnen, hinaus in die Sphären der Mehrheit, so muß er ein anderer werden. Rollenwechsel. Solche Typen sind natürlich in den Augen des Biedermanns gefährlich. Diskriminierung ist ein beliebter Ausweg, um über die eigene Unsicherheit im Umgang mit diesen Grenzgängern nicht sprechen zu

»... und im Schatten dieser Torbögen triffst du dann auf Menschen. Du siehst keine Gesichter. Du hörst keine Stimmen. Du hörst einfach nur Geräusche von atmenden Körpern, die verschiedenen Artikulationen von agierenden Körpern. Schmerzlaute, Lustempfindungen, Entladungen. Hände kommen. Hände gehen... (Hans Eppendorfer: Der Ledermann)

Ich war im Tiergarten um Mitternacht, plötzlich habe ich jemand hinter mir gehört. Ich hatte ein bißchen Angst. Es war ein Typ hinter mir her und ich habe mich umgedreht... (Jean Genet. Ausstellungskatalog: Eldorado)

Freundlich zu den Leuten, die ich mochte, arrogant zu den Leuten, die ich nicht leiden konnte und mich anfeindeten, neidisch, gehässig. Das ist ja alles drin. Das sind ja alles Spiegeln der schwulen Szene, Indiskretionen usw., usw.... (Hans Eppendorfer: Der Ledermann)

Divine schied aus der Welt, wie sie es selbst gewünscht hätte: Übermut und Niedertracht vermengten sich. (Jean Genet: Notre-dame-des-fleurs)

müssen. Und so werden die Fronten verteilt: Ein richtiger Mann ist ein richtiger Mann. Der paßt sich höchstens heimlich an, wenn der Vorgesetzte es verlangt oder wenn den Erfolgschancen der Balzrituale aufgeholfen werden soll. Ansonsten ist der Mann mit der Gesellschaft identisch.

Der rollenspielende Mann hält sich in Subkulturen auf. Diese sind erst einmal Freiraum für sexuelle Hygiene, sonst gar nichts. Aber für die, die sie nicht kennen, sind sie mehr: Zügellosigkeit, Unmoral, Dekadenz und Haltlosigkeit. Und weil der richtige Mann die Welt ist, ist der ausgegrenzte die Subkultur und damit eben auch: zügellos, unmoralisch... Das Bild der Homosexuellen in der Öffentlichkeit ist durch die platte Gleichsetzung mit deren Subkultur weitgehend bestimmt. Daß Subkultur aus Not entsteht, durch Ausgrenzung und Unterdrückung, das zählt in diesem Zusammenhang nicht. Und daß Subkultur unendlich vielfältig ist und Qualitäten aufweist, von denen Normalität nicht zu träumen wagt, das darf nicht interessieren.

Aber es soll kein Mißverständnis entstehen: Die Darstellung von sozialen Gebräuchen der Subkultur ist für alle Minderheiten fatal: Sie erhalten ihre Nische, diese wird beschrieben und in ihrer Kennzeichnung pauschal auf die Mitglieder der Minderheit übertragen. Das ist einfach und praktisch, denn jeder weiß dann, was er von den Angehörigen dieser ›Randgruppen‹ zu halten hat: Schwule tragen Frauenkleider, Frauen sind hysterisch, Zigeuner klauen wie die Raben. Diese Liste mag sich jeder selbst vervollständigen.

Als Fotograf steht man immer vor der Entscheidung, den Augenblick zu erleben oder ihn zu fotografieren. (Herbert Tobias. Kosmowski: Männerfotobuch)

Es gibt keine Brücke. Es gibt nichts als diesen Augenblick. Es gibt keine Verlängerung. Die meiste Zeit. Es ist – es ist vorbei. Und es ist etwas neues ... (Hans Eppendorfer: Der Ledermann)

... und sang sein Liedchen. »Willst du einen Freier haben, mußt du auf Tauentziehn traben ... « Und die Strichjungen traten den Takt dazu mit den Lackschuhen. (Klaus Mann: Der fromme Tanz)

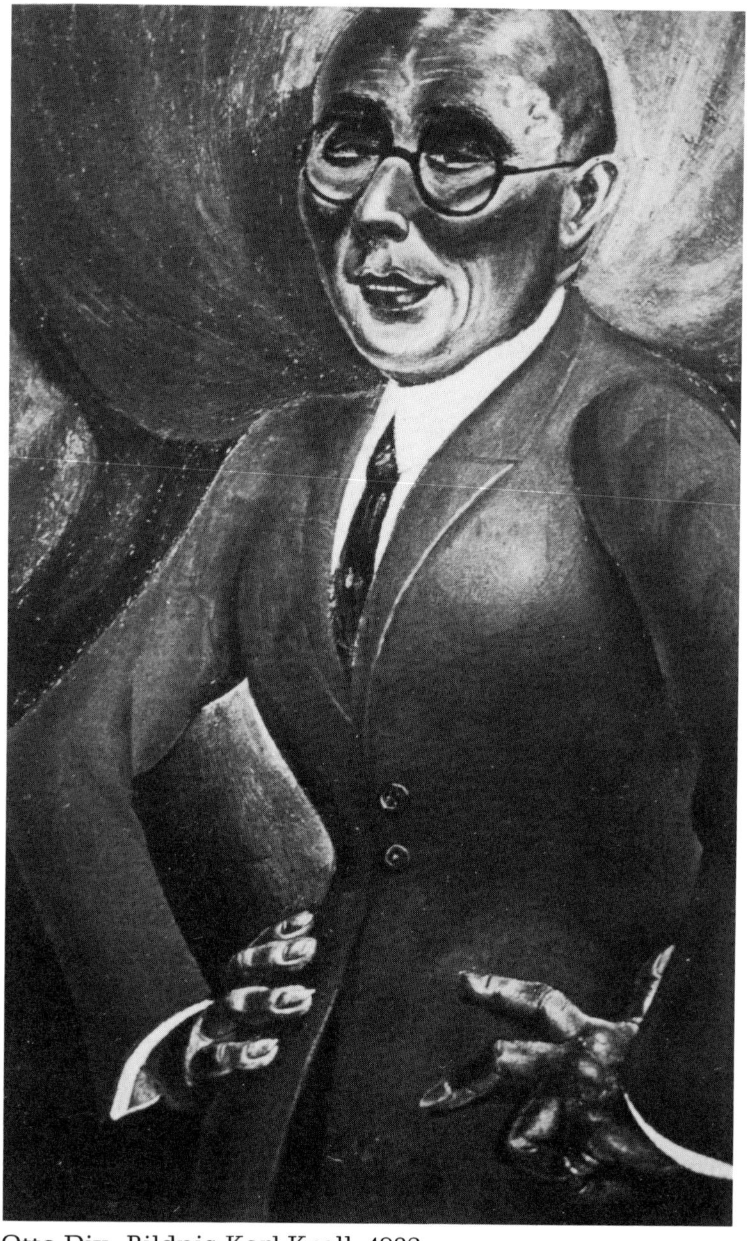

Otto Dix: Bildnis Karl Krall, 1923

4.2 Der Künstler als Reporter

Auch nicht-homosexuelle Künstler haben immer wieder Homosexualität thematisiert und ostentativ in ihre Bildwelt hereingeholt. Als Reporter und aufklärerische Provokateure durchbrechen sie Schranken des ›guten Geschmacks‹ und sexueller Tabus, behandeln Teilaspekte der ausgegrenzten Sexualität: als Möglichkeit des menschlichen Umgangs, die in einer humanen Gesellschaft zu akzeptieren ist. Anders als in den durch Betroffenheit gekennzeichneten Werken eines Hockney oder Bacon stellen so die Arbeiten Wunderlichs,[70] Hrdlickas[71] oder Segals[72] das Phänomen der gleichgeschlechtlichen Liebe aus der Distanz dar, aus scheinbar objektiver Sicht.

Verständnis oder wenigstens Verstehensversuche manifestieren sich hier. Der Außenseiter wird zur Kenntnis genommen, seine erotischen Neigungen und Stimmungen sind thematisch oder motivisch verarbeitet, ohne versteckte und versteckende Symbolik und ohne die oft umständlich anmutenden Andeutungen vergleichbar engagierter Künstler. Nicht immer sind diese Bildwelten jedoch frei von moralisierendem Ballast: Aufklärung wird leicht zum Feigenblatt für künstlerische Impotenz; soziales Engagement ist nicht unbedingt ästhetisches Vermögen. Das Zusammentreffen der beiden Komponenten zeitigt bekanntermaßen den sogenannten Sozialkitsch.

Der Künstler als Reporter?

Reporter schielen zumindest auf Sensationen. Das bringt der Beruf so mit sich. Und auch Emanzipierte sollen ja um die Reize und den Charme des lüsternen Eros wissen: voyeuristische Vergnügen. Wer ist frei davon?

Seit den zwanziger Jahren unseres Jahrhunderts finden sich Randgruppen thematisch und motivisch in der Kunst ›verarbeitet‹. Das Ausgefranste war interessant geworden. Halbwelt und Lustmörder, Dirnen und Homo-

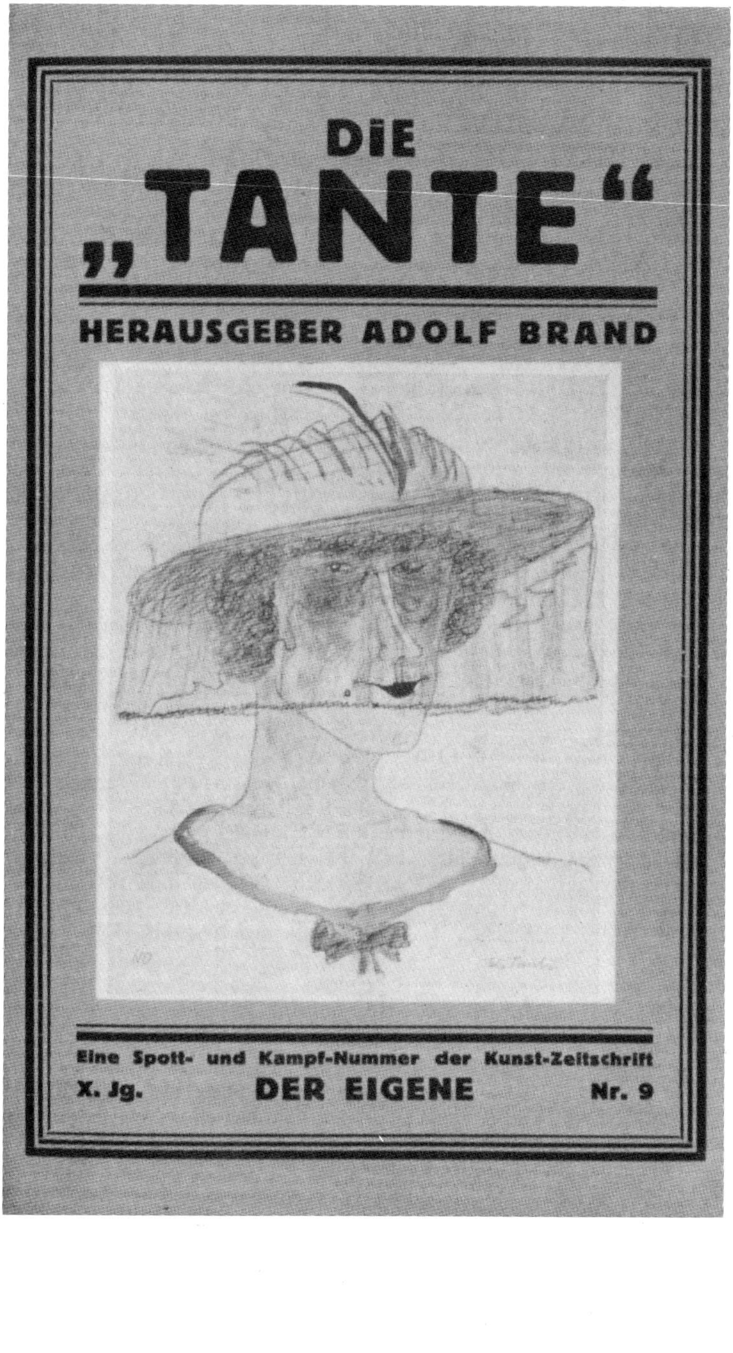

sexuelle beleben deshalb nicht nur die Arbeiten von Dix, Grosz und Beckmann. Ob in dem von Dix gemalten Aquarell ›Eldorado‹ [73] (Abb. S. 137), in den Skizzen zu Travestielokalen von Grosz, in den weniger bekannten Barbildern von Schad (Abb. S. 146) [74] oder in den zu jener Zeit zahlreich angefertigen Portraits bekannter Homosexueller etwa durch Grosz und Dix (Abb. S. 142) [75] – die Suche nach dem Ungewöhnlichen, Neuen und Abweichenden motiviert weite Kreise der Künstlerschaft. Und es ist wie immer: die Schickeria ist ihr dicht auf den Fersen. Aber vielleicht ist es ja auch umgekehrt.

4.3 Das Bürgerkasino

»Durch die Türe klingt Klaviermusik. Blonde Burschen hocken an der Theke bei ihrem Bier und rauchen Zigaretten. Die Luft ist ein wenig unsichtig vom blauen Rauch. Wolljacken und Pullover an den Tischen, dazwischen reifere Männer in gutgebürsteten Anzügen und steifen Kragen, auf der Grenze der besseren Bürgerlichkeit, Mittelstand, Kaufleute und Beamte. In flüsternder Unterhaltung beugen sie sich zu ihren jüngeren Begleitern, trinken Bier und Likör, sitzen da in Lauben aus grünem Holzgitter, an dem künstlicher Wein sich heraufrankt.«[76]

Curt Moreck ist es, der in seinem ›Führer durch das lasterhafte Berlin‹ das Leben im ›Bürgercasino‹ beschreibt. Es befand sich – weit weg von der City – in der Nähe der Friedrichsgracht. Wann? Mitte der zwanziger Jahre.[77] Christian Schad kannte das Milieu auch und ›portraitierte‹ es. In seinen Illustrationen konzentrierte er sich dabei auf das

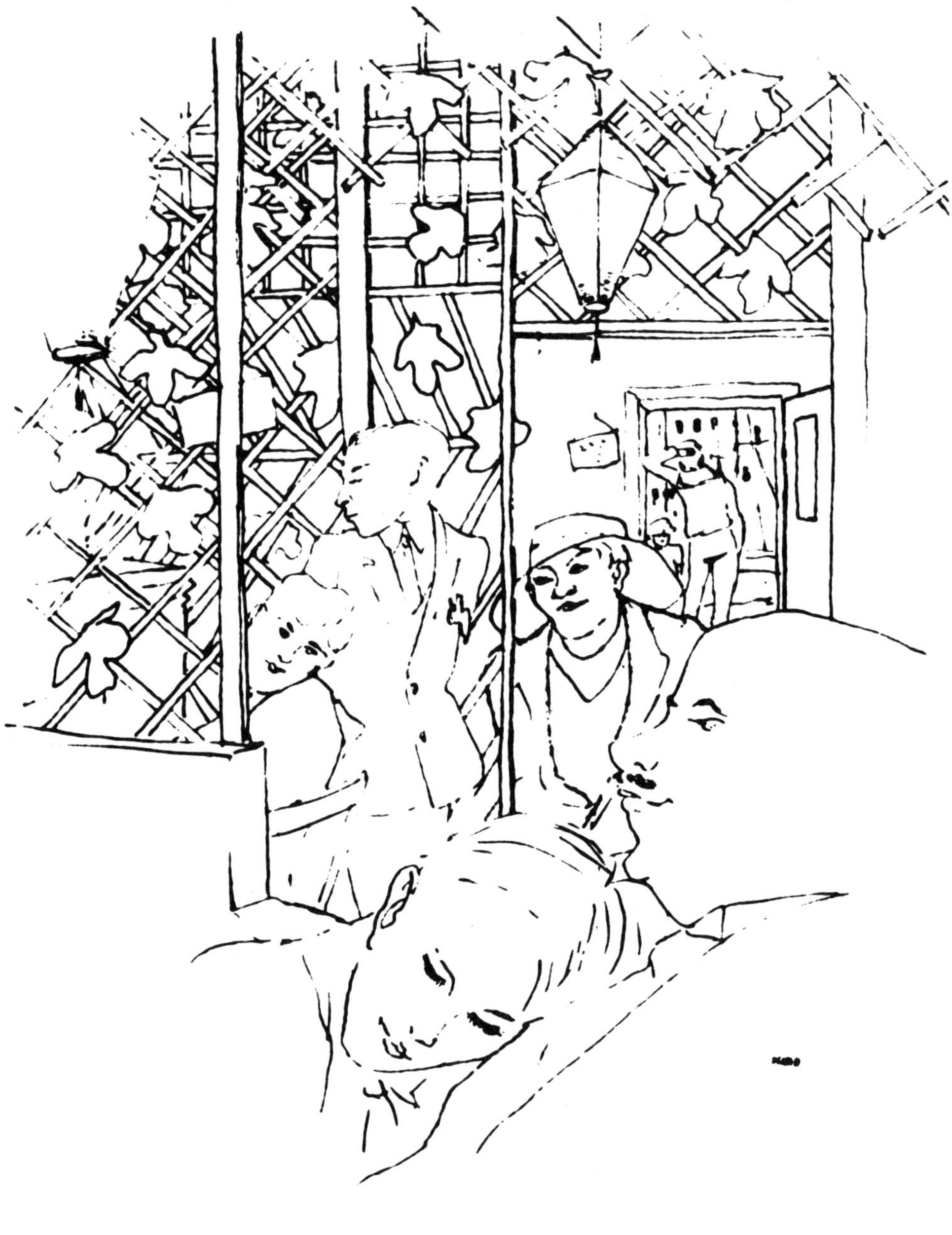

Christian Schad: Bürger-Casino an der Friedrichsgracht, 1930

beziehungsreiche Wechselspiel der Blicke, Haltungen, Gebärden.

Das hier wiedergegebene Blatt Schads fängt Stimmung und äußerliche Realität des von Moreck geschilderten Platzes ein: Ältere Herren nehmen Kontakt auf mit den jüngeren, Blicke wechseln. Das Lokal ist eines der gehobeneren Kategorie; wohlanständige Einrichtung und elegant gekleidete Besucher weisen darauf hin. Innenräume sind nur angedeutet, gerade genug, um die Atmosphäre deutlich werden zu lassen, die aus dem Zusammenspiel von Räumlichkeit und den sich darin Aufhaltenden entsteht.

Das ›Bürgerkasino‹ war – neben den berühmten Etablissements ›Mikado‹, ›Zauberflöte‹, ›Voo Doo‹ und ›Eldorado‹ – eines von rund hundert homosexuellen Lokalen der Reichshauptstadt. Sie existierten überall, meist jedoch in der Nachbarschaft der etablierten Halbwelt. Und sie waren keine kümmerlichen Randerscheinungen der üppigen Nachtkultur, sondern wichtiger Bestandteil und Attraktion der Metropole. Ihre Veranstaltungen und Bälle ›gehörten dazu‹: auch die Crème kam.

Schads Illustrationen gehören zu den wenigen Bildzeugnissen, die aus dieser Epoche berichten.[78] Ein Stück soziale Wirklichkeit. Allein die Tatsache, daß heute keine weiteren Abbildungen jener Berliner Bars existieren, weist jedoch auf etwas hin, das sonst leicht vergessen wird: Homosexuelle Subkultur ist auf die großen Städte begrenzt, auf Berlin vorzugsweise. Und sie wird auch nicht von allen angenommen. Viele Homosexuelle, besonders die, die dem von Moreck und Schad beschriebenen Milieu nicht angehören, sogenannte ›einfache‹ Leute, können es noch nicht wagen, so offen zu ihrer Sexualität zu stehen. Das hat mit sozialer Kontrolle zu tun, mit Moral und vor allem mit der Tatsache, daß diese sich vorzugsweise um die kleinen Leute kümmert.

Titelblatt ›Der Eigene‹

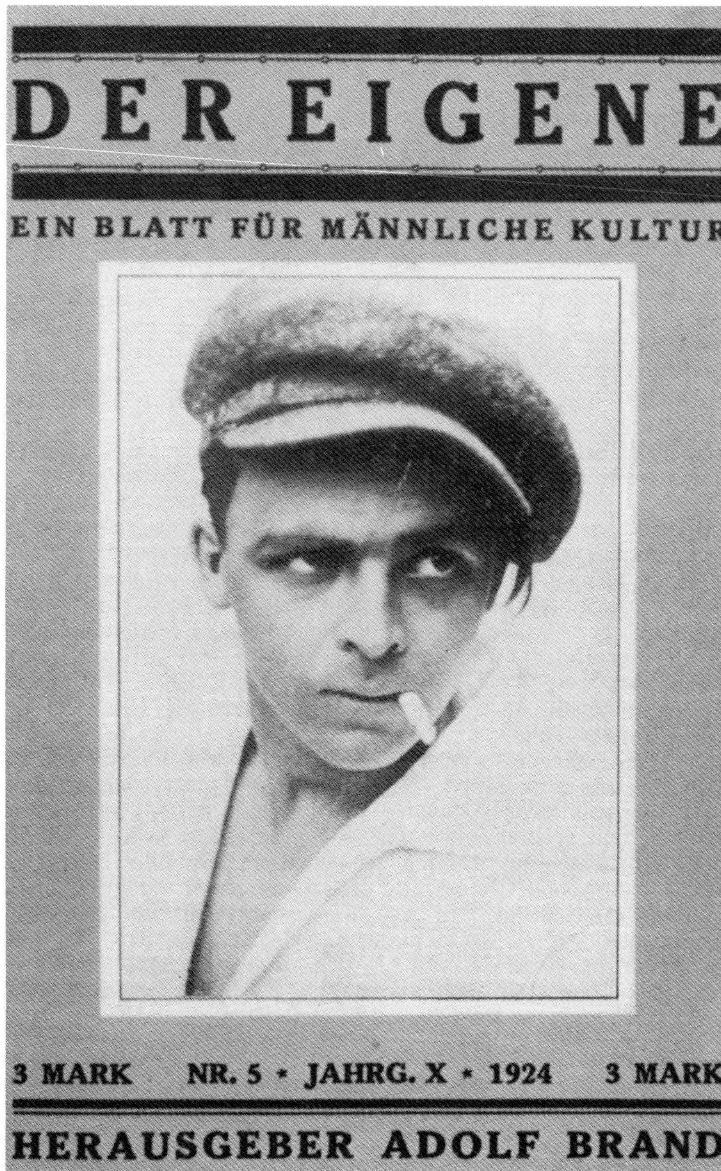

4.4 Kunst und Emanzipation

Wenn ich Bilder male, dann brauche ich nicht extra hervorzuheben, daß ich schwul bin... Denn jeder, der vor meinen Bildern steht, der kriegt einfach mit, daß ich 'n Schwuler bin. (Salomé – Selbstdarstellung)

Ich male was ich möchte, wann ich möchte und wo ich möchte... Landschaften fremder Länder, schöne Menschen, Liebe, Reklame und die wichtigsten Begebenheiten meines eigenen Lebens. (David Hockney. Ausstellungskatalog Hannover 1970)

Im Sommer 1967 verließ ich mit Peter Schlesingen Kalifornien, um nach England zu gehen. Er wollte Europa kennenlernen. Die erste Etappe, England, hatte ihm derart gut gefallen, daß er dort bleiben wollte, und so mieteten wir uns eine Wohnung... (David Hockney: David Hockney Photograph)

Springveld lebt und arbeitet heute vornehmlich in Amsterdam. Als Ausgangspunkt und immer noch einer der Hauptpfeiler seiner Arbeit ist er hier als Fotograf und (Foto)-Journalist tätig, der sich besonders homosexueller Themen annimmt. In diesem Sinne wirkt er neben niederländischen Blättern auch für solche in Frankreich, Großbritannien, den USA und Westdeutschland. (Norbert Kosmowski über Erwin Olaf Springveld. Kosmowski: Männerfotobuch)

Es ist bereits erwähnt worden: Die Weimarer Zeit begünstigte durch das relativ liberale politische Klima eine gewisse Freizügigkeit der Homosexualität und der daran orientierten Aktivitäten: Publikationen, Bildproduktionen, Theateraufführungen usw. Das Maß der Liberalität und vor allem deren Verankerung in den Menschen darf jedoch nicht überschätzt werden. Die politischen Kräfteverhältnisse ließen beispielsweise eine radikale Änderung des § 175 StGB nicht zu. Obwohl ganz auf den Kampf gegen ›den‹ Paragraphen konzentriert, erwies sich die Homosexuellenbewegung als zu schwach – vor allem als zu zerstritten[79] –, die Opposition hingegen als zu stark, um dauerhafte Veränderungen zu bewirken. Die Machtübernahme der Nazis zeigte denn auch ziemlich schnell, wie es wirklich um die gesellschaftlichen Kräfteverhältnisse bestellt war und wie wenig das bereits Erreichte dem Ansturm standhalten konnte. Die Recht sprechung schließlich gibt den Machthabern die Handhabe zur grausamsten Homosexuellenverfolgung auf deutschem Boden.[80] Und diese Rechtsprechung besteht in Teilen bis heute fort: Trotz unzähliger Überprüfungen blieb der § 175 auch nach Kriegsende unverändert; erst 1969, und vier Jahre später noch einmal, wird er im Rahmen der allgemeinen Strafrechtsreform modifiziert. Abgeschafft wird er nicht.

Die seit Mitte der 70er Jahre zahlreich entstehenden alternativen (d. h. nicht ausschließlich kommerziellen) schwulen Zeitschriften machen erstmalig die gesellschaftliche Situation der Homosexuellen öffentlich.

Der Mann in der Kunst ist für ihn Beruf und Leidenschaft, und immer wieder äußert er sich zu diesem Thema und setzt sich für Künstler ein, die dazu etwas beizutragen haben. (Nobert Kosmowski über Volker Janssen. Kosmowski: Männerfotobuch)

In all den vielen Jahren ist kein Film über Schwule gedreht worden, der einen emanzipatorischen Ansatz hätte. Nur kommerzielle Scheiße wie boys in the band, selbstbemitleidende wie Fassbinders Faustrecht der Freiheit, der angeblich nur zufällig unter Schwulen spielt, dümmliche Schwulenpornos zu Tausenden, exotische Undergroundkacke a la Warhol, die Schwule nur als komische Nudeln sehen. (Rosa von Praunheim: Sex und Karriere)

Vorurteile, Feindbilder, Ängste, Diffamierungen, Verdrängungen werden benannt und hinterfragt.[81] Die Phase der Befreiungsversuche und der damit zusammenhängenden Suche nach der eigenen Identität ist noch lange nicht abgeschlossen: Ob in politischer Aktion gegen Unterdrückung oder im Rückzug auf den Weg einer neuen Innerlichkeit, die als Überlebensstrategie gefährlich ist.

In den siebziger Jahren hatten es Homosexuelle leichter als gegenwärtig: Das ideologische Schamgefühl, die Menschenfeindlichkeit des Tabus, die Freiheitsbeschneidung durch das Schweigen waren in ihren Ausmaßen erkannt worden, die Ziele dementsprechend definiert, Wege noch deutlich: Raus aus der Anonymität – Rein in die Straßen! Das Motto hatte man aus der amerikanischen Schwulenbewegung übernommen. Überall in Europa wuchsen Emanzipationsgruppen und Initiativen heran, die die Loslösung aus den herkömmlichen Rollenstereotypen proklamierten und öffentlich ihr verändertes sexuelles Selbstbewußtsein zur Schau stellten. Eine schwule Gegenkultur war geschaffen – oder besser: institutionalisierte Ansätze dazu: Arbeitsgemeinschaften, Beratungs- und Kommunikationszentren, Buchläden, Verlage, Cafés, Wohnprojekte, Reisegesellschaften, Versicherungsunternehmen ... ja selbst Orchester und Gesangvereine. Die Schwulenbewegung und die Homosexuellen sind heute lebendige soziale und politische Wirklichkeit.

Hat sich daraus ästhetische Potenz entwickelt? Mit anderen Worten: Hat sich das Homosexuelle so weit gefestigt, daß sich sichtbare ästhetische Zeichen der Eigenständigkeit erkennen lassen? Schwule

Ästhetik und Kunst sind weit weniger deutlich greifbar als die politische und soziale Institutionalisierung. Einige Künstler, wie Salomé oder Hockney, haben sich als Homosexuelle ihre persönliche Gleichberechtigung in Öffentlichkeit und kulturellem Establishment erkämpfen können. Das heißt aber noch nicht, daß ›das‹ Homosexuelle es auch konnte, und das heißt auch nicht, daß schwule Ästhetik sich hier einen Weg gebahnt hätte. Auf die Fragen nach einer solchen wird also noch genauer einzugehen sein.

Nennenswerten Einfluß auf den Abbau gesellschaftlicher Diskriminierung konnten

Wayne Flynn, Druckgraphik

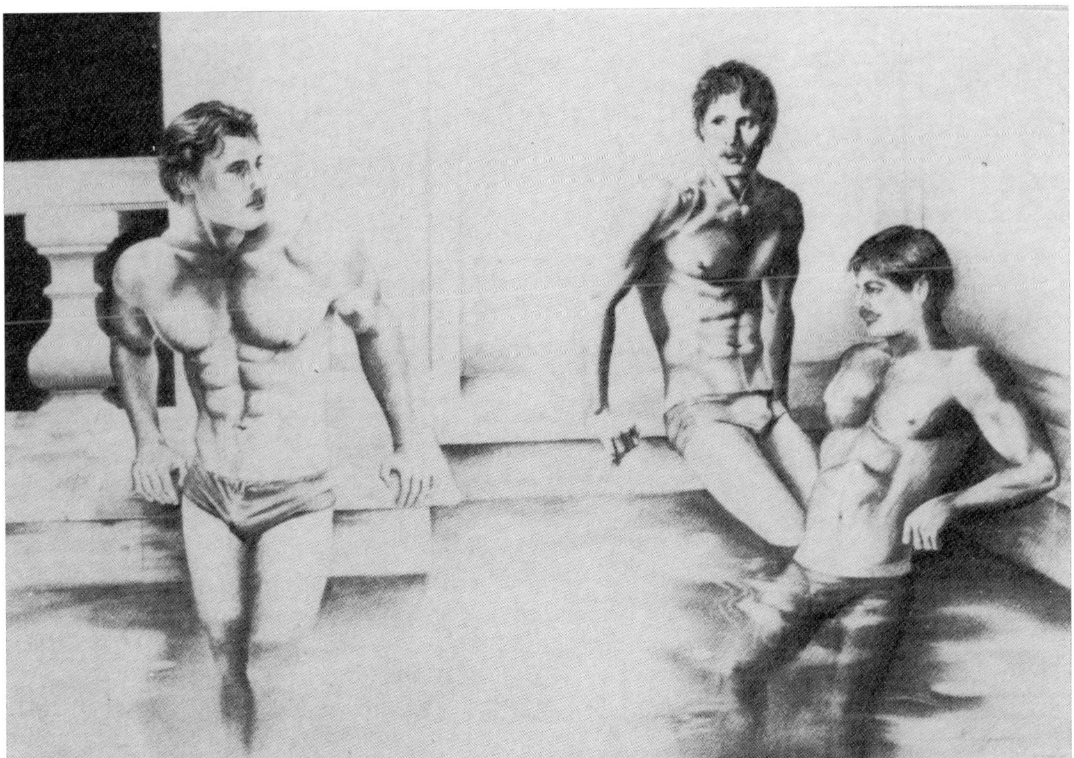

homosexuelle Künstler, obwohl sehr zahlreich und erfolgreich vertreten, kaum gewinnen. Die kollektive Wahrnehmung verhält sich hier wie anderswo wie ein Schwamm: Solange Druck ausgeübt wird, gibt er ein wenig nach; verschwindet der Druck, nimmt der Schwamm seine ursprüngliche Form sofort wieder ein. Homosexualität der Künstler wird nur in zwingenden Fällen (Druck!) zur Kenntnis genommen, ansonsten wird sie entweder verschwiegen oder – nach Kenntnisnahme – vergessen, umgelenkt, umgedeutet, passend geredet. Sie ist dann eben etwas Allgemeines, auch wenn sie explizit Motiv oder Thema des künstlerischen Produkts war.

Diese beharrliche Verweigerung hat dazu geführt, daß Teile der ästhetisch bewußten Homosexuellenbewegung die Kenntlichkeit erzwingen wollen: durch die Propagierung einer eigenständigen schwulen Ästhetik. Der Weg ist klar: Ausgrenzung als Markierung des Selbstbewußten, aber er ist auch gefährlich, wenn sich nämlich herausstellt, daß die Definition der Grenzen eben keine ästhetische, sondern eine sexuelle und soziale ist. Freiwilliger Gang in den Knast? Oder Rückzug in die vertraute Sicherheit eines neuen Ghettos? Beider Bewohner haben es ja schon gezeigt: Man kann unter sich durchaus eine gewisse Einvernehmlichkeit und damit sogar Zufriedenheit herstellen. Auch das Ethos der Knastbrüder ist – solange sie unter sich sind – ein mögliches, in sich funktionierendes.

Die Suche nach dem eigenen bildnerischen Ausdruck ist immer auch eine Suche nach sich selbst. Doch in der Beschränkung der Persönlichkeit auf das Sexuelle, das Homosexuelle eben, liegt die Gefahr. Homosexuelle werden auch von außen ausschließlich über die Sexualität definiert. Welchen Sinn macht es, diese aufgezwungene, selbstredend negative Definition auch noch freiwillig zu übernehmen? Vielleicht der fromme Wunsch, heute mit einer ins Positive gewendeten gesellschaftlichen Wertung rechnen zu können?

Die Frauen haben diese Zusammenhänge zum Teil viel besser durchschaut und sind dabei, auch die Konsequenzen vorzuleben: Emanzipation vollzieht sich nicht so sehr in der Betonung des Anders-Seins, sondern im Einfordern des Eigenen als gleichwertigem Teil des Ganzen.

Um was geht es also? Homosexuelle Künstler sollten ihre Sexualität bejahen,

Jens Haas: Der Fick-Keller

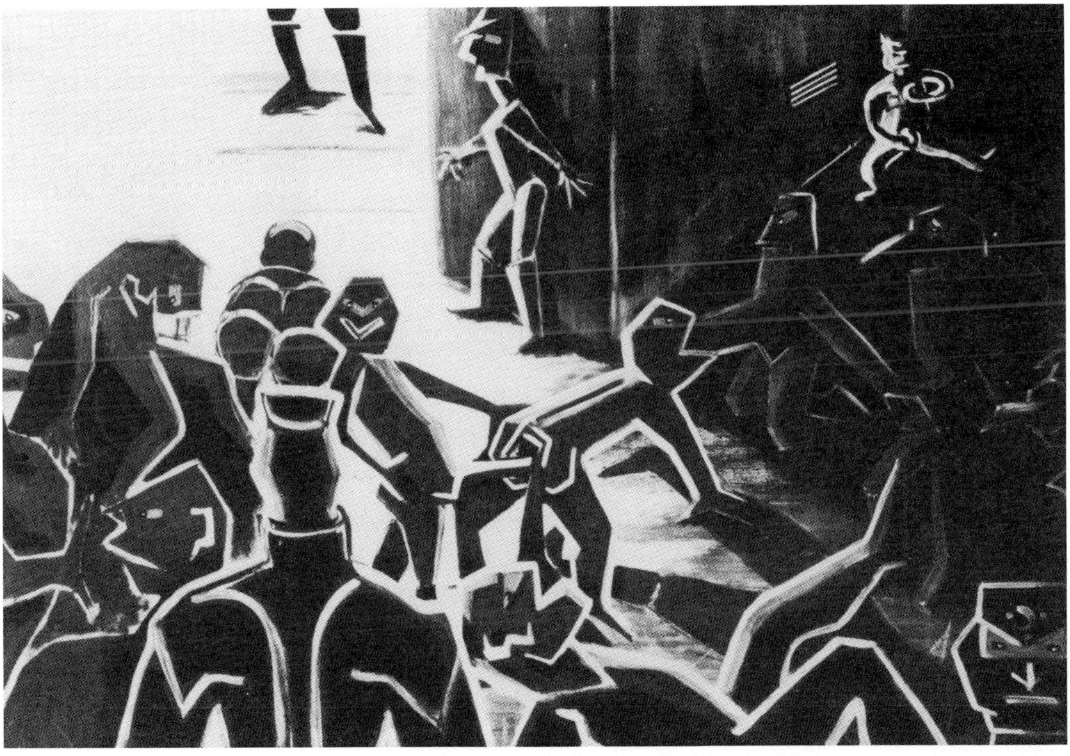

Jetzt will ich noch Radio machen. Und viele, viele schwule schöne Bilder malen. Und aus alledem und noch viel mehr heraus mach ich mein Kunst-Leben. (Salomé – Selbstdarstellung)

Wer lebt, dem sind die Abgrenzungen gleichgültig. (Gerd Bützly. Rosa Flieder, Nr. 35/84)

Doch er dachte, erstens:
ihr männlichen Spießer,
habt mich mal gern,
und zweitens
... wenn's doch so wäre.
Und am Abend,
in der Bar bei Dietmar,
da tanzte er den langsamen
Walzer und
alle Geigen der Musicbox
seufzten und
flüsterten: Klaus du bist schön
(Anonymus: Ode an die Trine. Aus: Kraushaar: Schwule Lyrik)

Es ist ungewöhnlich, Männer zusammen tanzen zu sehen. Sie bringen Grazie und Eleganz ebenso in ihre gemeinsamen Figuren wie Kraft und Sportlichkeit. (Presseinformation der Tanzfabrik Berlin, 12/85)

sexuelle Handlungen durchaus bildlich darstellen, Liebe zum Gegenstand der Aufmerksamkeit machen – zum selbstverständlichen Teil des Ganzen. Mehr nicht – aber auch nicht weniger. Im Moment ist es eher weniger. Die Arbeiten homosexueller Künstler sind oft weit davon entfernt, die Sexualität als Teil der Lebenswirklichkeit zu erobern. Sie beschönigen und idealisieren ebenso wie ihre Vorgänger in der ersten Hälfte dieses Jahrhunderts. Der männliche Körper, das Hauptmotiv, wird nach völlig herkömmlichen Maßstäben (also auch aus herkömmlichem Blick) inszeniert und bildlich umgesetzt (Abb. S. 151). Nichts Neues, nichts Eigenes: kleine Verliebtheiten, Wunschträume, angepaßtes Glück im Stillen. Und: zählebige Mythen und klischierte Abziehbildchen.

Künstler wie Salomé, Bacon, Hockney, Jens Haas (Abb. S. 153) und Wilfried Laule bleiben die Ausnahme. In ihrer jeweils anders beschaffenen Originalität, Widersprüchlichkeit und Härte beginnen ihre Bilder, sich aus der Regungslosigkeit schwuler Mythen zu lösen Der (homosexuelle) Mann bewegt sich selbst, beginnt zu tanzen, so wie er ist. Tanz ist, wie Mode und Theater, körpergebundene Manifestation von Ausdruck, Präsenz und Lebendigkeit. Nicht von ungefähr wendet sich der homosexuelle Künstler daher vorzugweise diesen drei Arten künstlerischer Äußerung zu.

4.5 Mann tanzt

Ballett und Tanz sind noch immer Fremdlinge, exotisch anmutende Sonderbarkeiten im Ensemble der Möglichkeiten künstlerischen Ausdrucks für Männer: Als Schauplatz der Eitelkeiten und Bühne für Narzißten verrufen. Der Ballett-Tanz wurde seit Beginn bürgerlicher Kultur-Dominanz ohnehin als etwas ›Feminines‹ angesehen. Und der klassische Tanz ist es ja auch – etwas Feminines: er ist ein Tanz der Frau. Der Mann hat sich weitgehend auf hebende, stützende, ergänzende oder eben ›dienende‹ Bewegungen zu beschränken. Daß er sich dadurch natürlich auch in Szene setzen kann, versteht sich von selbst. Nur: er ist nicht

Fotographische Impressionen von der Tanzfabrik Berlin, 1984

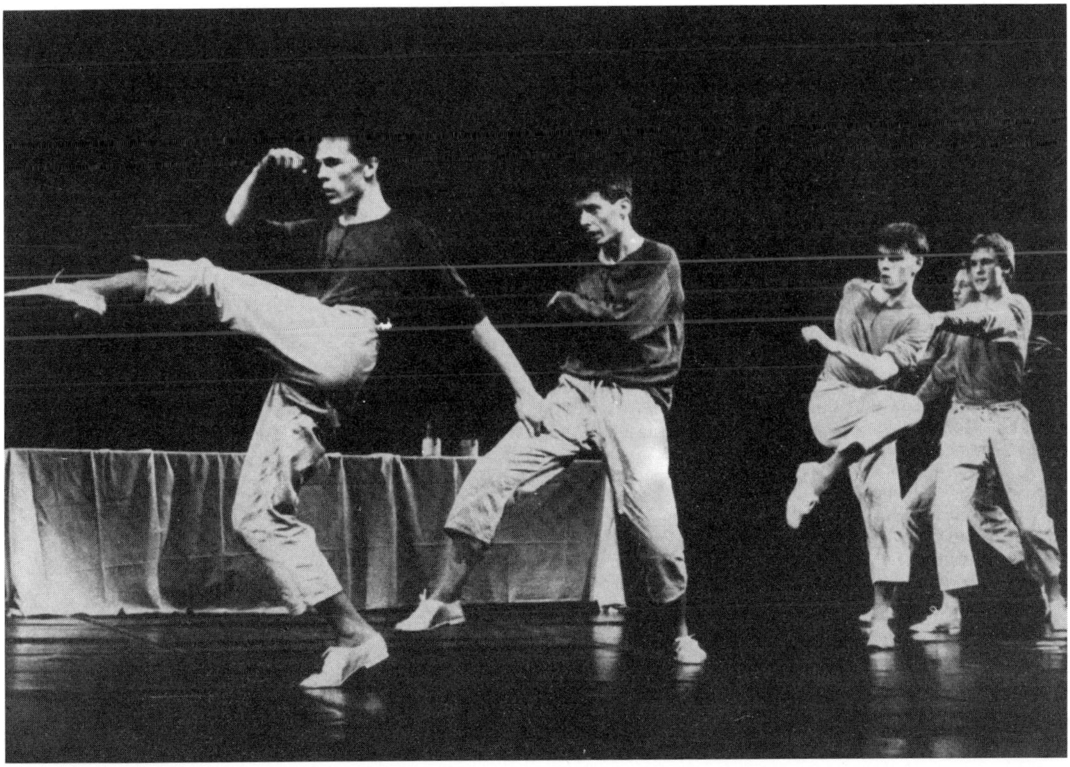

Die Annäherung der Männer während des Tanzens sah ich oft wie ein Spiel, das Spiel des Anlockens und des Zurückweisens aus Angst, oder das Umkreisen aus Neugier und Herausforderung – ... das Zurückstoßen ist heftig und die nahe Begegnung wird zum Kampf. (Christine Gregor. TAZ Berlin, 7. 1. 84)

inhaltlich der Mittelpunkt des Vorgangs. Daß der klassische Bühnentanz frauenzentriert funktioniert, hängt mit seiner Geschichte zusammen. Es ist die stete Wiederholung des stets Gleichen: Diese Art von künstlerischer Darstellung besitzt jene Eigenschaften, die die bürgerliche öffentliche Meinung – ein wenig muffig ist sie halt – in erster Linie Frauen und nicht Männern zugesteht: Schönheit, Grazie, Leichtigkeit und körperliche Exaltiertheit. Ihr Bewegungsideal ist die Anmut, seines ist die Kraft. Diese Festlegung bedingt, daß die klassische Tanzkunst in ihrer eigentlichen Form von Frauen geprägt und beherrscht ist, während etwa das ›despotische‹ Dirigieren eines Orchesters fest in der Hand der Männer verbleibt. Seit das Ballett sich aus der Sphäre der höfischen Vergnügungen herausentwickelt und zu einem professionell betriebenen Tanz gemausert hatte, stand an der Spitze seiner äußeren Erscheinungsform die Ballerina.[82]

Geradezu einleuchtend klingt daher die Einschätzung unzähliger kultureller Normalverbraucher: Wer als Mann gerne tanzt oder viel tanzt oder gar Tänzer ist, muß schwul sein – zumindest hat er irgend etwas Schwules an sich. Unabhängig von der Unsinnigkeit der These – ihr soll nicht ernsthaft nachgegangen werden – bleibt aber festzuhalten: Bewegung, Musikalität und Gestaltungsvermögen vieler Homosexueller haben im Tanz eine ihnen adäquate Verbindung, eine künstlerische Form gefunden. Das Körperliche, das Präsentierte zieht sie magisch an. Und nur hier – auf der Kunst-Bühne – können sie es als Männer ausleben. Nur hier ist es nämlich für ein ›normales‹ Publikum genießbar und damit

Das war eine rasante Abfolge von Scheingefechten, Schlagabtauschen, kumpelhaften Umarmungen und Balgereien auf der Matte, wobei nie sicher war, ob und wann diese in handgreifliche Liebesspiele übergingen ... (Elmar Dost. Bericht über die Tanzfabrik, TAZ Berlin, 13.1.84)

erlaubt. In der Sicherheit des Abgetrennten, des auf die Bühne Verbannten wird das ›Un-Normale‹ zum Gaumenkitzel.

Die Reihe der berühmten Tänzer und Choreographen ist lang und viele von ihnen sind Fixpunkte schwuler Identifikation geworden. Sie haben ihre Abdrücke hinterlassen: in Choreographien, in Tanzschulen, in Partituren und Libretti, in Bühnenbildern und Kostümen, in Histörchen und Mythen... Und ihre Anziehungskraft beruht nicht zuletzt auf der erotischen Schönheit. Laban, Diaghilew, Nijinsky, Nurejew, Kreutzberg, Cranko, Gragun, Neumeister und Heitkamp sind nur einige der Bekanntesten. Die Auflistung ließe sich ergänzen.

Erst in den kleinen und großen Tanzensembles der zweiten Hälfte dieses Jahrhunderts gewinnen die männlichen Tänzer künstlerisch an Boden. Vereinzelte Ansätze der vorangegangenen Zeit – etwa die der Dadaisten – waren ohne weitreichende Folgen geblieben. Der Anstoß zum Umschwung im größeren Stil kam – vorbereitet durch die Phänomene des Ausdruckstanzes – aus der ›Neuen Welt‹. Erst Amerika war imstande, mit Nachdruck und auch mit Publikumserfolg gegen die starren Konventionen des Bühnentanzes zu revoltieren. Zahlreiche jüngere Tänzer und Choreographen gestalteten hier Tänze und Tanzstücke außerhalb und gegen die Tradition des klassischen Balletts. Über die durch Symmetrie und Harmonie charakterisierte bisherige Ballettechnik hinaus versuchten sie, ihre eigenen Vorstellungen von Tanz und Bewegung des Mannes, auch ohne die Billigung des bis dahin fest institutionalisierten Kulturbetriebes, zu realisieren. Es hat lange gedauert, aber nun war es soweit.[83]

Ihre Vorbilder lagen nicht mehr im höfischen Milieu des Sonnenkönigs oder im Petersburg der russischen Zaren. Der neue Tanz akzeptierte Tabus und Konventionen nur noch bedingt. Aufgehoben sind nun nicht nur die Prüderien um den menschlichen Körper, die Nacktheit und Entblößung nur bei Frauen dulden wollten – und auch hier nur partiell. Aufgehoben – oder sagen wir einmal bescheidener: verunsichert sind auch die Rollenspiele zwischen den Geschlechtern. Sie haben das Absolute und Unabdingbare verloren.

Am freieren Verständnis von Sexualität und in vielfältig ästhetischem Umgang mit Erotik entzünden sich Ideen. Diese münden in neue Formen. Als Mittel gegen soziale Vereinsamung, ästhetische Entmündigung und politische Unterdrückung bilden sich auch schwule Ensembles. Ihre tänzerische Arbeit ist weniger Artistik als vielmehr unmittelbarer Dialog, erfahren aus dem menschlichen, dem eigenen Körper. Er bietet die Anregungen zur Form, er ist Anlaß der Kreativität. Die Ausdrucksmöglichkeiten des eigenen Körpers sind damit auch symbolischer Ausdruck schwuler Identität. Der Körper wird zur letzten Bastion der Freiheit.

Nur ein Beispiel: Dieter Heitkamps und Helge Musials Berliner Tanztheater (Abb. S. 155) führt subtile Darstellungs-, Artikulations- und Ausdrucksfähigkeiten vor. Sensibel und vielschichtig zeigen beide, daß ihr Tanz das Ganze meint, und alle. Eine Domäne der Frauen war er nur solange, als sich Fronten halten ließen: Der vorgeführte Körper auf der Bühne, der Zahlende und dafür Genießende im Parkett. Der Star ist auf der Bühne, aber wen schert das schon? Verläßt er sie, ist's eh wieder klar: Macht geht nach Geld. Und das sitzt im Parkett.

Die Fronten beginnen aufzuweichen: Mann tanzt.

Vignette, ›Der Eigene‹, 1903

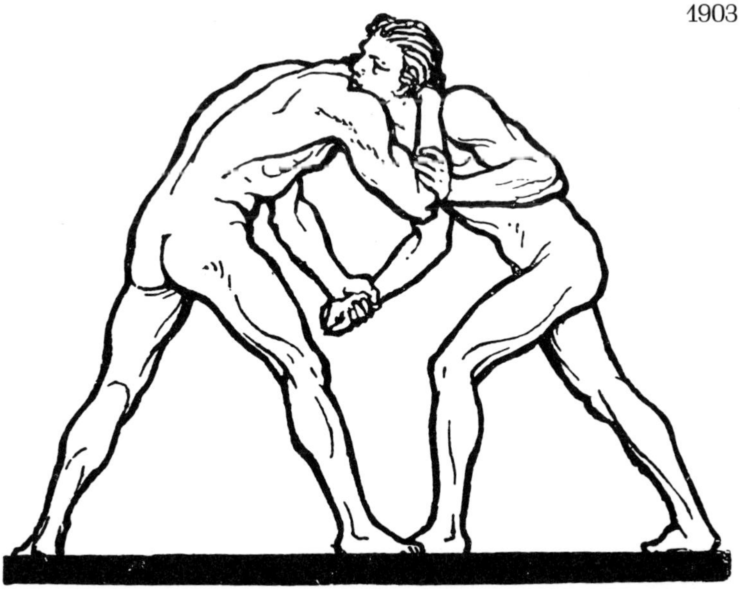

Es mag sein, daß diese Situation des Kampfes eine homosexuelle Erfahrung ist – Beziehungen zwischen Männern sind unerbittlicher, einer ist immer der Stärkere. (Francis Bacon: Man tötet das, was man liebt)

Es waren also zwei gesunde und kräftige Männer, die des Nachts ohne Unterlaß miteinander rangen, wobei sie sich abwechselnd besiegen ließen. (Robert Desnos: Die Abenteuer des Freibeuters Sanglot)

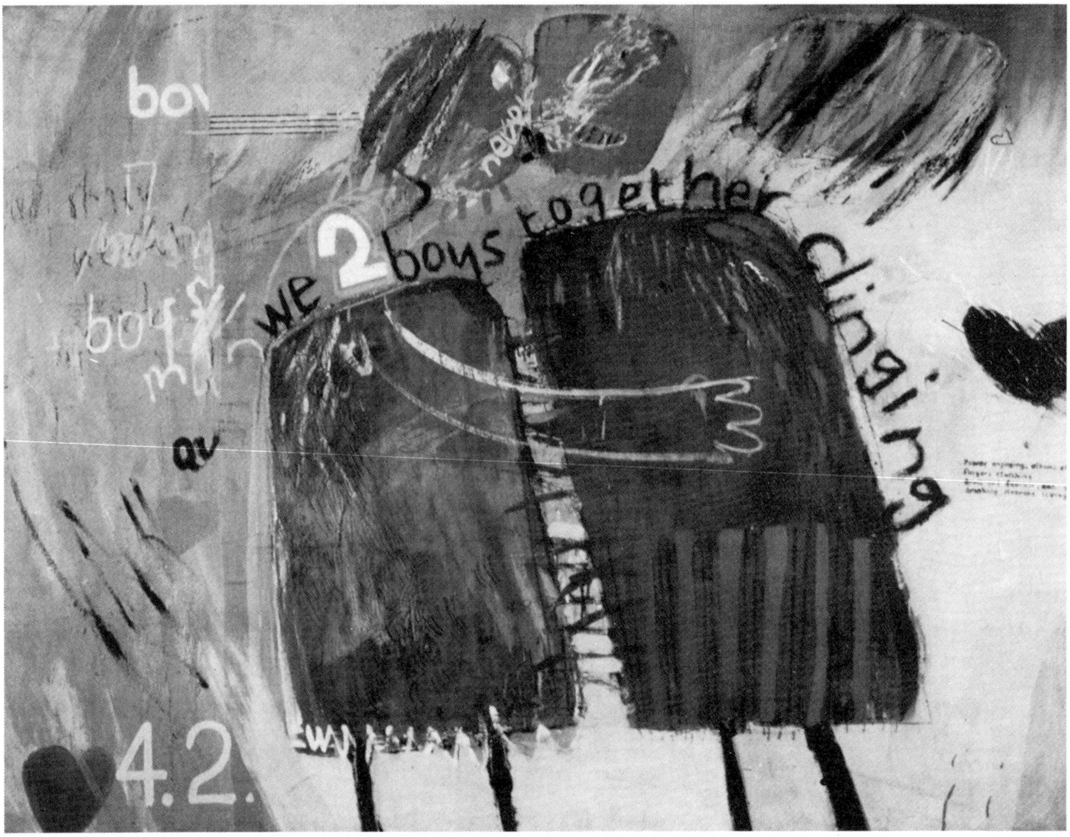

David Hockney: We 2 boys together clinging, 1961

Und der Künstler ist immer noch dieser: ein Tänzer, dessen Bewegung sich bricht an dem Zwang seiner Zelle. Was in seinen Schritten und dem beschränkten Schwung seiner Arme nicht Raum hat, kommt in der Ermattung von seinen Lippen, oder er muß die noch ungelebten Linien seines Leibes mit wunden Fingern in die Wände ritzen. (Rainer Maria Rilke: Über Kunst. Aus: Klappentexte 5)

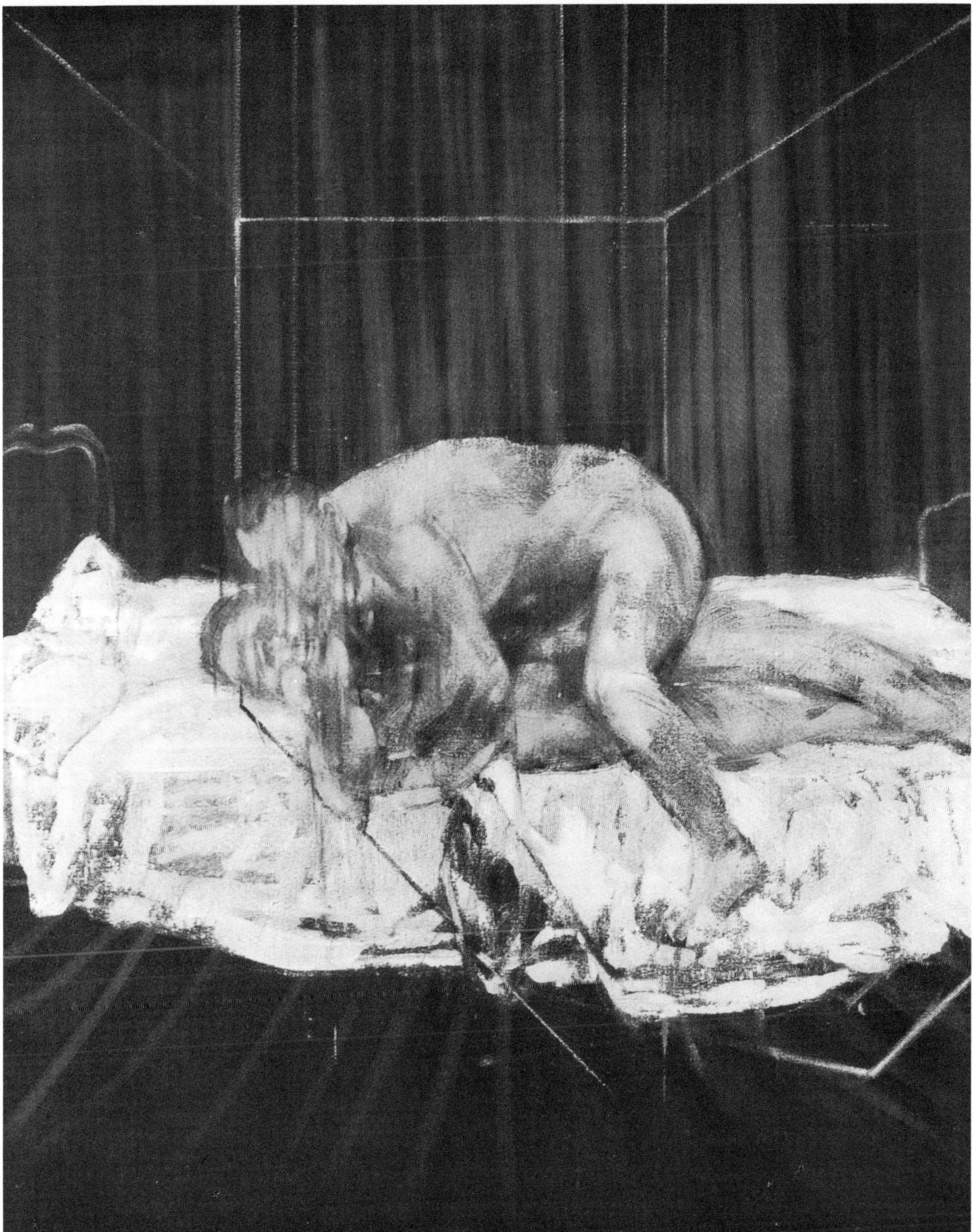

Francis Bacon: Two figures, 1953

Umarmung auf dem Teppich, Befingerung, gegenseitige Erregungsversuche. Ich fühle mich zu sehr gedrängt und komme nicht wie erwartet in Fahrt. Manchmal noch Warmwerdeschwierigkeiten ... (Raoul Hübner: Blickwechsel)

Ich denke an jene Bälle, wo die Travestie nur ein Vorwand ist, um die Natur zu korrigieren. Diejenigen, die ihre Wahrheit nicht gefunden haben, probieren eine andere Existenz aus. Für einen Abend kehren sich all die verfehlten Leben um ... Die Frauen erscheinen ohne Hüften und Brust. Männer haben Hintern und Titten. Da erhebt sich jäh eine männlich aussehende Gestalt und hebt mittendrin das Gewand einer griechischen Kurtisane hoch. Männer, Frauen? Man weiß es nicht mehr. (René Crevel: Mon corps et moi)

... voll von Cafés und Tanzsälen, und in einem davon war die Szene für den alljährlichen großen Ball, den großen Kostümball. Die Leute gingen da in allen möglichen Kostümen hin. (Christopher Isherwood. Aus: Rosa von Praunheim: Armee der Liebenden)

4.6 Schwul und Chic

Transvestiten und effeminierte Männer sind Tanz- und Zeremonienmeister, Fachleute für Lustbarkeiten, Feste, Karneval und erotisches Theater – auch für die kleine Party im privaten Kreis. Im gesellschaftlich sanktionierten Rahmen von ›Vergnügungsveranstaltungen‹ führen sie ein Stück von sich selbst vor und verschleiern es sogleich wieder: Der androgynen Aufmachung, die als solche bedrohlich und monströs wirkt, stellt man den Schein der lustvollen Sabotage eigener Geschlechtsrollenidentität zur Seite. Ein bürgerliches Publikum fällt dankbar auf den Trick herein. Es hält den Schein des Spaßes für das Wahre und die Aufmachung – den Kern – für Flitterputz. Der Selbstbetrug schützt vor dem lästigen Ansinnen, das Gebotene ernsthaft überdenken zu müssen. Das Schicksal der Herausgeputzten gleicht so dem exotischer Tiere.

Vom Markt entdeckt, hat sich der modische Einfluß des Homosexuellenmilieus bisher kontinuierlich verstärkt und auf fast alle kulturellen Bereiche unserer Gesellschaft ausgedehnt. Das reicht vom demonstrativen Aufputz der Kleidung (der in den Requisiten nicht unbedingt ›weibisch‹ sein muß) bis zur auffällig zur Schau getragenen angeblichen Bisexualität. Ein wenig dürftig wirken sie dabei oft – die schicken Bisexuellen und ihre kleinen Skandale für den kleinen Appetit auf Publicity. Der hat jedoch Methode: Er benutzt den Schein, gibt ihn für den Kern aus und macht all diejenigen zum Gespött, die nicht ganz so virtuos sich verkaufen, oder: die eben so sind, wie sie sind, und nicht so, wie sie

In Schneewittchens Jugendzeit war homosexuell zu sein noch nicht etwas so Lustiges, Erlaubtes, Frivoles, Sportliches, Verständliches, viel Beklatschtes, Vergöttertes, Gefördertes, selbst Erlebtes und Apotheotisches wie heute. Nein, nichts dergleichen! Frau war Frau und Mann war eben Mann, durch und durch männlich, und nichts von diesen Halbheiten, diesen Transvestiten, diesen Zwittern! Schwule waren noch keine Schwule, und wenn die Damen sie erwähnen mußten, erröteten sie hinter ihren Fächern. (Darcy Penteado: Märchen. Aus: Galloway)

Es ist besonders in literarischen und halbliterarischen Kreisen schon beinahe Mode geworden, mal einen Bummel durch schwule Lokale zu machen. (Hans Siemens: Verbotene Liebe, Nachwort)

»paralelo«-Boulevard, Mythos der Varietés, von vergangener Volksbelustigung. Die meisten sind verschwunden - in den verbliebenen, wie »El Molino«, war ich nie drin. Wieviel Künstlerkarrieren verhohlenen Schwulseins, nur applaudierbar artikuliert, liefen da durch? (Raoul Hübner: Blickwechsel)

besser zu scheinen hätten. Die Benutzer von Masken sind die Stärkeren. Unangreifbar, da nicht erkennbar. Ihre vermeintliche Obszönität, ihre Fratzenhaftigkeit, ihre grobe Imitation machen deutlich, wie Homosexualität zum Vehikel für ein verkäufliches bisexuelles Image degradiert wird.

Verkommen zu Fassaden, werden ›Künstler‹ – dazu gehören auch die Lebenskünstler der Vorstadt – zu subkulturellen Idol- und Projektionsfiguren, zu Superstars der Szene aufgebaut. Ihre Gefolgschaft hat an der Vermarktung und am Erfolg teil: Man(n) ist einfach weniger langweilig. Man(n) ist es gewohnt, sich zu bedienen. Schwul wird chic und schnell wird abgesahnt. Das fängt mit Kosmetik und Mode im Kleinen an, zieht dann seine Kreise. Analogien überall: In den Intersexfilmen der Warhol-factory,[84] in der Literatur bei Wondratschek[85] oder Tennessee Williams,[86] in den ›Alternativreisen‹ der Tourismusindustrie,[87] im Trend zur Bi-Voc-Musik der Discohits, im Pop-Hermaphrodismus.[88] Mit oberflächlich pornographischer Erscheinung und anzüglichen Texten erobern sie hier ihr Publikum: Mick Jagger, Lou Reed, David Bowie, Frankie goes to Hollywood, Divine, Bronski Beat, Frank Zappa ... Viele ihrer Hits enthalten homosexuelle Anspielungen, wenden sich mitunter sogar ausschließlich an Homosexuelle. Gediegene Heterosexualität macht halt auf dem Markt nicht allzuviel her. Das Normale langweilt sich an sich selbst.

Die Übergänge zu identischen schwulen Ausdrucksbemühungen sind fließend und Abgrenzungen im Geschäft um ›schwul und chic‹ nicht immer leicht. Trotzdem bleibt: Der Erfolg einiger Künstler beruht zum größten

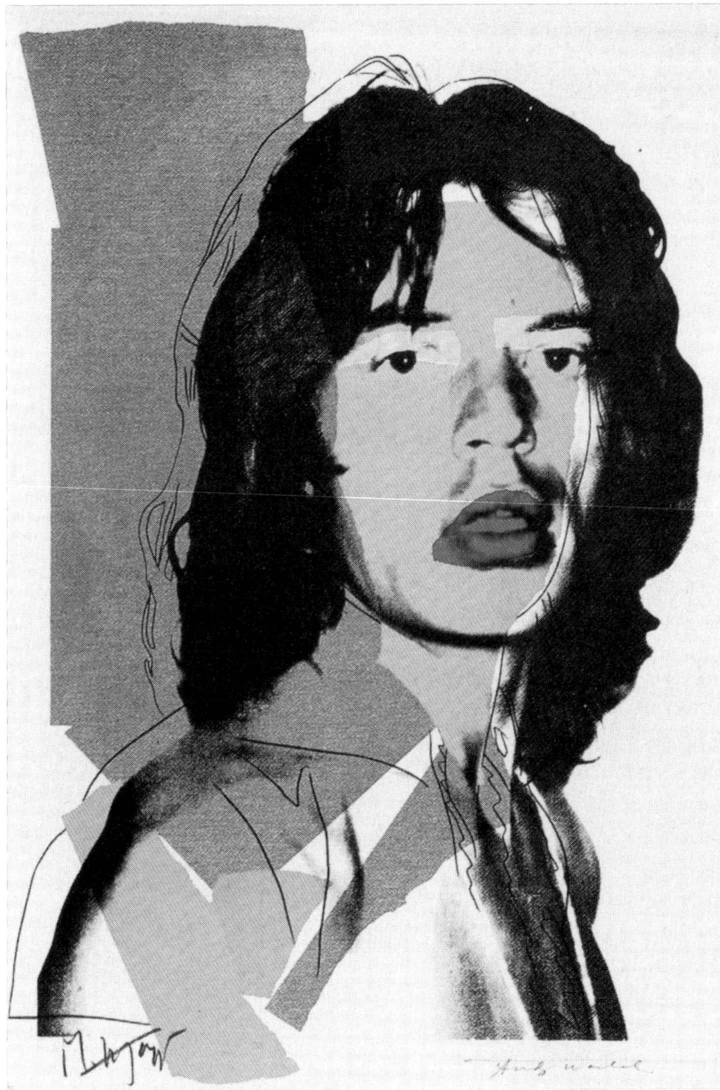

Andy Warhol: Mick Jagger, 1975

Teil auf der scheinbaren sexuellen Ambivalenz oder besser: auf dem Warenwert einer exotischen Welt. Ihre Leistung besteht darin, das Fremde, das Nicht-Gelebte, das Angespannte ästhetisch genießbar zu machen.

Die Homosexuellen selbst haben die Metaphern zum Leben als Theater geliefert. Susan Sontag weist in ihren ›Anmerkungen zu Camp‹ (in etwas anderem Zusammenhang)

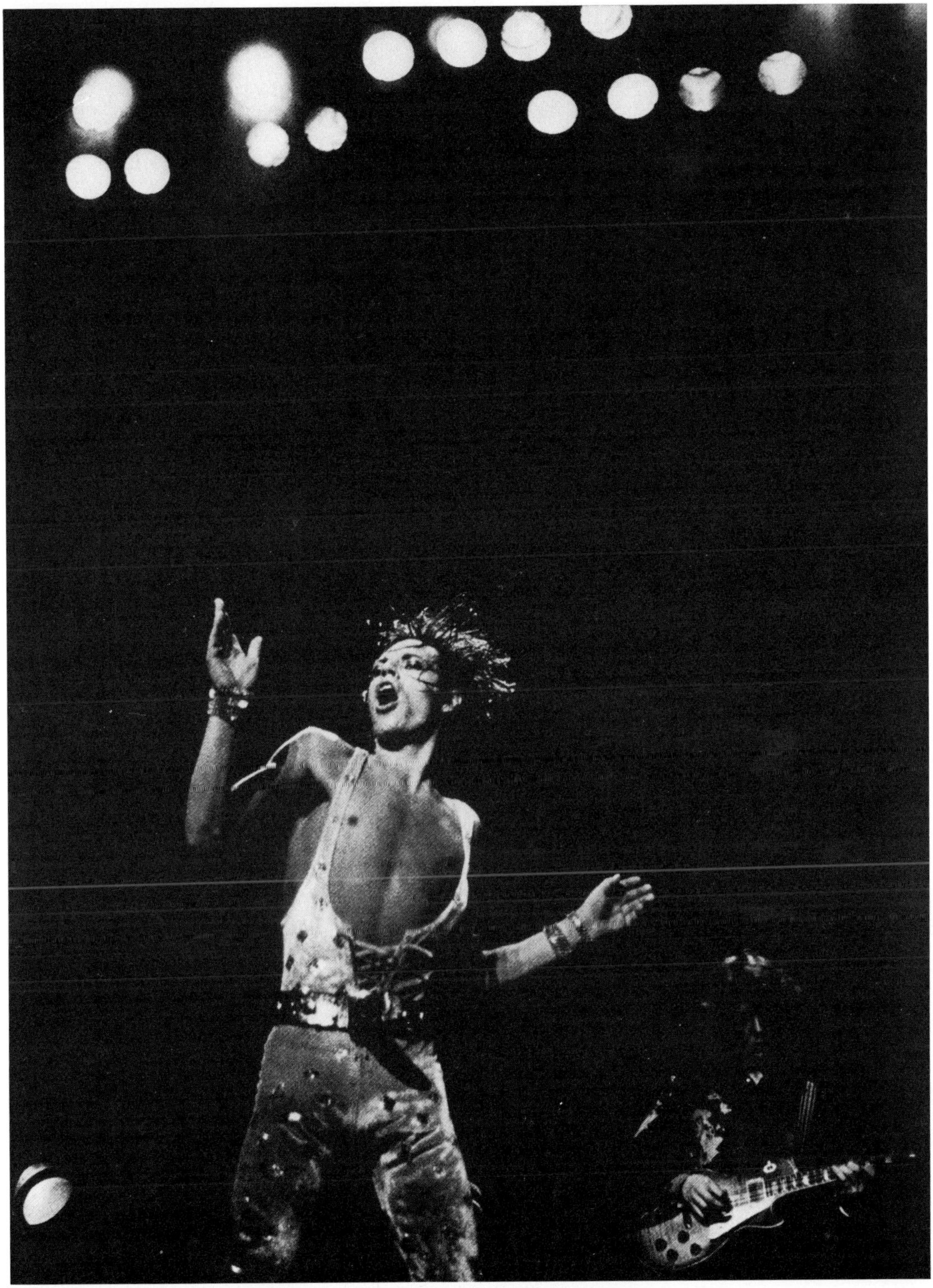

Walter Vogel: Mick Jagger

Ich habe das immer von Berlin gesagt, das ist eine von meinen Theorien: Sie mußten so dekadent sein, um mit Paris konkurrieren zu können. Paris hatte die Frauen, was konnte man noch haben? Man mußte irgendeine Attraktion haben, etwas anderes, und ich glaube, sie haben es übertrieben. (Christopher Isherwood. Aus: Rosa von Praunheim: Armee der Liebenden)

Ob nun Leder oder Fummel, alles ist Kostüm. (Divine. Rosa Flieder, Nr. 38/84–85)

Der Spaßmacher ohne ihn geht es nicht, die Tunten, mit ihrem schrillen Getue für jeden Witz zu haben, so leicht auch auszubeuten, Cabaret-Rocky-Horror-Glitzer, Glimmer, Feuerwerk, This is my way zum Konsumieren für schöne Stunden für ein paar Pennys für jeden etwas ... (Salomé – Selbstdarstellung)

... ein Beutetier, ein Lustobjekt, von dem man sich irgendwelchen Gewinn verspricht, nicht so sehr eine beiderseitige erotische Entladung – sondern meistens einseitiger Natur. (Hans Eppendorfer: Der Ledermann)

Wie wär's mit dem? Gefällt dir der da? (John Lennon. Playboy, Feb. 81)

Tunten zwecklos! (Kontaktanzeige. Torso, Nr. 10/83)

darauf hin: »Camp ist eine Art unter anderen, die Welt als ein ästhetisches Phänomen zu betrachten. Es ist die Liebe zum Übertriebenen, zum Übergeschnappten. Der Androgyn ist ohne Zweifel eines der großen Leitbilder«.[89] Dekorativ, risikolos, chic und in hübsch anzusehender Ohnmacht lenkt er immer auch ein Stück von der Realität des Homosexuellen ab, denn wie gesagt: Die Harmlosigkeit des Publikums ist gnadenlos. Sie nimmt den Schein fürs Ganze.

Lisette Model: Hermaphrodite, 1940

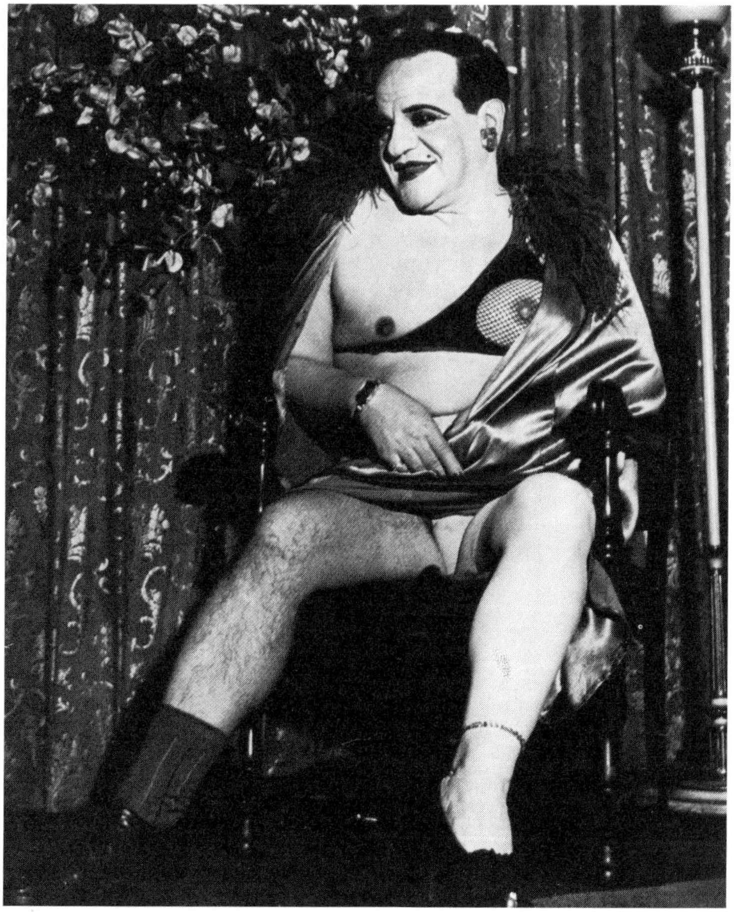

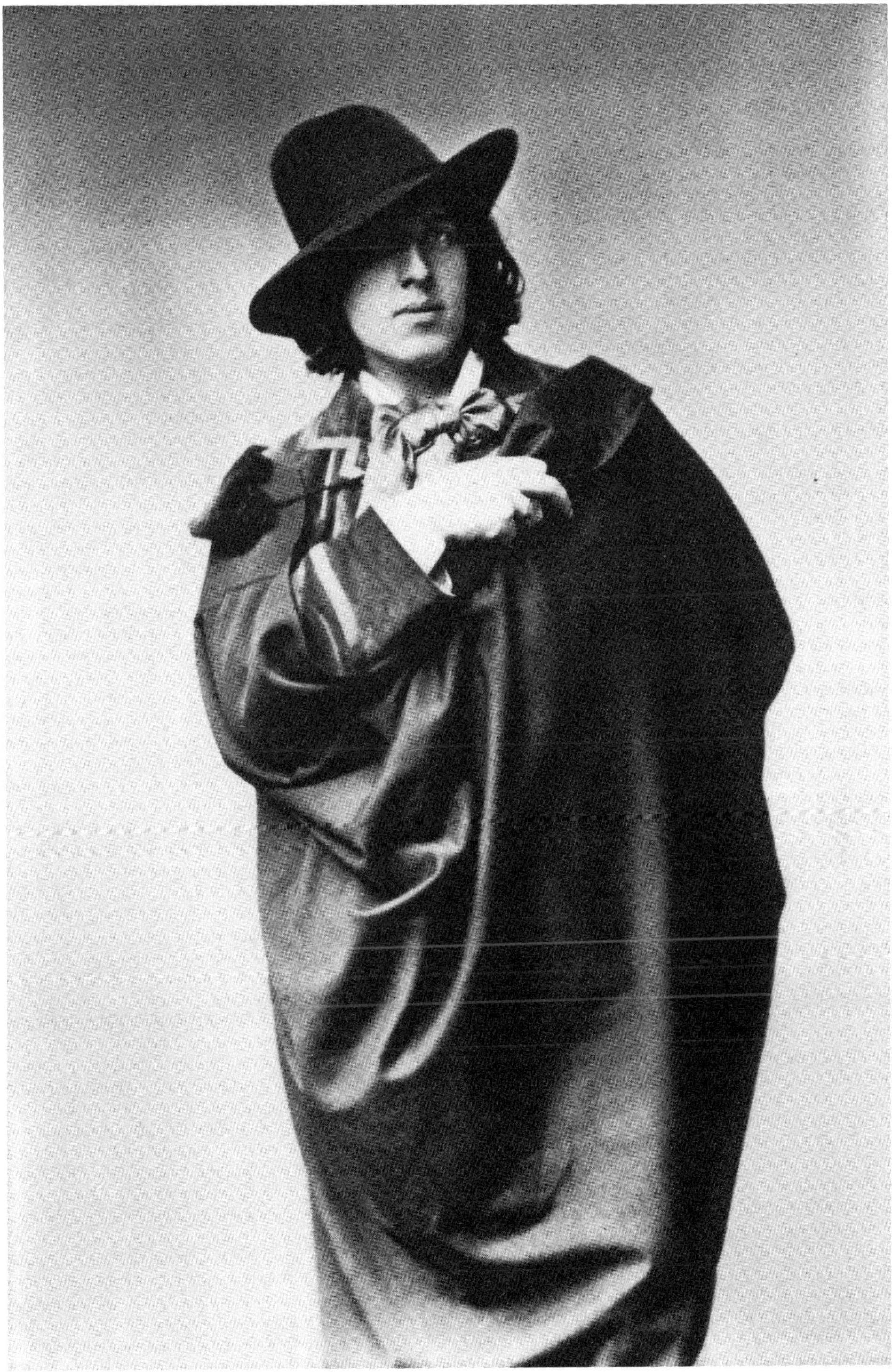
Sarony: Oscar Wilde, 1882

Ich zweifle nicht daran, daß die Homosexuellen beiderlei Geschlechts sensibler sind – was gleichbedeutend mit begabter ist – als die sogenannten Normalen. Warum? Aus Kompensationsgründen. (Tennessee Williams. Aus: Jauslin)

Ich bin entschieden dagegen, daß die Diskussion über dieses Thema fortgesetzt wird. Wenn hier Reklame für die Homosexualität gemacht werden soll, beteilige ich mich nicht mehr. (André Breton. Aus: Gauthier: Surrealismus)

Der Künstler ist ursprünglich ein Mensch, welcher sich von der Realität abwendet, weil er sich mit dem von ihr geforderten Verzicht auf Triebbefriedigung nicht befreunden kann und seine erotischen und ehrgeizigen Wünsche im Phantasieleben gewähren läßt. Er findet aber den Rückweg aus dieser Phantasiewelt zur Realität, indem er dank besonderer Begabungen seine Phantasien zu einer neuen Art von Wirklichkeit gestaltet, die von den Menschen als wertvolle Abbilder der Realität zur Geltung zugelassen werden. Er wird so auf eine gewisse Weise wirklich der Held, König, Schöpfer, Liebling, der er werden wollte … (Freud. Aus: Gauthier:Surrealismus)

4.7 Sokrates und wir

Er ist zählebig, der Mythos vom Homosexuellen, der mit einem Höchstmaß an Sensibilität, Kreativität, künstlerischem Talent, artistischer Begabung ausgestattet ist. Zahlreiche Homosexuelle glauben selbst daran, obwohl sie es eigentlich besser wissen müßten. Es tut so gut, und man hat ja auch etwas vorzuweisen. Wo Argumente fehlen, hat man zumindest eine Liste parat – sie ist recht lang –, und in ihr sind alle berühmten Homosexuellen verzeichnet: Sokrates und Michelangelo, Proust und Genet, Schauspieler, Komponisten, Maler und Tänzer. Die Liste ist eine Art Rache und Rechtfertigung zugleich.

Als Reaktion auf die kulturellen Ausschließungsprozesse wird zum einen die Prominenz in ihrem ›So-Sein‹ zitiert – das trifft den Bildungsbürger ins Mark, da ihm doch stets das Schöne und Erhabene der Größen vor Augen steht –, zum anderen wird der unterschlagene Anteil am Zustandekommen der Kunstproduktion – der sexuelle nämlich – besonders betont. Die Beanspruchung berühmter historischer Gestalten vermittelt so ein Gefühl sonst unbekannter Zugehörigkeit und Anerkennung, vergönnt der eigenen Individualität und der für die meisten Homosexuellen völlig durchschnittlichen Lebenssituation Schonung und zugleich Aufwertung. Thomas Ziehe hat in seinen Arbeiten über den neuen Sozialisationstyp die Zusammengehörigkeit von narzißtischer Aufwertung und biographischer Sinnzufuhr immer wieder betont.[90]

In diesen Sinnzusammenhang gehört auch die bereits beschriebene Prozedur der

Und, als sei Konformität das Seligmachende, ungestraft später: das Behaupten einer speziellen homosexuellen Sensibilität sei »Humbug« oder »sogar empörend« (auf welcher Seite steht dieser Entrüster?) und könne bestenfalls ein strategischer Standpunkt sein... (Raoul Hübner. Triebhaft, Nr. 5/83)

Man wird ja nur kreativ aufgrund von einer Sehnsucht und damit gekoppelt: aufgrund einer Ablehnung. (Werner Schroeter. Aus: Reihe Film 20)

Als Buchhändler und Schreibschwester ist er für mich interessant; doch das ist nur ein äußerliches Alibi – seine Figur, träumerische Augen über sommersprossiger Haut und Kinnbart, ist für mich verwirrender... (Raoul Hübner. Aus: Klappentexte 2/3)

Allein bleibt nur der Clown
Gib einem Kind ein Stück Zucker und es vergißt den Hunger auf den Braten.
Was wäre, wenn wir nicht wären, die ungeliebten Kinder?
(Salomé – Selbstdarstellung)

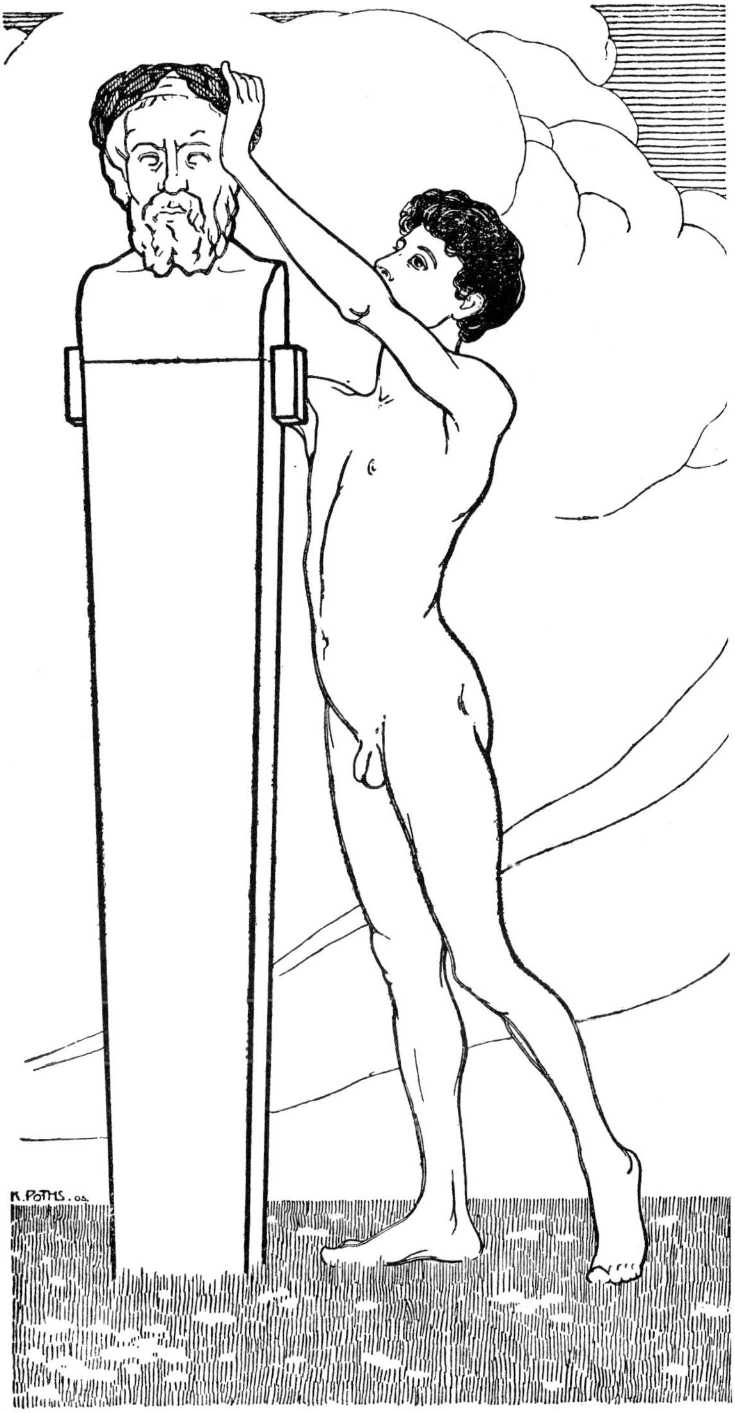

Karl Poths: Herme bekränzender Jüngling

Verklärung früherer Zeiten, in denen die Homosexualität straffrei und sogar geachtet war. Etwas ganz Besonderes soll sie gewesen sein. Die Autorität ›Historie‹ stellt sich hier unfreiwillig doch hilfreich zur Verfügung, wenn es darum geht, Stigmen zu verdrängen: umfunktioniert in Aufwertungen.

Die These von der erhöhten Sensibilität und Kreativität der Homosexuellen hat somit in erster Linie psychisch entlastende Funktion. Sie ist spekulativ und durch nichts nachweisbar. Man könnte darüber lächeln, wenn sie nicht auch gefährlich wäre.

Das Klischee wird gerne gepflegt, ausgerechnet auch von denjenigen, die sonst mit den Homosexuellen nicht viel Erfreuliches im Sinn haben. Sie bieten ihn an, den Traum der Exklusivität. Als Entschädigung für erlittene Schmerzen? Solche Abfindungen haben kaschierenden Charakter, sie kosten nichts, entmündigen, verfestigen die Rollen. Da drängt sich der Vergleich mit dem Glück der Mutterschaft auf. So ist das: dafür, daß man nichts zu sagen hat, ist man dann plötzlich glücklich oder eben sensibel. Ist das nichts? Da wird schon einmal die Mutter als volkserhaltend gelobt und der schwule Künstler als ›aufrüttelnd‹. Deprimierend ist der Vorgang, weil Mütter und Schwule (die Zusammenstellung ist willkürlich) das Schulterklopfen gerne für Gleichberechtigung halten und oft nicht sehen können, daß sie weit davon entfernt sind.

Auch bei der Untersuchung homosexueller Bildwelten läßt sich die erhoffte Erweiterung kreativer Visionen kaum nachweisen. Unbestreitbar: Für die Gruppe der Homosexuellen bleibt die Konzentration in

So war seine, Schneewittchens, Lage beklagenswerterweise diese: Es war empfänglich für Kunst und Schönheit, wie fast alle Schwulen, aber eine kulturelle Grundlage besaß es nicht. Trotzdem war Schneewittchen ein eifriger Leser Prousts und betete Paris an, wenn auch nur aus zweiter Hand... – armes Ding, was für ein Scheißleben! (Darcy Penteado: Märchen Nummer zwei. Aus: Galloway)

sogenannten kulturellen Berufsgruppen konstatierbar. Geht man von der Neurosentheorie der Kunst aus, wird das auch fast verständlich.[91] Sie erklärt uns: Unter der Last der von der Gesellschaft hervorgerufenen Schuldgefühle und von den ständigen Auseinandersetzungen und anschließenden Frustrationen entmutigt, kehrt sich für zahlreiche Homosexuelle der erotische Impuls nach innen, findet in ästhetischen Formeln seinen Ausdruck. Welchen, wird nicht näher definiert. Das ist auch scheinbar nicht so wichtig, denn hier – im Freiraum der Kunst – steht die Öffentlichkeit den homosexuellen Künstlern und ihrer geäußerten Gefühlswelt toleranter gegenüber. Toleranz meint hier, daß man Homosexualität diffus zur Kenntnis nimmt, aber nichts Genaueres darüber wissen will. Immerhin: Im Bereich der Künste wird sie ›deutlicher‹ sichtbar als andernorts. Aber um welchen Preis?

Stephan Kleineberg, ohne Titel, 1984

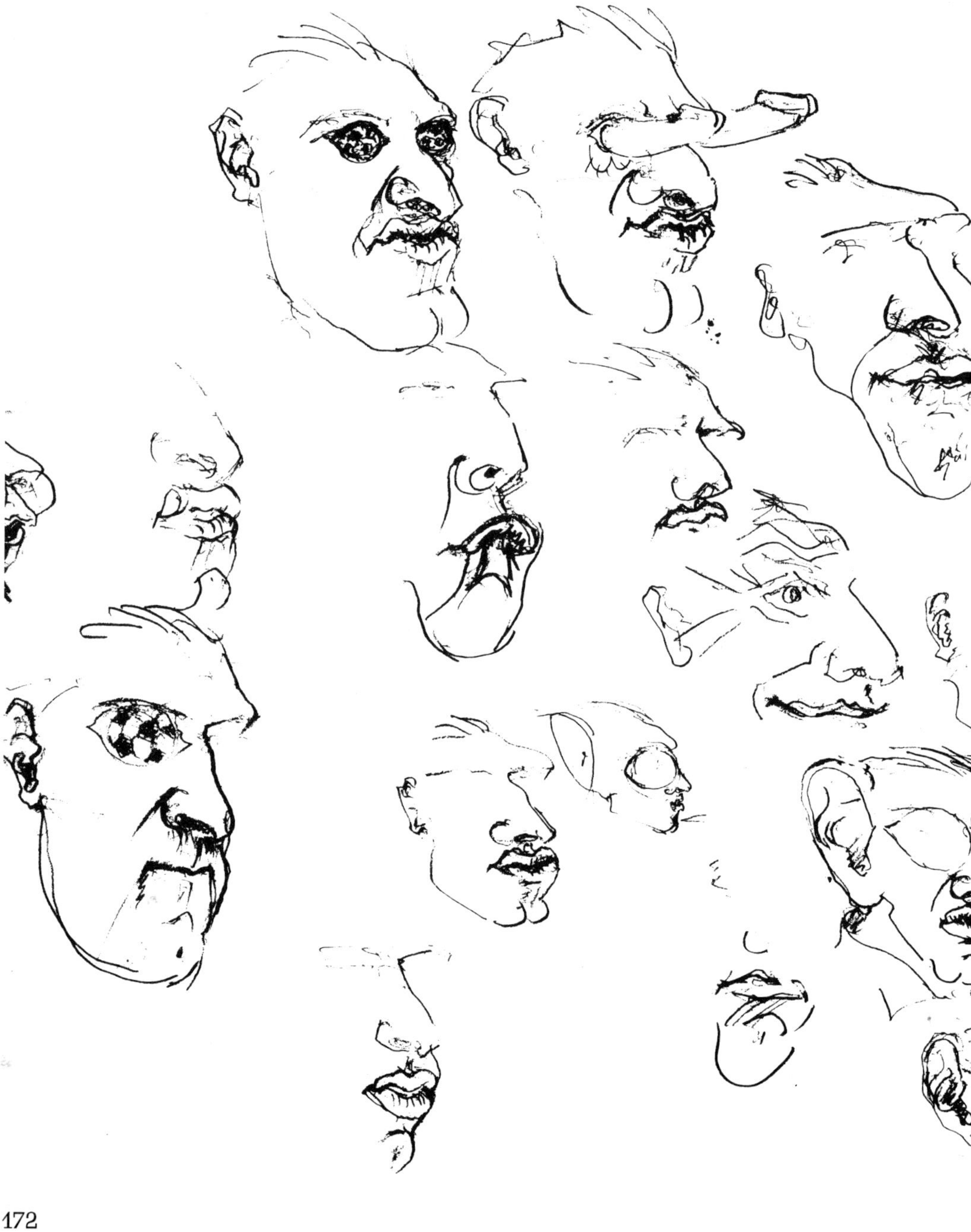

5. Schwule Ästhetik

In der Diskussion um das Problem ›schwule Ästhetik‹ klingt manchmal eine unausgesprochene Behauptung mit: Wer dem homosexuellen Mann und dessen Umgang mit Kunst als Produzent oder Rezipient keine ›eigene‹ Ästhetik zugestehe, sei gegen ihn, verheimliche spezifisch homosexuelle künstlerische Leistung, wiegele ab, versuche, die homosexuelle Minderheit der heterosexuellen Mehrheit gewaltsam einzuverleiben. Es braucht nicht besonders betont zu werden: Sobald Worte existieren, Gegenstände benannt sind, bekommen die Dinge eine Geschichte. Das Sprachlose existiert nicht.

Die Erörterungen um schwule Ästhetik sind insoweit vergleichbar mit der Frage von Stefan Reiss und Vera Slupik: »Brauchen wir ein Antidiskriminierungsgesetz?«,[92] als nach Freiräumen Ausschau gehalten wird, die Eigenständigkeit, Bewegungsspielraum und Schutz vor Übergriffen der allgegenwärtigen Mehrheit bieten sollen. Eine weitere Gemeinsamkeit der Anliegen ist die Frage nach der Notwendigkeit: Ist Freiheit auf dem Weg der Definition, der Abgrenzung, des gesetzgeberischen Aktes wünschenswert? Von der Machbarkeit des Gewünschten gar nicht zu reden …

Es geht also zunächst mehr um Diskriminierung als um Kunst. Diskriminierung insofern, als künstlerische Beiträge von Homosexuellen in ihrer Spezifik unsichtbar bleiben, daß Fakten, die den Produzenten und damit natürlich auch das Kunstwerk selbst betreffen, verschwiegen werden. Noch einmal zu Stefan Reiss: »Man (muß) immer sehr froh sein, wenn Diskriminierung sich ... mal so drastisch äußert, daß auch sehr angepaßte und etwas über die Maßen gutwillige und geduldige Menschen sie zur Kenntnis nehmen müssen. In einem Land, das sich mit einer geheimnisvollen Art von Toleranz und etwas, das man als Liberalität bezeichnet, umgibt, ... beruht jeder Kampf gegen diskriminierende Maßnahmen darauf, daß sie überhaupt sichtbar werden. Dann entfaltet sich eine gewisse Gegenkraft, so daß sich Leute bemüßigt fühlen, für ihre Rechte und gegen diese Diskriminierung zur Not auch mal auf den Putz zu hauen.

Und damit kommen wir jetzt ganz elegant zum Thema«:[93] Die Frage nach spezifisch schwulen ästhetischen Prozessen kann – vorläufig jedenfalls – noch nicht beantwortet werden. Das Scheitern beginnt schon beim Versuch, in das Halbdunkel homosexueller Kunstgeschichte hineinzuleuchten. Eintausend Jahre Verbrämung und Beschämung haben ihre Spuren hinterlassen. Oder besser: Haben eben fast keine handhabbaren Spuren hinterlassen. Und das Scheitern wird auch nicht dadurch verhindert, daß es – seit Beginn der neueren Schwulenbewegung – in vorschnellen Statements geleugnet wird. Auf den Putz gehauen?

Worin könnte es bestehen, das Kunstwerk, das so eigene und unverwechselbare homosexuelle Züge trägt? Abgesehen davon, daß das Werk ohnehin nicht sexuell ist, sondern bestenfalls erotisch, ließe sich feststellen:

Als schwules Kunstwerk müßte es sich von anderen unterscheiden; d. h., es müßte zu einer spezifischen Form gelangen, die in ihren Mitteln Homosexualität verdeutlicht und zwar objektiv erkennbar und nicht nur subjektiv gemeint.

Die Zahl künstlerisch arbeitender Homosexueller ist Legion. Viele haben begonnen, ihre verschüttete Vergangenheit und ihre Gegenwart als Homosexuelle zu thematisieren. Sie kämpfen einzeln und in Gruppen für die Veröffentlichung ihrer Arbeiten im Verband der Museen, Galerien und Massenmedien, für Förderung und Publikation. Das ist soziale Wirklichkeit. Doch ästhetische auch? Ist die angeblich ganz andere schwule Kunst wirklich anders? Wie gesagt: Als Formensprache und nicht nur gemeint? Gewiß, sie bietet Anhaltspunkte, um über Homosexualität in ihrer Vielfalt und Widersprüchlichkeit zu diskutieren. Sie ist Anlaß und Mittel zur Erläuterung von Wirklichkeit in allen denkbaren Facetten. In den vorangegangenen Texten ist deutlich geworden, daß gerade die Art und Weise der Gestaltung von Homosexualität in den Bildern in hohem Maße abhängig ist von den Wechselwirkungen zwischen gesellschaftlichen Veränderungen und ästhetischen Maßstäben. ›Homosexuelle‹ Kunst kann dort als Sozialisations- und Verwirklichungsbedingung der Homosexuellen begriffen werden. Aber: die Bedingung *ist* nicht Produkt, und Sexualität *ist* nicht die Form.

Keines der durch Bilder bisher beschriebenen

Rollenmuster, Körperideale und Sexualrituale treffen *das* Homosexuelle ausschließlich. Die Zeichen der Bilder vermögen Lebenswirklichkeit zu umschreiben, mitzuteilen. Aber nur das, weil – es ist so lapidar, wie es klingt – Homosexualität Sexualität meint und nicht ästhetische Form.

Die Frage nach der homosexuellen Kunst könnte nur beantwortet werden, wenn sich herausstellt, daß es spezifisch homosexuelle Wahrnehmungen gibt und diese sich in einem eigenen Formenapparat niederschlagen. Das heißt: Verfügt die Bildersprache über solch eindeutige Signale? Ist sie imstande, auf dieser Ebene Mitteilungen zu machen oder ist sie nicht schlicht überfordert? Um es noch deutlicher zu sagen: Die Form ›Motiv Mann‹ bleibt – wem auch immer sie vorgeführt wird – die gleiche. Gibt es ›schwuler Mann‹ als ästhetische Form?

Das würde voraussetzen, daß es eine spezifisch homosexuelle Wahrnehmung des Mannes gibt, die sich von der der Frauen und der übrigen Männer unterscheidet. Und hier tut sich bereits eine schier unüberwindliche Barriere auf:

Heterosexuelle Männer definieren ihre sexuelle Attraktivität (und damit hat die Wahrnehmung ja zu tun) nämlich nicht über ihren Sexualpartner, die Frau, sondern in der Regel über den Geschlechtsgenossen und patriarchalischen Macht-Inhabern (somit auch Rivalen), den Mann. Es ist sehr schlicht: Heterosexuelle Männer verhalten sich in der Bemessung ihrer männlichen Attraktionen ›schwul‹, d.h., sie bleiben unter sich. Und ist sie nicht umwerfend komisch, die Angst davor, daß der eigene Penis zu klein sein könnte, der des Rivalen etwas größer? Daß die Muckis am Oberarm oder auf der Brust zu platt sein könnten. Die Furcht um die Zentimeter – sie wird von Männern geschürt und nicht von Frauen – entspricht inhaltlich dem Kampf um die vorderen Plätze in der Hierarchie: Potenz und Kraft sind hier nur zwei Faktoren; Macht und Erfolg durch Unterdrückung die anderen.

Machen wir uns eines klar: Männer bestimmen ihren Wert über Männer, auch ihren sexuellen. Und selbst wenn Frauen ihrem Charme verfallen, lassen sie sich den Erfolg nicht von Frauen, sondern von Männern beklatschen.

Kommen wir zum Wesentlichen. Was Männer sexuell für sich selbst und an sich selbst für besonders aufregend erachten, hat mit Frauen wenig zu tun, es ist homo-sexuell. Wer soll da erkennen, was schwul ist und was Anpassung? Damit ist der zweite Schritt fällig: Homosexuelle Männer sind Männer. Und es hilft nichts: Die erotischen und sexuellen Interessen sind so vielfältig wie die Anzahl lebendiger Körper, aber das ändert an der Geschlechtszugehörigkeit und der damit verbundenen Prägung nichts. (Ein Gedanke am Rande: Homosexuelle Männer tun sich mit der Emanzipation doch in erster Linie deshalb so schwer, weil sie selbst Männer sind und die Revolte gegen die Machtinstanz ›Mann‹ damit erschwert ist.)

Die selbstbewußte Definition als Homosexueller und auch das Akzeptieren der damit verbundenen Lebensform heißt noch nicht, daß eine ›eigene‹ Ästhetik vorläge. Ästhetik ist etwas anderes als Identität, wenngleich beide viel miteinander zu tun haben. Wer überhaupt sollte sie haben, eine eigene Ästhetik? Jeder und niemand. Und wenn Ästhetik vor einen Karren gespannt wird, dann tritt ein Verhältnis, aber keine Identität ein. Schwule Ästhetik ist nichts anderes als Negerästhetik, Ästhetik der Großwüchsigen, Armen, Katholiken: Jeder der Betroffenen hat einen spezifischen Blick für den Mann und richtet sich in den daraus entstehenden Verhältnissen ein.

Schwule Ästhetik – was soll's? Jede Metzgereiverkäuferin hat *ihre* Sichtweise für den Mann, eine andere als die Unternehmersgattin, die Bundesgesundheitsministerin und wieder andere als ein hetereosexueller Bademeister, ein bisexueller Nachbar und ein homosexueller Künstler und Kunstliebhaber. Aber private Blicke sind nicht ästhetische Form, die differenziert wahrnehmbar ist.

Daß viele Homosexuelle in ästhetischen Bereichen erfolgreich sind, das weiß – auch ohne Definition – ohnehin jeder. Das Problem liegt ja auch nicht im Wissen, sondern im Verschweigen des Wissens. Und hier treffen sich die Gedanken um die Diskriminierung wieder. Über Homosexualität sprechen, heißt, sie sichtbar werden lassen. Ästhetische Kommunikation kann hier ihren Beitrag leisten. Aber das Gespräch ist nicht erzwingbar und die Qualität der Ästhetik schon gar nicht, ebensowenig Anti-Diskriminierung oder gar die Qualität des menschlichen Umgangs. Die Forderung nach der Definition einer schwulen Ästhetik ist damit weniger der Wunsch nach Konkretem, weil ein Zustand der Unklarheit beseitigt werden soll, sondern eher der nach Reservat, heiler Welt, Bestätigung und Streicheleinheiten. Nur: die sind auch ohne diese Forderung zu haben und bedeuten außerhalb des Schutzraums nichts.

Schwule Ästhetik ist ein Mythos, der im gegenwärtigen Zustand nur ausgrenzenden Charakter haben kann. Als ob es nicht genug davon gäbe. Mythos war die Legitimation zur Ermordung der Juden – und nicht nur dazu. Homosexuelle sterben täglich kleine Tode: Haustratsch, Rufmorde, Schwierigkeiten am Arbeitsplatz ... Das sind Ausgrenzungen! Und dazu noch die ästhetischen?

5.1 Berührungsängste

Homosexuell tangierte Kunst muß nicht nur der Öffentlichkeit zugänglich gemacht, sondern generell öffentlich gemacht werden. Öffentlich meint, daß sie sich nicht als exotische Besonderheit, sondern als Selbstverständlichkeit zu erkennen gibt. Das ist heute notwendiger denn je. Noch immer steht sie unter unausgesprochenem Verbotsdruck, der nicht drastrisch, sondern durch definitives Schweigen in Erscheinung tritt. Das Sexuelle gehört – bürgerlichem Verständnis nach – ins Private. Das gilt auch dann, wenn es durch die Moral eben dieser Wohlanständigkeit in die Sphäre des Sensationellen, des Anrüchigen und damit zumindest Halb-Öffentlichen gezerrt wird. Für das Homo-Sexuelle gilt das in besonderer Weise: Man bedient sich und verweist bei Gegenreaktionen auf die ›private‹ Scham, die der Öffentlichkeit keinesfalls zugemutet werden darf. Die Kunstwissenschaft / Kunstgeschichte hat sich lange Zeit an diesen doppelbödigen Differenzierungen beteiligt, hat Binnengrenzen gezogen zwischen dem, was annehmbar und dem, was unzumutbar ist. Daß Wissenschaft inquisitorische Züge tragen kann, ist natürlich nichts grundsätzlich auf unser Thema Beschränktes.

Etwas Berühungsangst mag in dem Verhalten mitspielen; die Angst, sich in den ›falschen‹ Bildern zu verlieren. Aber das ist Spekulation, die selbst noch den zerstörerischsten Kräften Freifahrt-Scheine ausstellt,

Stephan Kleineberg, ohne Titel, 1984

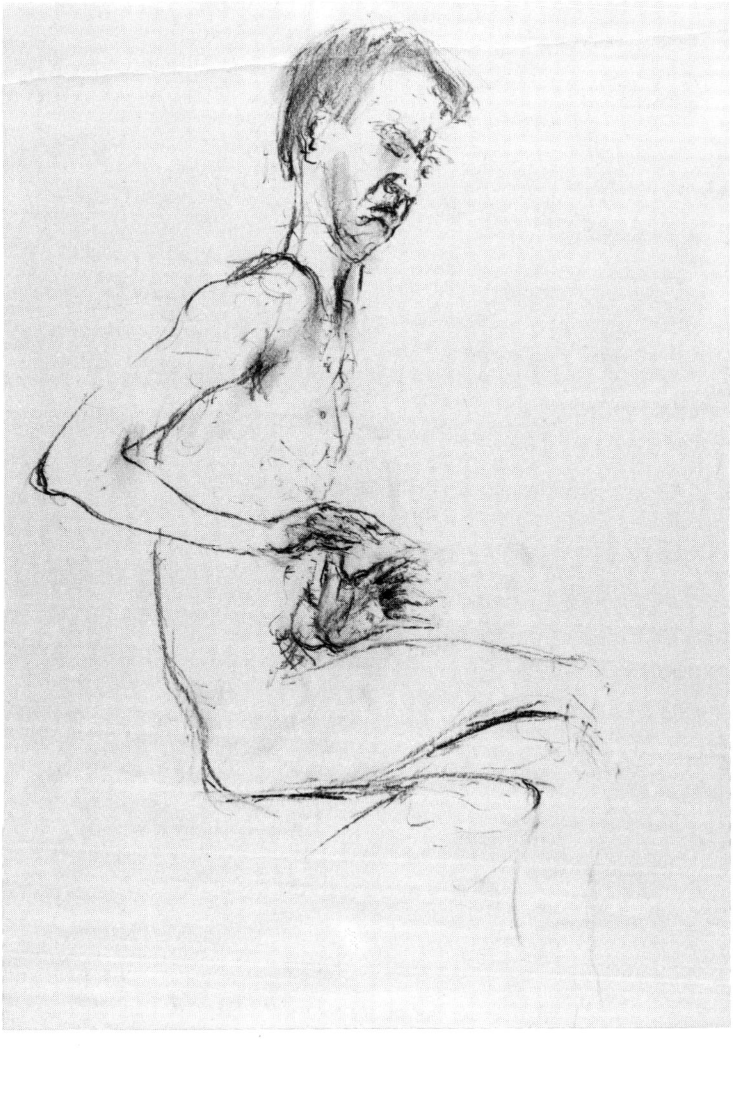

indem sie ihnen unüberwindliche Ängste attestiert.

Auch die Museen und Galerien haben das gestörte Verhältnis von Sexualität und Kunst nicht ohne diskriminierende Ausschlüsse ausbalancieren können. Wie auch? Homosexualität ist für die Mehrheit der Besucher und Geldgeber nicht augenzwinkernd konsumierbar. Auch das ist nichts Neues und auf Homosexualität Beschränktes: Kunst wird durch Museen und Galerien, die auf Zuspruch rechnen, kastriert. Sexuelle Aufklärung, so erklärt man flink, ist auch nicht definierte Aufgabe der Museen. Nur: Abgesehen von der Frage, ob das Kunstverständnis, das sich aus solch blutarmer Beschränkung ergibt, heute überhaupt noch haltbar ist, kann festgestellt werden, daß Museen in anderen, ebenfalls nicht definierten Aufgabenbereichen weit weniger ängstlich auf Vorschriften bedacht sind. Die Wahrheit ist doch, daß die Fülle projektierter Kunstpräsentationen dann scheitert, wenn die Intoleranz potentieller Besucher und Geldgeber und deren selbstzufriedenes Weltbild sich auch nur einen Fußbreit von der Stelle rühren müßten, um ihr kleines Vergnügen zu erhalten. Selbst die fadeste Form des Umgangs mit Kunst, der sogenannte ›Kunstgenuß‹, ist völlig statisch. Und so bleibt es dabei: Die Konventionen über die Sittlichkeit verhindern letztendlich jedwede Aussage, die ›ungenießbar‹ ist.

Kunstpräsentationen, die sich explizit mit Homosexualität befassen, scheitern bislang aber auch aus anderen Gründen:

Die Exponate sind in ihren Bezügen unsicher, die Begleitmaterialien nur schwer auffindbar, die Lebensumstände der Künstler nicht rekonstruierbar; Biographien sind kaum vorhanden und wenn, dann durch die Brillen des Intellekts und des Geschmacks der Mehrheit ›verdorben‹; d.h. in puncto Homosexualität auf ein ›erträgliches‹ Maß reduziert. Im Klartext: Randbemerkungen. Zahlreiche Künstler haben völlig anonym gearbeitet und entziehen sich dadurch weitgehend dem Zugriff der Kunstgeschichte. So schließen sich die Kreise wieder: Inquisitorische Sittlichkeit (die auch in der Wissenschaft lebt) braucht sich nicht einmal mehr als solche zu erkennen zu geben, denn die Dürftigkeit des Materials deckt als ›Sachzwang‹ alles gnädig zu. Man kann ja gar nichts ausstellen...

Erst im Verlauf des bereits erwähnten Aufbruchs während der sechziger und siebziger Jahre begann die Kunstwissenschaft, die Vielfalt der homosexuell beeinflußten ästhetischen Formulierungen, die bislang unterschlagenen Wechselspiele zwischen Homosexualität und Kunst zur Kenntnis zu nehmen. Daß Renoir gesagt haben soll »Ich male mit dem Schwanz!« war schon ein starkes Stück gewesen und nur akzeptabel, weil er keine weiteren Forderungen in Sachen Akzeptanz an sein Publikum gestellt hat. Nun aber wird offensichtlich, daß nicht nur er so gemalt hat. Zahlreiche Künstlerbiographien werden daher einer Änderung unterzogen, andere Künstler werden – wie man so schön sagt – ›ausgegraben‹. Erst vergraben und dann ausgraben, wobei Totengräber und Exhumierer nicht personenidentisch sind. Aber: Die emphatische Bekundung des Vorgangs darf nicht darüber hinwegtäuschen, daß die Kunstgeschichte in großem Rahmen – also die, die fürs Ganze steht – Homosexualität weiterhin genierlich umgeht. Einzelne Ansätze haben die große Linie bestenfalls irritiert, nie jedoch verändert.

Auch dieser Text kann daher nicht einmal den dürftigsten Ersatz bieten: keinen Abriß, keine Chronologie, keine Detailuntersuchung, sondern nur Aspekte, Gedanken, Anreize. Bestenfalls der Hinweis auf bestimmte Zusammenhänge. Das Bildmaterial muß sich in der Hauptsache auf Bekanntes stützen, da hier durch eindeutige homosexuelle Thematik und Motivwahl klare Aussagen und Rückschlüsse möglich sind. Neu ist also nicht die Publikation des Einzelbildes als solchem, sondern der Gesamtrahmen, in den die Bilder eingefügt sind. Und dieser Rahmen ist alles andere als fertig. Die Art und Weise seiner Konstruktion erkennt aber die fragmentarische Montage aus vielen Einzelteilen ausdrücklich an. Aspekte der Kunstgeschichte, der Psychologie, der Sozialgeschichte tragen dazu bei, etwas Einheitliches, das allen Bildern gemeinsam ist, zusammenzuhalten: das Ästhetische als homosexuell tangiertes Phänomen.

Noch heute müssen Homosexuelle ihre Begehrlichkeit hinter Schleiern und aufwendigen Ritualen verbergen. Es geht dem erwähnten Konstrukt eines Rahmens und Gesamtbildes daher auch nicht nur um die Erläuterung der Frage, wie Homosexualität in die Bildkunst einfließen kann, sondern auch darum, wie sie es nicht kann – wie sie unterdrückt wird. Eine Bildsprache ist vorgeführt, in der man das Vokabular der Unterdrückung – allerdings erst nach genauerem Hinsehen – erkennt: Fast alles bleibt in Konventionen erstarrt, und erst der Blick hinter die Kulisse der Mythen, Idealisierungen und Stereotypen macht es deutlich: Die Bilder sind Masken und Maskierungen, die nur vordergründig Einvernehmlichkeit mit Mehrheiten signalisieren. Der beschädigte, der verkleidete, der schön inszenierte männliche Körper wird zum Träger von Zeichen, von denen nur einige eindeutig lesbar sind insoweit, als sie homosexuelle Verhaltensweisen widerspiegeln. Andere lassen in ihren sehr komplexen syntaktischen und semantischen Zusammenhängen eine Decodierung kaum zu. Der erotische Mann. Fertig! Man muß sich darüber im Klaren sein: was auf einem Bild für den Betrachter zu sehen ist, muß dem Ausdruck des Malers nicht entsprechen. Und so bleibt die ästhetische Sprache der Zeichen hinsichtlich der Homosexualität eine diffuse. Sie ist eben nicht eindeutig sexuell, sondern bestenfalls erotisch. Und wir wissen es ja: Erotik ist das, was man dafür hält. Weibliche, männliche, homosexuelle Kunst ist eine Fiktion, die in die Irre führt. Und schon deswegen sind sie unverständlich: Die Berührungsängste.

5.2 Hedonistische Qualitäten

Welches Verhältnis kann und soll eine sich als ›schwul‹ verstehende Kunst zu jener Kultur der Unterdrückung haben, die die künstlerische Arbeit von Homosexuellen bis in die sechziger Jahre traditionell geformt hat?

Mit ihrer ›angepaßten‹ Ikonographie und dem darin enthaltenen Angebot zur Identifikation mit dem nicht Identischen blieben die meisten Arbeiten homosexueller Künstler in der Regel nur Reaktion: auf ständige Mangel- und Leiderfahrung. Die unterdrückten inneren Bilder von Schönheit, Erotik und Sexualität fanden ihren Ausdruck in bereits vorgegebenen Formen der Idealisierung und der Mythologisierung. Und dennoch ist der Vorgang interessant:

Auf der Suche nach Merkmalen identischen Ausdrucks, nach eigenem Standpunkt und eigener Sprache also, sind Artikulationsprozesse – und seien sie noch so rudimentär und unbeholfen – immer auch gleichzeitig Mittel der vorsprachlichen Kommunikation. Sie sind Versuche, mit den Schmerzen und der Verzweiflung aus alltäglicher Erfahrung umzugehen. Jeder Ausdruck aber ist nicht nur Mitteilung, sondern auch Entlastung. Die Sprachversuche homosexueller Künstler haben daher meist hedonistische Qualitäten, die jedoch als eindeutig ›homosexuelles‹ Bildzeichen nur schwer dingfest zu machen sind.

Um im Rahmen des Möglichen Eindeutigkeit und Genauigkeit zu erlangen, mußten sich homosexuelle Künstler stets von den Vorstellungen und Bildern, die die Mehrheits-Gesellschaft über sie – die Homosexuellen – hat, lösen. Diese sind nämlich Zerrbilder, monströse Phantome, die auf reale Identitäten homosexueller Menschen keinerlei Rücksichten nehmen. In den günstigeren Fällen geben die Bilder des sexismusverdächtigen Macho auf der einen Seite und die der verhinderten Frau auf der anderen das Spektrum homosexueller Identitätsmuster ab. Eigene Bilder sind schwer zu entwickeln, da die Machtstruktur, in die Homosexualität verfangen ist, ohnehin eine männerzentrierte ist. Diktat und Subjekt, Vorurteil und Rollenidentität, Klischees und Bedürfnis, soziale Ordnung und individuelles Verlangen gehen subtile Verbindungen ein, die in genereller Weise nicht entwirrbar sind.

Kunstgeschichtlich bleibt diesen so entstandenen Bildern ein Nischendasein beschert. Sie sind Varianten altbekannter Genres. Und trotzdem sind sie auch mehr: Jedes Bild ist ein Versuch, Erfahrung von Unterdrücktsein in eine Theorie der Unterdrückung umzusetzen. Dokumente von Menschen, die versuchen, Erwartungen der Außenwelt und individuelle Sexualität in eine mitteilbare gemeinsame Form zu gießen. Hier liegt die Stärke ›homosexueller‹ Kunst, aber auch ihre Gefahr, auf die in anderem Zusammenhang ja bereits hingewiesen wurde:

Der spezifisch homosexuelle Aspekt der Kunst ist in erster Linie gesellschaftlich bedingt. Eine Theorie kann diese Kunst daher auch nur in gesellschaftlicher Hinsicht bilden. Wie gesagt: Eine Theorie der Unterdrückung, der Ausgrenzung durch Definition. ›Eigen‹ vermögen die Bilder daher auch nur in diesem – wesentlichen – Teil homosexuellen Daseins zu sein. Von einem generellen ›schwulen Ausdruck‹ auszugehen, heißt, Unmögliches zu verlangen. Worin sollte er bestehen, wenn man sich doch einig ist, daß Homosexualität die willkürliche Definition des sexuellen Verhaltens einer Minderheit darstellt? Den Zusammenhang vertuschen, würde bedeuten, Unterdrückungsmechanismen in schwule Inhalte zu verkehren. Die inhaltlich an soziale Prozesse gebundenen Bilder werden zu Trugbildern, wenn sie den Rahmen ihrer Entstehung leugnen, wenn sie vorgeben, undefiniert ›Identisches‹ bereitzuhalten, das doch in Wahrheit den Regeln etwa des klassischen Aktes und der freien Marktwirtschaft genauso zu gehorchen hat wie jedes beliebige andere Kunstwerk auch.

5.3 Neubestimmung

Ob unter sado-masochistischen Vorzeichen, introvertiert oder preziös, harmonisch oder in rhythmischer Verzerrung – die künstlerischen Produkte der emanzipatorischen und subjektorientierten siebziger und achtziger Jahre führen jede mögliche Bild-Variante von Homosexualität vor. Die Faszination, die vom belebten Körper ausgeht, hat Lösungen erleichtert: Die Idealisierungen vorangegangener Jahrzehnte sind als Verpackungen erkannt. Auf viele homosexuelle Künstler hat die Lust des Körperlichen – die den Umgang mit idealisierten Verpackungen einschließt – befreiend gewirkt und eine Grundlage für ein selbstbewußtes, die Sexualität einschließendes Körper-Ich geschaffen. Dennoch: Wichtigste Quelle künstlerischer Arbeit ist nicht die Zeitströmung, sondern die Geschichte der eigenen homosexuellen Erfahrung. Und das ist: das private Material alltäglicher Unterdrückung. Auch wenn bei einzelnen Künstlern, bei Laule oder Haas etwa, die Entlarvung gesellschaftlicher Realitäten im Vordergrund steht, so bleiben die Arbeiten anderer persönlichkeitszentriert. Affekte, Gefühle, Erinnerungen, Imaginationen und die damit verbundenen Ausdruckswünsche umkreisen die eigene Person.

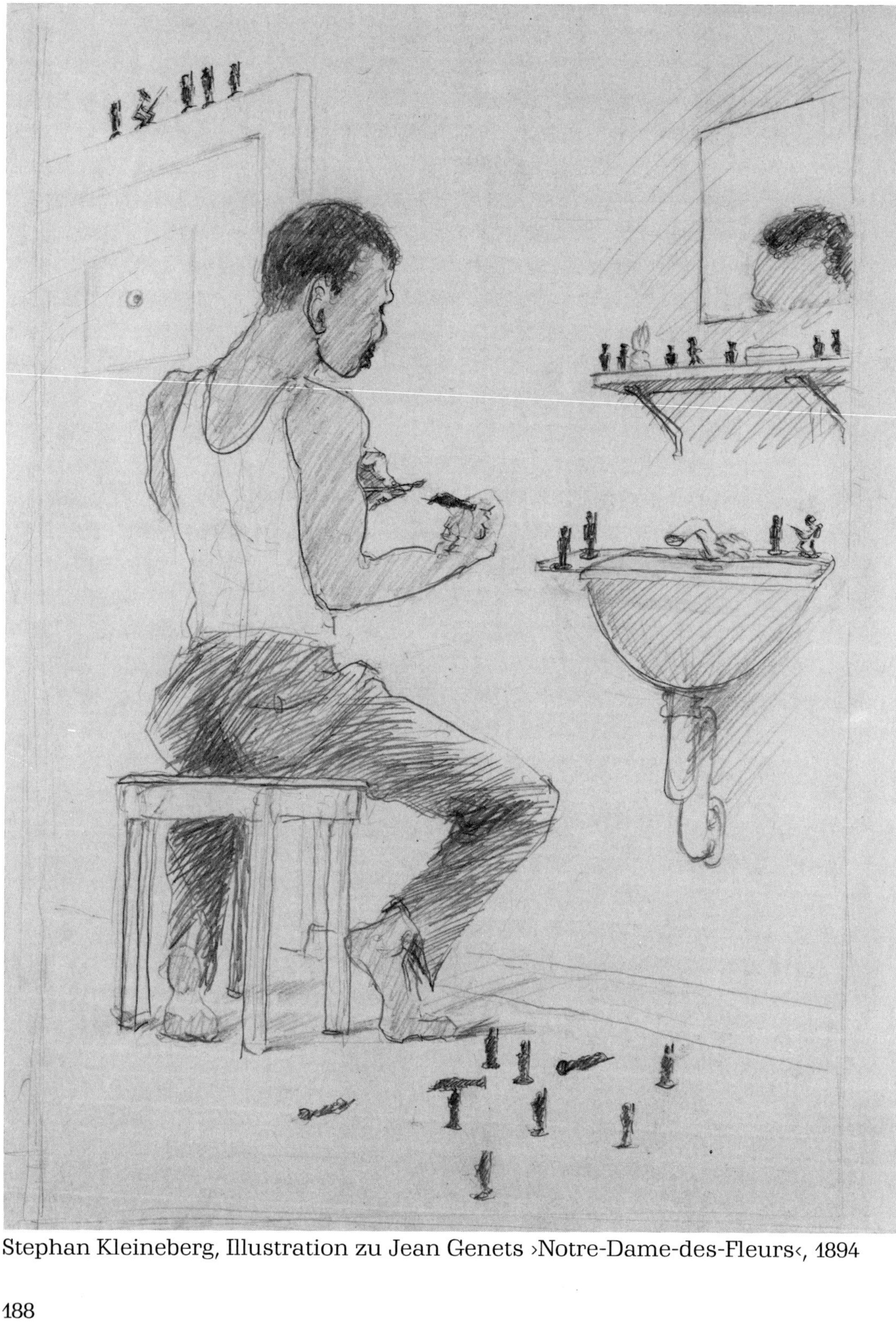

Stephan Kleineberg, Illustration zu Jean Genets ›Notre-Dame-des-Fleurs‹, 1894

Betrieben wird exemplarischer Narzißmus und Exhibitionismus, das Spiel mit Rollen und Identitäten. Das jeweils besondere Lebensschicksal, die eigene Lebensgeschichte sucht nach Motiven, die imstande sind, das Subjektive, das persönlich Erfahrene zu dokumentieren.

So ist es nicht verwunderlich, daß die Inhalte, sentimentale und verliebte Akte einmal ausgenommen, von Schmerz und Trauer, selbstzerstörerischen und gewalttätigen Impulsen geprägt sind. Vorgeführte Maskeraden grenzen an Fetischismus und der imaginäre Blick der Bilder ist der der Selbstbetrachtung: als triumphale Bestätigung des eigenen Narzißmus. Hier verläßt die Kunst die Sphäre der Dokumentation, aber gleichzeitig auch die des ›nur‹ Homosexuellen. Sie ist körperästhetisch, selbstdarstellerisch, erotisch...

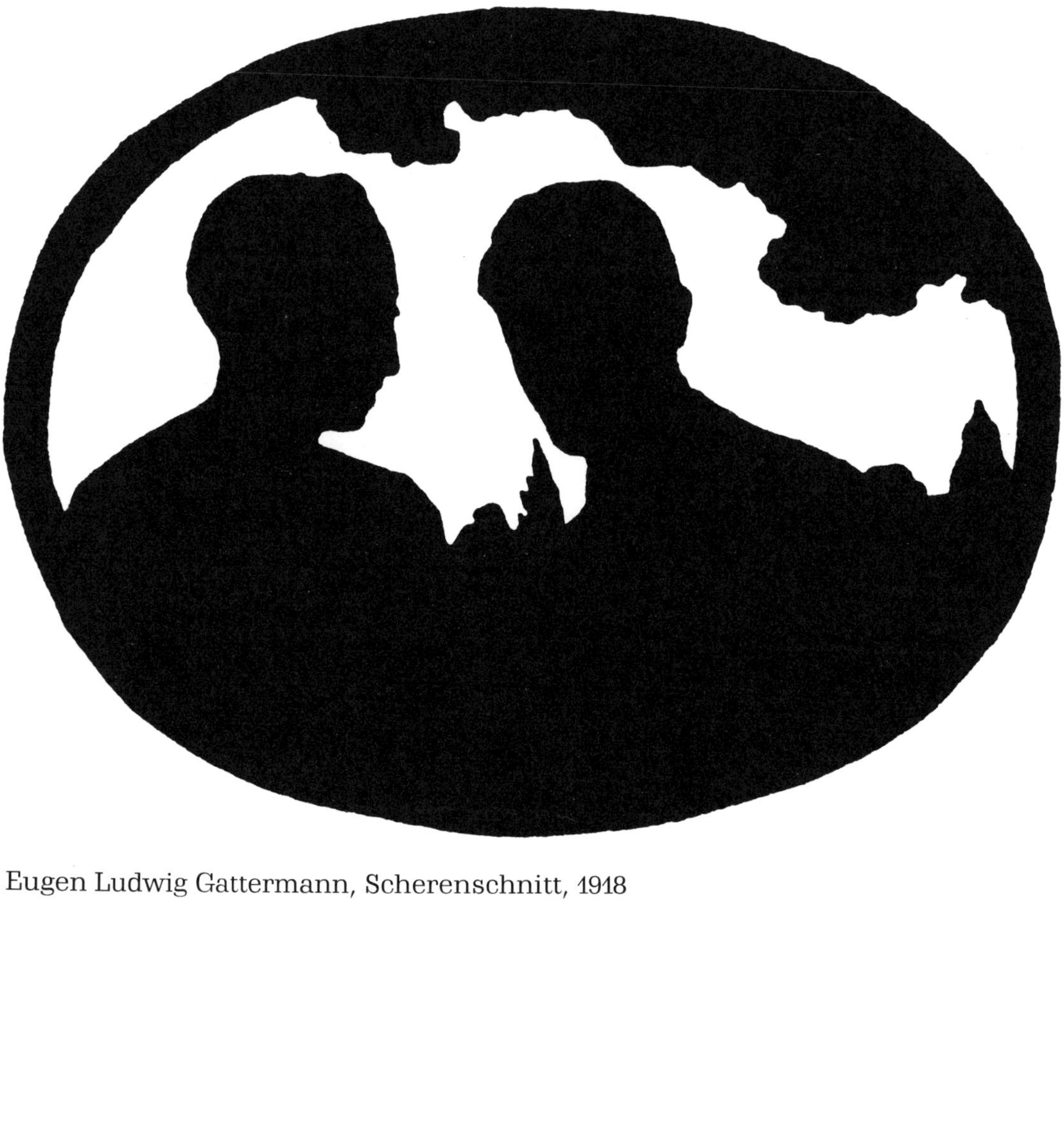

Eugen Ludwig Gattermann, Scherenschnitt, 1918

Anmerkungen

1 Bataille, G.: Der heilige Eros, S. 187.
2 Dazu: Baumgart, F.: Renaissance und Kunst des Manierismus. Assunto, R.: Die Theorie des Schönen im Mittelalter. Grassi, E.: Die Theorie des Schönen in der Antike.
3 Dazu: Dover, K. J.: Homosexualität in der griechischen Antike.
4 Frecot, J. u. A.: Fidus 1868–1948. Zur ästhetischen Praxis bürgerlicher Fluchtbewegungen. Vgl. dazu auch: Wolbert, K.: Die Nackten und die Toten des »Dritten Reiches«, S. 167 ff.
5 Dazu: Ausstellungskatalog: Eldorado, S. 74–91.
6 Dazu: Hofstätter, H. H.: Symbolismus und die Kunst der Jahrhundertwende
7 Ganymed und Antonius sind Gestalten der griechischen Mythologie und der römischen Geschichte. Ganymed ist der Geliebte des Zeus, Antonius der des römischen Kaisers Hadrian.
8 Hl. Sebastian, eine Symbiose aus antikem Kuroi und christlichem Märtyrer, war einer der wenigen Gestalten, die mit Einverständnis der Kirche in völliger Nacktheit abgebildet werden durften.
9 Dazu: Hohmann, J. S. (Hrsg.): Der Eigene.
10 Dazu: Ausstellungskatalog: Eldorado, S. 13–27.
11 Dazu: Ausstellungskatalog: Wilhelm von Gloeden, Basel.
12 Neben der ›Gemeinschaft der Eigenen‹ erscheinen seit 1890 die ›Blätter für die Kunst‹ als literarisches Zeugnis eines Kreises, in dessen Mittelpunkt Stefan George steht. Als Reaktion auf den Naturalismus und beeinflußt durch den Symbolismus und die Dichtung Baudelaires und Verlaines versuchen sie, eine neue Kunstauffassung zu erschließen und zu befördern.
13 Wolbert, K.: Die Nackten und die Toten, S. 117.
14 Vgl. Winckelmann, J. J.: Geschichte der Kunst des Altertums. Winckelmann sieht in der Nachahmung der Griechen den einzig möglichen Weg, den drohenden Verlust der Einheit von Körper und Geist zu bekämpfen. Vgl. auch die Dramen zur Antike von Goethe. Alle geistigen Strömungen der Geniezeit und das Ideal der innigen Verbindung von Mensch und Natur finden im Begriff der klassischen Schönheit von Goethe ihren Ausdruck. Vgl. auch Nietzsche, F.: Also sprach Zarathustra, S. 28 ff.
15 Wolbert, K.: Die Nackten und die Toten, S. 104.
16 Walters, M.: Der männliche Akt, S. 238.
17 Aries, P. u. a.: Die Masken des Begehrens und die Metamorphosen der Sinnlichkeit, S. 69.

18 Interessantes Bildmaterial der Homosexuellenzeitschriften während der fünfziger Jahre bietet: Ausstellungskatalog: Der Weg zur Freundschaft und Toleranz.
19 Dazu: Köhler, M. (Hrsg.): Das Aktphoto. Ästhetik, Ideologie, Geschichte, S. 282–288.
20 Aus: Ausstellungskatalog: Skulptur und Macht, S. 18.
21 Dazu: Haug, F.: Der Körper und die Macht des Faschismus, S. 201 ff.
22 Wolbert, K.: Die Nackten und die Toten, S. 12.
23 Derks, P. (Hrsg.): Ein Jahr in Arkadien, S. 169.
24 Blüher, H.: Die Rolle der Erotik in der männlichen Gesellschaft. Und: Blüher, H.: Wandervogel 1–3, Geschichte einer Jugendbewegung.
25 Blüher, H.: Die Rolle der Erotik, S. 238.
26 Dazu: Reich, W.: Funktion des Orgasmus, S. 136–148.
27 Theweleit, K.: Männerphantasien, Bd. 2, S. 385.
28 Theweleit, K.: a.a.O.
29 Theweleit, K.: Männerphantasien, Bd. 1, S. 78.
30 Walters, M.: Der männliche Akt, S. 212.
31 Dazu: Köhler, M.: Das Aktphoto, S. 148–157.
32 Walters, M.: a.a.O., S. 239.
33 Zeitschrift: ›Stern‹, Nr. 12/1985, S. 192.
34 Zeitschrift: ›Stern‹, a.a.O., S. 188.
35 Zeitschrift: ›Der Spiegel‹, Nr. 10/1968, S. 78.
36 Walters, M.: a.a.O., S. 244.
37 Walters, M.: Der männliche Akt, S. 248.
38 Bruckner, P.: Die Tendenz einer neuen Liebesunordnung, S. 10.
39 Bis in die sechziger Jahre hinein wurde die Freiheit der Kunst ständig in massiver Weise mit den Straftatbeständen der Gotteslästerung, der Verbreitung unzüchtiger Schriften, der Darstellung oder Abbildung jugendgefährdender Schriften konfrontiert.
40 Künstlerbeispiele sind Egon Schiele, Aton Kohlig, Ludwig Kirchner.
41 Künstlerbeispiele sind Christian Schad, Otto Dix, George Grosz.
42 Künstlerbeispiele sind Jackson Pollok, Emil Schumacher, Hans Hartung.
43 Gorsen, P.: Sexualästhetik, Zur bürgerlichen Rezeption von Obszönität und Pornographie, S. 104.
44 Dazu: Gorsen, P.: Körperrituale der Travestie und des Transvestismus, in: Ausstellungskatalog: Körpersprache / Body language. Und: Gorsen, P.: Molinier Pierre, Pierre Molinier – lui même, Essay über den surrealistischen Hermaphroditen.
45 Ausstellungskatalog: Momentbild Künstlerbiographie, S. 39.
46 Ausstellungskatalog: Salomé / Selbstdarstellung, ohne Seitenangabe.
47 Rosenkranz, K.: Ästhetik des Häßlichen, in: Gorsen, P.: Sexualästhetik, S. 9.
48 Eigeltinger, W.: Graffiti für Vespasian, S. 8.
49 Eigeltinger, W.: a.a.O., S. 87.
50 Eigeltinger, W.: a.a.O., S. 5–12.
51 Dazu: Prinzhorn, H.: Bildnerei der Geisteskranken; Müller-Karpe, H.: Das vorgeschichtliche Europa.

52 Ausstellungskatalog: Eldorado, S. 88–92.
53 Weibel, P. u. a.: Bildkompendium Wiener Aktionismus, Wien o. J.
54 Zeitschrift: ›Art‹ Nr. 3/83, S. 95.
55 Ausstellungskatalog: Im Westen nichts Neues, S. 8.
56 Dazu und zur öffentlichen Emanzipationsarbeit Salomés: Zeitschrift: ›Art‹ 3/83, S. 86–95. Und: Ausstellungskatalog: Salomé/Selbstdarstellung.
57 Dazu: Ziehe, T.: Pubertät und Narzißmus; Hartwig, H.: Jugendkultur; Hartwig, H.: Spielwut zwischen Identität und Bruchkultur, in: Ästhetik und Kommunikation, o. J.
58 Ziehe, T.: Von der Sehnsucht nach dem Identischen, S. 115–125.
59 Ziehe, T.: a.a.O., S. 118.
60 Dazu: Köhler, M.: Das Aktphoto, S. 212–240.
61 Dazu: Marcuse, H.: Triebstruktur und Gesellschaft. Gorsen, P.: Das Prinzip Obszön. Freud, S.: Abriß der Psychoanalyse / Das Unbehagen in der Kultur.
62 Wellershoff, D.: Literatur und Lustprinzip, S. 14.
63 Gorsen, P.: Sexualästhetik, S. 81.
64 Sontag, S.: Die pornographische Phantasie, in: Kunst und Antikunst, S. 49.
65 Dazu die Dokumentation in: Hohmann, J. S.: Der unterdrückte Sexus, S. 61–640.
66 Dazu: Schwendter, R.: Theorie der Subkultur.
67 Dazu: Ausstellungskatalog: Eldorado, S. 10–48. Und: Stümke, H. G.: Rosa Winkel, Rosa Listen, S. 39–67.
68 Dazu: Ausstellungskatalog: Eldorado, S. 44–48. Und: Stümke, H. G.: Rosa Winkel, Rosa Listen, S. 67–339. Und: Brenner, H.: Die Kunstpolitik des Nationalsozialismus.
69 Dazu etwa: Koegler, H. und Günther, H.: Reclams Ballettlexikon. Bland, A. und Percival, J.: Men Dancing. Liechtenhan, R.: Vom Tanz zum Ballett.
70 Zum Beispiel: Paul Wunderlich: »Homo Sum«, 34 aquarellierte Zeichnungen, = Wunderlich, P.: WZ 831–864.
71 Zum Beispiel: Ausstellungskatalog: Alfred Hrdlicka.
72 Zum Beispiel: Tuchman Ph. (Hrsg.): G. Segal, S. 169–173.
73 Ausstellungskatalog: Eldorado, S. 63–73. Das ›Eldorado‹ war während der zwanziger Jahre ein berühmtes Transvestitenlokal in Berlin.
74 Dazu: Ausstellungskatalog: Christian Schad.
75 Dazu: Ausstellungskatalog: Eldorado, S. 74–92. Karl Krall war ein bekannter und emanzipierter Homosexueller in Berlin.
76 Moreck, C.: Führer durch das lasterhafte Berlin, S. 134 f.
77 Dazu: Ausstellungskatalog: Eldorado, S. 63–73.
78 Eldorado, a.a.O., S. 53 und S. 64–67.
79 Dazu: Baumgardt, M.: Geschichte der Schwulenbewegung in Berlin 1850–1933. Und: Ausstellungskatalog: Eldorado, S. 13–43.
80 Ausstellungskatalog: Eldorado, S. 44–47. Und: Stümke, H. G. und Finkler, R.: Rosa Winkel, Rosa Listen, S. 212–340.
81 Dazu: Stümke, H. G. und Finkler, R.: a.a.O., S. 409–418. Zeitschrift: Rosa Flieder, Jahrgänge 1983–85. Zeitschrift: Triebhaft, Jahrgänge 1981–83.
82 Dazu: Liechtenhan, R.: Vom Tanz zum Ballett. Und: Koegler, H. und Günther, H.: Reclams Ballettlexikon.

83 Dazu: Bland, A. und Percifal, J.: Men Dancing. Und: Zeitschrift: Rosa Flieder, 6–7/1984, S. 50 ff.
84 Zum Beispiel Mario Montez, der Transvestitenschauspieler in Andy Warhols Harlot.
85 Zum Beispiel der Aufsatz von Wolf Wondratschek über Mick Jaegger in: Wondratschek, W.: Omnibus, S. 108–112.
86 Zum Beispiel: Tennessee Williams: Königreich auf Erden.
87 Zum Beispiel: rororo, Reihe »Anders Reisen«: London, Paris, Berlin, Kopenhagen, Amsterdam, San Francisco.
88 Zum Beispiel: rororo, Reihe »Rock Session«, 1–6.
89 Sontag, S.: Anmerkungen zu Camp, in: Kunst und Antikunst.
90 Ziehe, T.: Pubertät und Narzißmus. Und: Narziß, ein neuer Sozialisationstyp.
91 Freud, S.: Die Traumdeutung, S. 267 ff. Und: Der Dichter und das Phantasieren, S. 177 ff. Und: Formulierungen über die zwei Prinzipien des psychischen Geschehens, S. 18–25.
92 Reiss, St. und Slupik, V.: Brauchen wir ein Antidiskriminierungsgesetz?
93 Reiss, St.: a.a.O., S. 79.

Literatur

Ahrens, H. u.a. : Die Homosexualität in uns, in: Kursbuch Nr. 37, Berlin 1974, S. 84–112.

Amsterdam. Anders reisen, ein Reisebuch in den Alltag, Reinbek 1982.

Ariès, P., Bégin, A. und Foucault, M. (Hrsg.): Die Masken des Begehrens und die Metamorphosen der Sinnlichkeit, Frankfurt 1984.

Assunto, R.: Die Theorie des Schönen im Mittelalter, Köln 1963.

August Herzog von Sachsen-Gotha: Ein Jahr in Arkadien, 1805. Neuauflage mit einem Nachwort von Paul Derks, Berlin 1985.

Ausstellungskatalog: A new spirit in painting, London 1981.

Ausstellungskatalog: Abortkunst. Erotische Graffiti aus öffentlichen Toiletten, Sammlung Horndash, München 1981.

Ausstellungskatalog: Alfred Hrdlicka, Hannover 1981.

Ausstellungskatalog: Bildwechsel. Neue Malerei aus Deutschland, Berlin 1981.

Ausstellungskatalog: Chia/Clemente/Cucchi, Bielefeld 1982.

Ausstellungskatalog: Christian Schad, Berlin 1980.

Ausstellungskatalog: Cocetto – Imago – Generationswechsel in Italien, Bonn 1983.

Ausstellungskatalog: Cy Twombly, Hannover 1976.

Ausstellungskatalog: Cy Twombly, Bern 1973.

Ausstellungskatalog: Cy Twombly, Basel 1973.

Ausstellungskatalog: David Hockney, Hannover 1970.

Ausstellungskatalog: Der Weg zu Freundschaft und Toleranz. Männliche Homosexualität in den 50er Jahren, Berlin 1984.

Ausstellungskatalog: Dino Pedriali, Frankfurt 1985.

Ausstellungskatalog: Eldorado. Homosexuelle Frauen und Männer in Berlin 1850–1950. Geschichte, Alltag und Kultur, Berlin 1984.

Ausstellungskatalog: Fleischeslust. Die Wiederkehr des Sinnlichen, Köln 1981.

Ausstellungskatalog: Francis Bacon, Stuttgart/Berlin 1985.

Ausstellungskatalog: Frauenliebe/Männerliebe. Bilder und Dokumente zur Homosexualität in Deutschland, Marburg 1984.

Ausstellungskatalog: Gefühl und Härte, München 1982.

Ausstellungskatalog: Gegenbilder. Die Kunst der jungen deutschen Generation, Karlsruhe 1980.

Ausstellungskatalog: Georg Platt Lynes, Frankfurt 1982.

Ausstellungskatalog: Heftige Malerei, Berlin 1980.

Ausstellungskatalog: Im Westen nichts Neues. Wir malen weiter, Luzern 1981.

Ausstellungskatalog: Körpersprache/Body Language, München 1973
Ausstellungskatalog: Körperzeichen, Winterthur 1982.
Ausstellungskatalog: Kunst im 3. Reich. Dokumente der Unterwerfung, Frankfurt 1975.
Ausstellungskatalog: Men in erotic art, The Rob gallery, Amsterdam/New York 1979.
Ausstellungskatalog: Momentbild/Künstlerphotographie, Hannover 1982.
Ausstellungskatalog: Mühlheimer Freiheit. Die Seefahrt und der Tod, Wilhelmshaven 1981.
Ausstellungskatalog: Pablo Picasso. Peintures 1939–46, Paris 1960.
Ausstellungskatalog: Performance – Eine andere Dimension, Berlin 1983.
Ausstellungskatalog: Peter Blake, Hannover 1983.
Ausstellungskatalog: R. B. Kitay, Düsseldorf 1982.
Ausstellungskatalog: Realismus. Zwischen Revolution und Reaktion 1919–1939, München 1981.
Ausstellungskatalog: Robert Mappelthorpe, Frankfurt 1981.
Ausstellungskatalog: Salomé. Selbstdarstellung, Berlin 1979.
Ausstellungskatalog: Skulptur und Macht, Berlin 1983.
Ausstellungskatalog: Spiegelbilder, Hannover 1982.
Ausstellungskatalog: Tobias Herbert. Photografien, Berlin 1986.
Ausstellungskatalog: Transformer. Aspekte der Travestie, Luzern 1974.
Ausstellungskatalog: Urs Lüthi, Zürich 1978.
Ausstellungskatalog: Wilhelm von Gloeden, Basel 1979.
Ausstellungskatalog: Wilhelm von Gloeden. Photograph. Galleria Del Levante GmbH, München 1979.
Ausstellungskatalog: 10 junge Künstler aus Deutschland, Essen 1982.
Ausstellungskatalog: Zeitgeist, Berlin 1982.
Baer, H.: Schlafen kann ich, wenn ich tot bin. Das atemlose Leben des R. W. Fassbinder, Köln 1982.
Bacon, F.: Francis Bacon. Meine Bilder, München 1983.
Bacon, F.: Man tötet das, was man liebt. Siehe: Raddatz, F. J.: Man tötet das, was man liebt.
Bataille, G.: Der heilige Eros, Neuwied 1963.
Barthes, R.: Über mich selbst, München 1978.
Baumgart, F.: Renaissance und Kunst des Manierismus, Köln 1963.
Beckermann, Th. (Hrsg.): Hubert Fichte. Materialien zu Leben und Werk, Frankfurt 1985.
Berber, A.: Tanz zwischen Rausch und Tod, Berlin 1980.
Berger, R. und Hammer-Tugendhat, D. (Hrsg.): Der Garten der Lüste. Zur Deutung des Erotischen und Sexuellen bei Künstlern und ihren Interpreten, Köln 1985.
Beurdeley, C. (Hrsg.): L'amour bleu. Die homosexuelle Liebe in Kunst und Literatur des Abendlandes, Köln 1977.
Bland, A. und Percival, J.: Men Dancing, London 1984.
Bleibtreu-Ehrenberg, G.: Tabu Homosexualität. Geschichte eines Vorurteils, Frankfurt 1978.
Blüher, H.: Die Rolle der Erotik in der männlichen Gesellschaft, Stuttgart 1962.

Blüher, H.: Wandervogel 1–3. Geschichte einer Jugendbewegung, Frankfurt 1976.
Bohn, R.: Exklusivität und Exotismus. Schwule Literatur zwischen Novemberrevolution und Faschismus, in: Schwulenreferat im Allgemeinen Studentenausschuß der FU Berlin (Hrsg.): Homosexualität und Wissenschaft, 1985, S. 187–206.
Brand, A.: Der Abend. Siehe: Hohmann: Entstellte Engel.
Brauckmann, J.: Weiblichkeit, Männlichkeit und Antihomosexualität, Berlin 1981.
Brenner, H.: Die Kunstpolitik des Nationalsozialismus, Reinbek 1963.
Brock, A. u.a.: Maskulin/Feminin, München 1972.
Brongersma, E.: Das verfemte Geschlecht. Dokumentation über Knabenliebe, München 1970.
Bruckner, P.: Die Tendenz einer neuen Liebesunordnung, in: Ausstellungskatalog: Mühlheimer Freiheit, Wilhelmshaven 1981.
Buderath, B.: Alfred Hrdlicka. Anatomie des Leids, Stuttgart 1984.
Castlemann, M.: Der erotische Mann, München 1982.
Clark, K.: The Nude. A study in ideal form, Princeton/New Jersey 1972.
Clausen, C.: Burschen brausen in den Frühling. Siehe: Hohmann: Enstellte Engel.
Cocteau, J.: Brief. Siehe: Kihm, J. J. u.a.: Jean Cocteau. Sein Leben ein Meisterwerk.
Cocteau, J.: Le livre blanc, 1928.
Cocteau, J.: Kinder der Nacht, Hofheim 1984.
Cocteau, J.: Man Ray. Barbette, Paris 1980.
Cocteau, J.: Taschen-Theater, Frankfurt 1984.
Cords, A.: Feuerwerk. Siehe Hohmann: Enstellte Engel.
Crevel, R.: Le clavecin de Diderot, Paris 1966.
Crevel, R.: Mon corps et moi, Paris 1923.
Dali, S.: Meine Leidenschaften, Gütersloh 1969.
Dannecker, M.: Der Homosexuelle und die Homosexualität, Frankfurt 1978.
Dannecker, M. und Reiche, R.: Der gewöhnliche Homosexuelle, Frankfurt 1974.
Derks, P. (Hrsg.): Ein Jahr in Arkadien, 1985.
Desnos, R.: Die Abenteuer des Freibeuters Sanglot, München 1973.
Deutsche Lichtbild, Das. Siehe: Strache, W. und Steinert, O.
Dieckmann, B. und Pescatore, F. (Hrsg.): Drei Milliarden Perverse, Berlin 1980.
Dietrich, H.: Die Freundesliebe in der deutschen Literatur, Leipzig 1931.
Dover, K. J.: Homosexualität in der griechischen Antike, München 1983.
Dückers, A.: Francis Bacon. Painting 1946, Stuttgart 1971.
Eigene, Der. Ein Blatt für männliche Kultur. Siehe: Hohmann, J. S. (Hrsg.): Der Eigene.
Eigeltinger, W.: Graffiti für Vespasian. Die Kunst im Pissoir, Berlin 1983.
Enstellte Engel. Siehe: Hohmann, J. S. (Hrsg.).
Eppendorfer, H.: Der Ledermann spricht mit Hubert Fichte, Frankfurt 1977.

Fassbinder, R.W.: Reihe Film 2, München 1983.
Fassbinder, E. (Hrsg.): Klappentexte Nr. 1, Nr. 2/3, Nr. 5, Berlin 1980, 1981, 1984.
Fassbinder, R. W.: Schlafen kann ich, wenn ich tot bin. Siehe: Baer, H.: Schlafen kann ich, wenn ich tot bin.
Faust, W. M. und Fries, G. de: Hunger nach Bildern. Deutsche Malerei der Gegenwart, Köln 1982.
Fichte, H.: Versuch über die Pubertät, Frankfurt 1976.
Fichte, H.: Die Palette, Frankfurt 1981.
Florian, die Geschichte eines (fast) zerbrochenen Herzens, Berlin 1979.
Foucault, M.: Sexualität und Wahrheit, Bd. 1, Frankfurt 1983.
Frecot, J., Geist, J. F. und Kerbs, D.: Fidus 1868–1948. Zur ästhetischen Praxis bürgerlicher Fluchtbewegung, München 1972.
Freud, S.: Abriß der Psychoanalyse. Das Unbehagen der Kultur, Frankfurt 1964.
Freud, S.: Der Dichter und das Phantasieren, in: Sigmund Freud, Studienausgabe, Bd. 10.
Freud, S.: Die Traumdeutung, in: Sigmund Freud, Studienausgabe, Bd. 2.
Freud, S.: Formulierungen über die zwei Prinzipien des psychischen Geschehens, in: Sigmund Freud, Studienausgabe, Bd. 3.
Fritz, H.: Hanns – Geschichte einer Freundschaft. Siehe: Hohmann, J. S.: Entstellte Engel.
Fuchs, E.: Illustrierte Sittengeschichte vom Mittelalter bis zur Gegenwart, München 1912.
Funke, P.: Oscar Wilde in Selbstzeugnissen und Bilddokumenten, (Rowohlts Monographien) Reinbek 1969.
Gabor, M.: Die Geschichte des Pin-up, München 1975.
Galloway, D. und Sabisch, Ch. (Hrsg.): Calamus. Männliche Homosexualität in der Literatur des 20. Jahrhunderts, Reinbek 1981.
Gauguin, P.: Noa Noa, Basel 1940.
Gauthier, X.: Surrealismus und Sexualität. Inszenierung der Weiblichkeit, Berlin 1980.
Gelpke, A.: Sex-Theater. Eine fotographische Dokumentation, München 1981.
Genet, J.: Alle Dramen, Reinbek 1982.
Genet, J.: Notre-Dame-des-fleurs, Reinbek 1984.
Genet, J.: Querelle, Reinbek 1982.
Gide, A.: Et nunc manet in te, Stuttgart 1952.
Gide, A.: Selbstzeugnisse. Siehe: Kusenberg: André Guide.
Giese, H.: Das öbszöne Buch, Stuttgart 1965.
Glaser, H. (Hrsg.): Wollüstige Phantasie. Sexualästhetik der Literatur, München 1974.
Goffmann, E.: Geschlecht und Werbung, Frankfurt 1981.
Gorsen, P.: Das Bild Pygmalions, Reinbek 1969.
Gorsen, P.: Das Prinzip Obszön, Reinbek 1969.
Gorsen, P.: Intersexualismus und Subkultur zum Abbau der Geschlechterspannung, in: Brock, A. u. a.: Maskulin-Feminin, München 1972.

Gorsen, P.: Pierre Molinier – lui même. Essay über den surrealistischen Hermaphroditen, München 1972.
Gorsen, P.: Salvador Dali – der kritische Paranoiker, Frankfurt 1983.
Gorsen, P.: Sexualästhetik. Zur bürgerlichen Rezeption von Obszönität und Pornographie, Reinbek 1972.
Grassi, E.: Die Theorie des Schönen in der Antike, Köln 1960.
Härle, G.: Hinter-sinn. Zur Bedeutung des Analen für die schwule Literatur, in: Siegessäule 1/86.
Hartwig, H.: Jugendkultur, Reinbek 1980.
Hass, J. P.: Schwules Theater Brühwarm, Berlin 1980.
Haug, F.: Der Körper und die Macht des Faschismus, in: Jahrbuch für antifaschistische Literatur und Kunst, Sammlung 4, Frankfurt 1981.
Haug, W. F.: Kritik der Warenästhetik, Frankfurt 1976.
Heesemann-Wilson, A.: Christian Schad, Diss. Phil. Göttingen 1978.
Herzer, M.: Bibliographie zur Homosexualität, Berlin 1982.
Herzogenrath, W. (Hrsg.): Selbstdarstellung. Künstler über sich, Düsseldorf 1973.
Hieronimus, E.: Wilhelm von Gloeden. Fotographie als Beschwörung, Aachen 1982.
Hillebrandt, J.: Charlotte, Salomé, Veronika. Transvestiten, München 1978.
Hinkel, H.: Zur Funktion des Bildes im deutschen Faschismus, Steinbach b. Gießen 1975.
Hirschfeld, M.: Die Homosexualität des Mannes und des Weibes, Berlin 1914.
Hockney, D.: Cameraworks, München/Zürich 1984.
Hockney, D.: Photograph, München 1983.
Hockney, D.: Travels with pen, pencil and ink, London 1978.
Hofstätter, H. H.: Symbolismus und die Kunst der Jahrhundertwende, Köln 1978.
Hohmann, J. S. (Hrsg.): Der Eigene. Ein Blatt für männliche Kultur. Das Beste aus der ersten Homosexuellenzeitschrift der Welt, Frankfurt/Berlin 1981.
Hohmann, J. S. (Hrsg.): Der unterdrückte Sexus, Lollar/Lahn 1977.
Hohmann, J. S. (Hrsg.): Entstellte Engel, Homosexuelle schreiben, Frankfurt 1983.
Hohmann, J. S. und Lifka, E. (Hrsg.): Der Kreis. Erzählungen und Fotos, Berlin 1980.
Hrdlicka, A.: Alfred Hrdlicka, München 1969.
Hrdlicka, A.: Schaustellungen. Bekenntnisse in Wort und Bild, München 1984.
Hrdlicka, A.: Selbstdarstellung. Siehe Herzogenrath, W.: Selbstdarstellung.
Hübner, R.: Blickwechsel. Mit Schwulen in Barcelona, Bielefeld 1981.
Jauslin, Ch.: Tennessee Williams, Dramatiker des Welttheaters, München 1969.
Jensen, J. Chr.: Paul Wunderlich. Werkmonographie, Offenbach o. J.
Institute of contemporary arts (Hrsg.).: Robert Mapplethorpe, London 1983.
Isherwood, Ch.: Der Einzelgänger, Berlin 1984.

Kiefer über Fidus. Siehe Ausstellungskatalog: Eldorado.
Kihm, J. J., Sprigge, E. und Behart, H. C.: Jean Cocteau. Sein Leben ein Meisterwerk, München 1970.
Kinsey, A. C. u. a. (Hrsg.): Das sexuelle Verhalten des Mannes, Frankfurt 1966.
Kirchhoff, B.: Bodybuilding, Frankfurt a.J.
Klappentexte, Bde. 1–6, Berlin bis 1986.
Klauke, J.: Fotosequenzen 1972–1980, Frankfurt 1983.
Klotz, H.: Die neuen Wilden in Berlin, Stuttgart 1984.
Koebl, H.: Männer, München 1984.
Koegler, H. und Günther, H.: Reclams Ballettlexikon, Stuttgart 1984.
Köhler, M. und Barche, G. (Hrsg.): Das Aktphoto. Ästhetik, Geschichte, Ideologie, Luzern/München 1985.
Kosmowski, N. (Hrsg.): Das MännerFotoBuch, Berlin 1985.
Krafft-Ebing, R. von: Psychopathia Sexualis, Stuttgart 1891.
Kraushaar, E.: Schwule Lyrik, schwule Prosa, Berlin 1977.
Kunstzeitschrift: Art 5/80, 10/81, 3/83, 9/83.
Kunstzeitschrift: Artforum XX No. 1, Sept. 1981.
Kunstzeitschrift: Das Kunstwerk 6/81.
Kunstzeitschrift: Fotographie – Kultur jetzt, Nr. 39, 40.
Kunstzeitschrift: Kunstforum international, Nr.: 39, 43, 44, 45, 46, 47, 53, 54, 55, 56, 59, 63, 64, 67, 68, 71, 72, 73, 74.
Kunstzeitschrift: Tendenzen, Juli–September 1982.
Kusenberg, B. und Schröter, K. (Hrsg.): Klaus Mann in Selbstzeugnissen und Bilddokumenten, Reinbek 1984.
Kusenberg, K. (Hrsg.): André Gide in Selbstzeugnissen und Bilddokumenten, Reinbek 1963.
Larsen, K.: Schattengestalten. Siehe: Hohmann: Entstellte Engel.
Laszlo, C.: Christian Schad, Basel 1972.
Leslie, Ch.: Wilhelm von Gloeden 1856–1931. Eine Einführung in sein Leben und Werk, Innsbruck 1980.
Lewandowski, H.: Das Sexualproblem in der modernen Literatur und Kunst: Versuch einer Analyse der Psychopathologie des künstlerischen Schaffens und der Kulturentwicklung seit 1800, Dresden 1927.
Liechtenhahn, R.: Vom Tanz zum Ballett, Stuttgart 1983.
Limmer, W.: Rainer Werner Fassbinder. Filmemacher, Hamburg 1981.
Löffler, F.: Otto Dix. Werkverzeichnis der Gemälde, Recklinghausen 1981.
Mann, K.: Bildmonographie, Reinbek 1984.
Mann, K.: Der fromme Tanz, Reinbek 1985.
Mann, K.: Selbstzeugnisse. Siehe: Kusenberg, B.: Klaus Mann in Selbszeugnissen und Bilddokumenten.
Mann, K.: Der Vulkan. Roman unter Emigranten, Reinbek 1981.
Mann, K.: Der Wendepunkt. Ein Lebensbericht, München 1981.
Mann, K. und Tucholsky, K.: Homosexualität und Faschismus, Pinneberg 1981.
March, Ch.: Mann, Oh Mann, Kehl 1976.
Marcuse, H.: Triebstruktur und Gesellschaft, Frankfurt 1965.
Mattenklott, G.: Bilderdienst. Ästhetische Opposition bei Beardsley und George, Frankfurt 1985.

Mattenklott, G.: Wiederkehr und Verabschiedung des Körpers, in: Schwulenreferat im Allgemeinen Studentenausschuß der FU Berlin (Hrsg.): Homosexualität und Wissenschaft, 1985, S. 211–218.
Mayer, H.: Außenseiter, Frankfurt 1975.
Mead, M.: Mann und Weib. Das Verhältnis der Geschlechter in einer sich wandelnden Zeit, Zürich 1954.
Men in erotic art. Siehe: Ausstellungskatalog: Men in erotic art.
Metken, G. (Hrsg.): Als die Surrealisten noch recht hatten, Stuttgart 1976.
Meyer, A.: Die Damenclubs der 20er Jahre. Lila Nächte, Berlin o.J.
Meyer, D.: Heute Nacht im Dschungel. Siehe: Klappentexte 2/3.
Michelsen, J. (Hrsg.): Andere Verhältnisse. Verständigungstexte von Homosexuellen, Frankfurt 1984.
Model, Lisette. An aperture monograph. Preface by Bernice Abbott, New York 1979.
Molinier, P.: P. Molinier lui même. Siehe: Gorsen, P.: Pierre Molinier.
Moreck, C.: Führer durch das lasterhafte Berlin, Leipzig 1930.
Müller-Karpe, H.: Das vorgeschichtliche Europa, Baden-Baden 1979.
Nagrodskaya, E.: Die bronzene Tür, in: Entstellte Engel, hrsg. von J. S. Hohmann.
Naumann, U.: Klaus Mann. Bildmonographie, Hamburg 1984.
Nebehay, Chr. M.: Egon Schiele. Leben, Briefe, Gedichte, Wien 1979.
Nebehay, Chr. M.: Egon Schiele. Leben und Werk, Salzburg/Wien 1980.
Nietzsche, F.: Also sprach Zarathustra, in: Ges. Werke, Goldmann-Ausgabe, Bd. 7, München o. J.
Nitsche, W.: Es schienen so golden die Sterne, in: Entstellte Engel, hrsg. von J. S. Hohmann.
Ott, V.: Homotropie und die Figur des Homotropen in der Literatur des 20. Jahrhunderts, Frankfurt 1979.
Parker, T.: Undergroundfilm. Eine kritische Darstellung, Frankfurt 1970.
Pasolini, P. P.: Freibeuterschriften, Berlin 1978.
Pasolini, P. P.: Das Gefängnis und die Brüderlichkeit der homosexuellen Liebe. Siehe: Freibeuterschriften.
Pasolini, P. P.: Reihe Film 12, München 1983.
Popp, W.: Sind die Romanfiguren Hans Henny Jahnns schwul? Überlegungen zu einem Tabu der Literaturwissenschaft, in: Schwulenreferat im Allgemeinen Studentenausschuß der FU Berlin (Hrsg.): Homosexualität und Wissenschaft, S. 103–114.
Praunheim, R. v.: Armee der Liebenden und Aufstand der Perversen, München 1979.
Praunheim, R. v.: Sex und Karriere, München 1976.
Prinzhorn, H.: Bildnerei der Geisteskranken, Berlin 1968.
Proust, M.: Auf der Suche nach der verlorenen Zeit, Frankfurt 1957.
Raab, K. und Peters, K.: Die Sehnsucht des R. W. Fassbinder, München 1982.
Raddatz, F.J.: Homo sum. 34 Zeichnungen, Paul Wunderlich Offenbach/München 1978.
Raddatz, F. J.: Man tötet das, was man liebt, in: Zeitschrift: Zeitmagazin, Nr. 43/1985.
Reich, W.: Der Einbruch der sexuellen Zwangsmoral, Frankfurt 1975.

Reich, W.: Die sexuelle Revolution, Frankfurt 1971.
Reich, W.: Funktion des Orgasmus, Berlin 1969.
Reiss, St. und Slupik, V.: Brauchen wir ein Antidiskriminierungsgesetz? in: Schwulenreferat im Allg. Studentenausschuß der FU Berlin (Hrsg.): Homosexualität und Wissenschaft, S. 79–97.
Rosenkranz, K.: Ästhetik des Häßlichen, Stuttgart 1968.
Salomé-Selbstdarstellung. Salomé im Gespräch mit G. Hoffmann, Berlin o. J.
Sade, D.A.F. de: Ausgewählte Werke, Bd. 3, Hamburg 1965.
Sammlung: Jahrbuch für antifaschistische Literatur und Kunst, Nr. 4/5, Frankfurt 1981/82.
Scheugl, H. und Schmidt, E.: Eine Subgeschichte des Films. Lexikon des Avantgarde-, Experimental- und Undergroundfilms, Bd. 1 und 2, Frankfurt 1974.
Schilling, H. D. (Hrsg.).: Schwule und Faschismus, Berlin 1983.
Schilling, J.: Aktionskunst, Luzern/Frankfurt 1978.
Schmied, W. Francis Bacon, Berlin 1985.
Schmied, W.: 200 Jahre phantastische Malerei, Berlin 1973.
Schroeter, W.: Reihe Film, 20, München 1980.
Schurian, W.: Alfred Hrdlicka – Schaustellungen. Bekenntnisse in Wort und Bild, München 1984.
Schwammborn, W. (Hrsg.): Schwulenbuch: Lieben, kämpfen, leben. Köln 1983.
Schwarzenegger, A.: Bodybuilding für Männer, München 1982.
Schwendter, R.: Theorie der Subkultur, Berlin 1971.
Schwulenreferat im Allgemeinen Studentenausschuß der FU Berlin (Hrsg.): Homosexualität und Wissenschaft, Dokumentation der Vortragsreihe, Berlin 1985.
Siemens, H.: Verbotene Liebe, Berlin 1927.
Sigusch, V.: Die Mystifikation des Sexuellen, Frankfurt und New York 1984.
Sigusch, V.: Vom Trieb und von der Liebe, Frankfurt 1984.
Sloterdijk, P.: Kritik der zynischen Vernunft, Frankfurt 1983.
Sontag, S.: Im Zeichen des Saturn, München/Wien 1981.
Sontag, S.: Kunst und Antikunst, München/Wien 1980.
Spartacus, international gay guide, Amsterdam 1983 ff.
Stangos, N.: Bilder von David Hockney, München 1980.
Stangos, N. (Hrsg.): David Hockney by David Hockney, London 1976.
Stangos, N. (Hrsg.): David Hockney – Paper pools, München 1980.
Storch, W. (Hrsg.): Geländewagen 1, Berlin 1979.
Strache, W. und Steinert, O.: Das Deutsche Lichtbild, Jahresschau 1976, Stuttgart 1975/76.
Strzeletz, J.: Bodybuilding, Düsseldorf 1981/82.
Stümke, H. G. und Finkler, R.: Rosa Winkel, Rosa Listen, Hamburg 1981.
Tannahill, R.: Kulturgeschichte der Erotik, Frankfurt 1983.
Theis, W.: Schwule und Männerbeziehungen in neuen Filmen der 31. Berlinale, in: Klappentexte 2/3.
Theweleit, K.: Männerphantasien, Bd. 1 und 2, Frankfurt 1978.
Tuchman, Ph. (Hrsg.): Segal, München/Luzern 1984.
Walters, M.: Der männliche Akt. Ideal und Verdrängung in der europäischen Kunstgeschichte, Berlin 1979.

Weibel, P. u. a.: Bildkompendium Wiener Aktionismus, Wien o. J.
Wellershoff, D.: Literatur und Lustprinzip, München 1975.
Wilde, O.: Das Bildnis des Dorian Gray, Leipzig o. J.
Wilde, O.: Teleny, Reinbek 1984.
Wilde, O.: Der Priester und der Meßnerknabe, in: Ders.: Teleny.
Williams, T.: Königreich auf Erden, Frankfurt 1969.
Winckelmann, J. J.: Geschichte der Kunst des Altertums, Dresden 1764.
Wolbert, K.: Die Nackten und die Toten des ›Dritten Reiches‹, Gießen 1982.
Wolff, Ch.: Bisexualität, Frankfurt 1981.
Wondratschek, W.: Omnibus, München 1975.
Wunderlich, P.: Werkverzeichnis der Lithographien von 1949–1965, Hannover 1965.
Young, R.: Die innigste Umarmung, in: Entstellte Engel, hrsg. von J. S. Hohmann.
Zeitschrift: Brigitte, Febr. 1983.
Zeitschrift: Männer-Vogue, 6/1985.
Zeitschrift: Rosa Flieder, Jahrgänge 1983–86.
Zeitschrift: Siegessäule, 1984–86.
Zeitschrift: Spiegel, 10/68.
Zeitschrift: Stern, 12/85.
Zeitschrift: Torso, Jahrgang 1983.
Zeitschrift: Triebhaft, Jahrgänge 1981–83.
Zeitschrift: Zeitmagazin, 43/44/1985.
Ziehe, Th.: Narziß, ein neuer Sozialisationstyp, Bensheim 1979.
Ziehe, Th.: Pubertät und Narzißmus, Frankfurt 1975.
Ziehe, Th.: Von der Sehnsucht nach dem Identischen. Homosexualität in Wünschen und Beziehungen, in: Schwulenreferat im Allgemeinen Studentenausschuß der FU Berlin (Hrsg.): Homosexualität als Wissenschaft, 1985, S. 115–125.
Ziehe, Th. und Knödler-Bunte, E.: Der sexuelle Körper: Ausgeträumt? Berlin 1984.
Zimmermann, F.: Sascha Schneider, Dresden 1923.
Zweig, St.: Verwirrung der Gefühle und andere Erzählungen, Frankfurt 1982.

Nachweise für Textcollagen

Seite

10 Accademia, Venedig.
11 Stern Nr. 22, 22. Mai 1986.
14 Ausstellungskatalog: Men in erotic art, The Rob Gallery, Amsterdam/New York 1979.
18 Ausstellungskatalog: Anselm Feuerbach 1829–1880. Gemälde und Zeichnungen, Kunsthalle Karlsruhe 1974.
20 Musée National du Louvre: peintures Ecole Française, XIX e siècle, deuxième volume D–G, Paris 1959.
22 Ausstellungskatalog: Wilhelm von Gloeden, Basel 1979.
23 Ausstellungskatalog: Der Weg zu Freundschaft und Toleranz, Berlin 1984.
24 Der Eigene, Mai 1903.
25 o. Der Eigene, Mai 1903.
25 u. Ausstellungskatalog: Wilhelm von Gloeden. Photograph., München 1979.
27 Ausstellungskatalog: Skulptur und Macht. Figurative Plastik im Deutschland der 30er und 40er Jahre, Akademie der Künste, Berlin 1983.
30 Ausstellungskatalog: Hommàgé à Lehmbruck. Lehmbruck in seiner Zeit. Wilhelm Lehmbruck–Museum der Stadt Duisburg 1982.
31 Pinet, H. (Hrsg.): Auguste Rodin. Der Bildhauer im Licht seiner Fotografie, Stuttgart 1986.
33 Ausstellungskatalog: Körperzeichen, Winterthur 1982.
37 Ausstellungskatalog: Eldorado, Berlin 1984.
38 Schmid, H. A. (Hrsg.): Arnold Böcklin, München 1922 (Schackgalerie München)
39 Hohmann, J. S. (Hrsg.): Der Eigene. Ein Blatt für männliche Kultur, Frankfurt/Berlin 1981.
43 Der Eigene 11/1925, Titelblatt.
44 Der Eigene 1/1926.
45 Der Eigene 12/1925.
46 Ausstellungskatalog: Wilhelm von Gloeden, Basel 1979.
48 Der Eigene 1/1905.
52 Walters, M.: Der männliche Akt, Berlin 1979.
53 Köhler, M. und Barche, G. (Hrsg.): Das Aktphoto, München 1985.
54 Der Eigene 2/1921.
55 Ausstellungskatalog: Der Weg zu Freundschaft und Toleranz.
56 Der Eigene 3/1926.

59 Walters, M.: Der männliche Akt.
60 Ausstellungskatalog: Der Weg zu Freundschaft und Toleranz.
62 Köhler, M. und Barche, G. (Hrsg.): Das Aktfoto.
64/65 Ausstellungskatalog: Men in erotic art.
66 Ausstellungskatalog: Kunst im 3. Reich. Dokumente der Unterwerfung, Frankfurt 1975.
68 Photographie der Verfasser (Olympiastadion Berlin).
77 Der Eigene 4/1924.
78 Lienen, E. und Nording, J. u. A. (Hrsg.): Oh! Olympia. Sport, Politik, Lust, Frust, Berlin 1983.
81 Cosmopolitan Special 1/86.
85 Brigitte 2/83.
88 Brigitte 7/86
91 Ausstellungskatalog: Men in erotic art.
93 Postkartenserie ›Junge Künstler aus der BRD‹, Karte 1/10, Köln 1981.
95 Ausstellungskatalog: Im Westen nichts Neues. Wir malen weiter, Luzern 1981.
97 Brock, A. u. a.: Maskulin/Feminin, München 1972.
100 Ausstellungskatalog: Momentbild. Künstlerphotographie, Hannover 1982.
104 Ausstellungskatalog: Men in erotic art.
105 l. Eigeltinger, W.: Graffiti für Vespasian, Berlin 1983.
r. Ausstellungskatalog: Men in erotic art.
106 Eigeltinger, W.: Graffiti für Vespasian.
108 Ausstellungskatalog: Herbert Tobias. Photographien, Frankfurter Kunstverein 1985.
109 Ausstellungskatalog: Men in erotic art.
110 Beurdeley, C. (Hrsg.): L'amour bleu, Köln 1977.
111 Ausstellungskatalog: So stell ich mir die Liebe vor, portfolio Ed. Gundlach, Hamburg 1979.
112 Ausstellungskatalog: Christian Schad, Berlin 1980.
113 Ausstellungskatalog: Herbert Tobias.
116 Ausstellungskatalog: Spiegelbilder, Hannover 1982.
118 Köhler, M. und Barche, G. (Hrsg.): Das Aktphoto.
119 Hockney, D.: Travels with pen, pencil and ink, London 1978.
121 Ausstellungskatalog: Fleischeslust. Die Wiederkehr des Sinnlichen, Köln 1981.
123 Faust, W. und Vries, G. de: Hunger nach Bildern. Deutsche Malerei der Gegenwart, Köln 1982.
126 Köhler, M. und Barche, G. (Hrsg.): Das Aktphoto.
129 Ausstellungskatalog: Christian Schad.
130 Ausstellungskatalog: Symmetrie in Kunst und Wissenschaft, Bd. 2, Darmstadt 1986.
132 Der Eigene 7/1924.
136 Archiv B. Kalusche.
137 Ausstellungskatalog: Eldorado.
138 Strache, W. und Steinert, O.: Das Deutsche Lichtbild, Stuttgart 1975/76.
142 Ausstellungskatalog: Realismus 1919–1939, München 1981.
144 Der Eigene 9/1925, Titelblatt.
146 Ausstellungskatalog: Christian Schad.

148 Der Eigene 5/1924.
151 Ausstellungsplakat Galerie Janssen – men's art galerie, Berlin 1985.
153 Ausstellungskatalog: Frauenliebe/Männerliebe, Marburg 1984.
155 Zeitschrift Rosa Flieder 6–7/1984.
159 Der Eigene 7/1903.
160 Ausstellungskatalog: David Hockney, Hannover 1970.
161 Ausstellungskatalog: Francis Bacon, Düsseldorf 1972.
164 Ausstellungskatalog: Andy Warhol, Kunsthaus Zürich 1978.
165 Strache, W. und Steinert, O.: Das Deutsche Lichtbild.
166 Model, L.: An aperture monograph, New York 1979.
167 The Bettmann Archive, New York.
169 Der Eigene 6/1905.
172 Archiv B. Kalusche.
180 Archiv B. Kalusche.
188 Archiv B. Kalusche.
190 Gattermann, E. L.: Der bittere Weg, Verlag Die Wende, Berlin 1918.